Wendy E. Walker

Sepsis: Methods and Protocols

脓毒症

研究方法与操作手册

主　编　〔美〕温迪·E.沃克

主　审　于泳浩　邓小明

主　译　谢克亮　薄禄龙　崔　妍

天 津 出 版 传 媒 集 团

天津科技翻译出版有限公司

著作权合同登记号:图字:02-2021-230

图书在版编目(CIP)数据

脓毒症:研究方法与操作手册/(美)温迪·E.沃克(Wendy E. Walker)主编;谢克亮,薄禄龙,崔妍主译. —天津:天津科技翻译出版有限公司,2024.8
书名原文:Sepsis: Methods and Protocols
ISBN 978-7-5433-4465-5

Ⅰ.①脓… Ⅱ.①温… ②谢… ③薄… ④崔… Ⅲ.①脓毒症–诊疗–手册 Ⅳ.①R631-62

中国国家版本馆 CIP 数据核字(2024)第 093157 号

授权单位:Springer Science+Business Media, LLC
出　　版:天津科技翻译出版有限公司
出 版 人:方　艳
地　　址:天津市南开区白堤路 244 号
邮政编码:300192
电　　话:022-87894896
传　　真:022-87893237
网　　址:www.tsttpc.com
印　　刷:天津新华印务有限公司
发　　行:全国新华书店
版本记录:787mm×1092mm　16 开本　11.75 印张　280 千字
　　　　　2024 年 8 月第 1 版　2024 年 8 月第 1 次印刷
　　　　　定价:128.00 元

(如发现印装问题,可与出版社调换)

译校者名单

主　审　于泳浩　天津医科大学总医院

邓小明　海军军医大学第一附属医院(上海长海医院)

主　译　谢克亮　天津医科大学总医院

薄禄龙　海军军医大学第一附属医院(上海长海医院)

崔　妍　天津医科大学基础医学院

副主译　姜春玲　四川大学华西医院

程宝莉　浙江大学第一附属医院

张丽娜　中南大学湘雅医院

宋　宇　天津医科大学总医院

沈悦好　天津医科大学总医院

刘海迎　天津医科大学总医院

李　静　天津医科大学总医院

译校者　(按姓氏汉语拼音排序)

纪文焘　海军军医大学第一附属医院(上海长海医院)

蒋　毅　天津医科大学总医院

连娜琪　天津医科大学总医院

王汇贤　海军军医大学第一附属医院(上海长海医院)

王　祯　天津医科大学总医院

徐　艳　四川大学华西医院

于　洋　天津医科大学总医院

张笑婷　海军军医大学第一附属医院(上海长海医院)

周可倩　海军军医大学第一附属医院(上海长海医院)

编者名单

GARY AN · Department of Surgery, University of Vermont, Burlington, VT, USA

CHRISTINE A. BOEHM · Laboratory Animal Research Center, Texas Tech University Health Sciences Center at El Paso, El Paso, TX, USA

JULIA K. BOHANNON · Department of Anesthesiology, Vanderbilt University Medical Center, Nashville, TN, USA; Department of Pathology, Microbiology, and Immunology, Vanderbilt University Medical Center, Nashville, TN, USA

R. CHASE COCKRELL · Department of Surgery, University of Vermont, Burlington, VT, USA

CRAIG M. COOPERSMITH · Department of Surgery and Emory Critical Care Center, Emory University School of Medicine, Atlanta, GA, USA

ANA CUENDA · Department of Immunology and Oncology, Centro Nacional de Biotecnologia/ CSIC, Madrid, Spain

MEIHONG DENG · Department of Surgery, The Ohio State University, Columbus, OH, USA

SUSANNE DRECHSLER · Ludwig Boltzmann Institute for Experimental and Clinical Traumatology in the AUVA Research Center, Vienna, Austria

PHILIP A. EFRON · Department of Surgery, University of Florida College of Medicine, Gainesville, FL, USA

PILAR FAJARDO · Department of Immunology and Oncology, Centro Nacional de Biotecnologia/ CSIC, Madrid, Spain

SAILAJA GHANTA · Department of Pediatric Newborn Medicine, Brigham and Women's Hospital and Harvard Medical School, Boston, MA, USA

QINGQING GONG · Division of Newborn Medicine, Department of Pediatrics, Washington University School of Medicine, St. Louis Children's Hospital, St. Louis, MO, USA

MISTY GOOD · Division of Newborn Medicine, Department of Pediatrics, Washington University School of Medicine, Louis Children's Hospital, St. Louis, MO, USA

DINESH G. GOSWAMI · Center of Emphasis in Infectious Diseases, Department of Molecular and Translational Medicine, Paul L Foster School of Medicine, Texas Tech University Health Sciences Center at El Paso, El Paso, TX, USA

MICHAEL GRO" GER · Institute for Anesthesiological Pathophysiology and Process Engineering, Ulm University Medical Center, Ulm, Germany

XIAN-HUI HE · Department of Immunobiology, College of Life Science and Technology, Jinan University, Guangzhou, China

ERICA L. HEIPERTZ · Center of Emphasis in Infectious Diseases, Department of Molecular and

Translational Medicine, Paul L Foster School of Medicine, Texas Tech University Health Sciences Center at El Paso, El Paso, TX, USA

ANNA HERMINGHAUS · Department of Anesthesiology, University Hospital Duesseldorf, Duesseldorf, Germany

ANTONIO HERNANDEZ · Department of Anesthesiology, Vanderbilt University Medical Center, Nashville, TN, USA

YACHANA KATARIA · Department of Pathology and Laboratory Medicine, Boston School of Medicine, Boston, MA, USA

SANDRA KRESS · Institute for Anesthesiological Pathophysiology and Process Engineering, Ulm University Medical Center, Ulm, Germany

xiMIN–YOUNG KWON · Department of Pediatric Newborn Medicine, Brigham and Women's Hospital and Harvard Medical School, Boston, MA, USA

WYATT E. LANIK · Division of Newborn Medicine, Department of Pediatrics, Washington University School of Medicine, St. Louis Children's Hospital, St. Louis, MO, USA

SHAWN D. LARSON · Department of Surgery, University of Florida College of Medicine, Gainesville, FL, USA

BRIAN W. LEBLANC · Division of Surgical Research, Department of Surgery, Rhode Island Hospital, Providence, RI, USA; Warren Alpert Medical School, Brown University, Providence, RI, USA

CRAIG T. LEFORT · Division of Surgical Research, Department of Surgery, Rhode Island Hospital, Providence, RI, USA; Warren Alpert Medical School, Brown University, Providence, RI, USA

OSCAR MCCOOK · Institute for Anesthesiological Pathophysiology and Process Engineering, Ulm University Medical Center, Ulm, Germany

TINA S. MELE · Department of Surgery, Western University, London, ON, Canada

TAMARA MERZ · Institute for Anesthesiological Pathophysiology and Process Engineering, Ulm University Medical Center, Ulm, Germany

BELGACEM MIHI · Division of Newborn Medicine, Department of Pediatrics, Washington University School of Medicine, St. Louis Children's Hospital, St. Louis, MO, USA

LYLE L. MOLDAWER · Department of Surgery, University of Florida College of Medicine, Gainesville, FL, USA

JEAN A. NEMZEK · Unit for Laboratory Animal Medicine, University of Michigan, Ann Arbor, MI, USA

TAKEHIKO OAMI · Department of Surgery and Emory Critical Care Center, Emory University School of Medicine, Atlanta, GA, USA; Department of Emergency and Critical Care Medicine, Chiba University Graduate School of Medicine, Chiba, Japan

MARCIN OSUCHOWSKI · Ludwig Boltzmann Institute for Experimental and Clinical Traumatology in the AUVA Research Center, Vienna, Austria

DONG-YUN OUYANG · Department of Immunobiology, College of Life Science and Technology, Jinan University, Guangzhou, China

DIMITRI PAPPAS · Department of Chemistry and Biochemistry, Texas Tech University, Lubbock, TX, USA

NAEEM K. PATIL · Department of Anesthesiology, Vanderbilt University Medical Center, Nashville, TN, USA

MARK A. PERRELLA · Department of Pediatric Newborn Medicine, Brigham and Women's Hospital and Harvard Medical School, Boston, MA, USA; Division of Pulmonary and Critical Care Medicine, Department of Medicine, Brigham and Women's Hospital and Harvard Medical School, Boston, MA, USA

OLAF PICKER · Department of Anesthesiology, University Hospital Duesseldorf, Duesseldorf, Germany

PETER RADERMACHER · Institute for Anesthesiological Pathophysiology and Process Engineering, Ulm University Medical Center, Ulm, Germany

MIREYA G. RAMOS MUNIZ · Department of Biological Sciences, University of Texas at El Paso, El Paso, TX, USA

DANIEL REMICK · Department of Pathology and Laboratory Medicine, Boston School of Medicine, Boston, MA, USA

JAIMAR C. RINCON · Department of Surgery, University of Florida College of Medicine, Gainesville, FL, USA xii ContributorsMICHELLE A. SANCHEZ GUILLEN · Department of Biological Sciences, University of Texas at El Paso, El Paso, TX, USA

JUAN JOSE' SANZ-EZQUERRO · Department of Molecular and Cellular Biology, Centro Nacional de Biotecnologia/CSIC, Madrid, Spain

NICOLE R. SETZU · Department of Biological Sciences, University of Texas at El Paso, El Paso, TX, USA

CHARLES T. SPENCER · Department of Biological Sciences, University of Texas at El Paso, El Paso, TX, USA

WENDY E. WALKER · Department of Molecular and Translational Medicine, Texas Tech University Health Sciences, Center at El Paso, El Paso, TX, USA

HUI XU · State Key Laboratory of Oral Diseases, National Clinical Research Center for Oral Diseases, Department of Orthodontics, West China Hospital of Stomatology, Sichuan University, Chengdu, P. R., China

LI-HUI XU · Department of Cell Biolog, College of Life Science and Technology, Jinan University, Guangzhou, China

YIJIA YANG · Department of Chemistry and Biochemistry, Texas Tech University, Lubbock, TX, USA

YUN ZHOU · Department of Chemistry and Biochemistry, Texas Tech University, Lubbock, TX, USA

中文版前言

脓毒症是机体对感染反应失调导致器官功能障碍的一种严重疾病。在全球范围内,脓毒症已经成为医学界和公众关注的重点问题。脓毒症作为一种异质性疾病,对其早期准确识别、诊断和及时治疗至关重要,但目前仍面临大量挑战。

本书专注于当前脓毒症研究中动物模型、研究模式及实验方法,由该领域内的国际同行编写,旨在帮助研究人员更好地理解和探索脓毒症的病理生理过程,从而为脓毒症的防治提供更多的实验参考。可以说,本书是脓毒症领域内研究者必读的一本方法学专著。

本书介绍了啮齿类动物脓毒症模型的构建和评估方法,同时结合新兴的人源化小鼠等模型,为脓毒症研究提供了更多的转化潜力。另外,本书还讨论了脓毒症诊断和预后生物标志物的应用,并详细描述了测量各种特定生物标志物的方法。对提高国内同行在脓毒症实验研究领域的标准化等方面而言,这些内容具有重要参考价值。

本书条分缕析,内容全面,涵盖了脓毒症实验研究的重要方面。我们期望本书能填补国内脓毒症研究专著方面的相关空白,进一步提升广大脓毒症研究者在实验研究方面的理论和技术水平,从而促进本领域的学术发展。同时也希望本书能成为脓毒症实验研究领域的一本入门必读书,让各类研究人员对脓毒症的动物模型和测量技术等有更深入的了解。无论是从事脓毒症研究的科研人员,还是对脓毒症感兴趣的医学专业人士和学生,都能从本书中获得宝贵的知识和启发。

作为本书的中文译者,我们非常注重翻译的准确性和流畅性。在翻译过程中,我们不仅尽力保持原文的专业术语和表达方式,同时还结合国内读者的阅读习惯和理解需求。由于学术水平有限,加上脓毒症领域日新月异的发展,对一些专业词汇和问题的理解可能有不妥之处,敬请读者批评指正,不吝赐教。

本书的引进、翻译及出版,得到了天津科技翻译出版有限公司的大力支持,特别感谢各位编辑严谨、求实、细致的工作,使本书能够顺利出版。

谢克亮　薄禄龙　崔妍

2024 年 5 月

前　言

脓毒症是机体对感染的反应失调导致的威胁生命的器官功能障碍[1]。这种免疫失调反应包括强烈而持久的炎症反应以及免疫抑制状态[2-5]。患者必须战胜感染并恢复免疫稳态才能存活。但不幸的是,许多患者无法获得良好的治疗结果。脓毒症是住院患者死亡的主要原因[6]。此外,高达50%的脓毒症幸存者长期存在身体和心理问题,且许多患者需反复住院治疗[7]。对老年或免疫抑制人群而言,脓毒症具有破坏性,此类患者发生脓毒症的比例更高,住院死亡率更高,远期预后也更差[8]。脓毒症在ICU中也很常见[9]。创伤和机械通气增加患者院内感染风险,且大多数ICU患者既往存在炎症和防御功能受损,感染可能迅速发展为脓毒症。由SARS-CoV-2病毒引起的新型冠状病毒感染对人类生命和健康造成巨大损害。许多感染新型冠状病毒且病情危重的患者都表现出脓毒症的特征,继发性细菌感染很常见。脓毒症已成为全球健康相关的重要问题。

许多专家和学者在改善脓毒症患者的识别和治疗方面做出了巨大努力。截至本书成稿时,《第三版脓毒症与感染性休克定义的国际共识》(简称"脓毒症3.0")是目前识别脓毒症患者死亡风险的标准[1]。通过序贯器官功能衰竭评分(SOFA)确定器官功能障碍(基于动脉血气、血小板、胆红素、肌酐和尿量,以及血压和格拉斯哥昏迷评分)。快速SOFA(qSOFA)评分也被研究用于快速筛查脓毒症死亡风险(基于呼吸频率、血压和意识状态),以便在床旁和资源有限的环境中快速完成。一旦确定患者具有脓毒症风险,应在规定的时间范围内采用特定的治疗方案(集束化治疗)[10]。脓毒症的治疗包括抗生素、液体和血管活性药物。尽管这是基本治疗方法,但如能早期实施,可极大提高细菌性脓毒症患者的存活率。理想情况下,在首次使用抗生素前,应获取血液和其他体液进行培养,以检测感染的存在并鉴定微生物,这有助于对抗生素治疗方案进行调整。然而,血液培养可能需要48小时才能获得结果,很多发生感染的患者其培养结果仍呈阴性。即便经过精心治疗和管理,重症脓毒症和感染性休克患者的死亡率仍很高(30%~50%)[11]。因此,迫切需要研发新的脓毒症治疗方法。

脓毒症的诊疗仍是一个难题。在患者器官功能障碍发生之前，很难做出明确的早期诊断，而早期治疗对避免致命性结局至关重要。因此，临床医师必须谨慎行事，及时使用抗生素并将患者留院，直至获得血液培养结果和其他临床检测结果。这增加了医院环境中产生耐药菌的可能性，并且对于症状与脓毒症类似的其他疾病，有可能延误恰当治疗。因此，迫切需要研发出更好的测试方法，以实现快速、敏感和特异性的脓毒症诊断。

脓毒症的病理生理学非常复杂，涉及多个器官系统，仅使用离体模型不足以研究这种疾病。哺乳动物的基本生物学特征在各个物种间高度保守。小鼠通常被选择作为脓毒症实验研究的对象，因其能充分模拟疾病过程，是最低级别的有知觉的物种。此外，基因改良的小鼠品系对机制研究非常有用。大鼠也常被用于脓毒症研究。啮齿类动物的脓毒症表现与人类非常相似。最近，关于在脓毒症研究中使用小鼠的问题引起部分争议。在小鼠体内探索的许多治疗方法，在临床试验中未取得积极结果。此外，小鼠和人类对炎症的基因反应是否相似，相关报道并不一致[12,13]。然而，不应将探索脓毒症新疗法的最终失败归咎于啮齿类动物[14]。脓毒症是一种高度异质性的疾病，涉及多条免疫途径，在不同水平和疾病不同阶段激活时各有利弊。若想研发有效的脓毒症治疗方法，可能需要更精确的方法。还应记住，动物研究对抗生素的发展起到重要作用，而抗生素在脓毒症治疗中发挥核心作用。1945年，恩斯特·柴恩和霍华德·弗洛里因"发现青霉素及其对各种传染病的治疗效果"而被授予诺贝尔奖。他们的重要实验结果表明，青霉素能够治愈感染致死剂量细菌的小鼠[15]。小鼠仍是研究导致脓毒症发病的细胞和分子机制的有效模型。研究者们应继续努力来完善脓毒症动物模型，使其更好地模拟人类疾病状态，并致力于研究其他非动物模型。在使用本书所描述的各类模型时，建议研究者遵循最新发表的脓毒症临床前研究最低质量标准（MQTiPSS）[16]。

本书介绍了脓毒症研究中一些常用的动物模型和测量特定疾病结果的关键方法。各章由该领域专家根据已确立的外科和非外科啮齿类动物脓毒症模型进行编写。此外，本书还介绍了烧伤和脓毒症小鼠模型、小鼠重症监护病房（MICU），以及人源化小鼠，这些可能是提高啮齿类动物脓毒症研究转化潜力的有效工具。其中一章讨论了脓毒症诊断和预后生物标志物的应用（包括人类和小鼠），另有两章描述了特定生物标志物的测量方法。还有一章描述了啮齿类动物脓毒症研究中使用镇痛药和人道终点指标的内容，以使本书更为完整。最后一章介绍了基于智能化主体模型研究脓毒症这一有价值的补充方法。

　　在此感谢帮助本书出版的相关人士。感谢各位作者在编写各章节时的辛勤工作，以及在编校阶段非常耐心积极的修改。感谢本书系列编辑 John Walker 对我的鼓励和指导。感谢我所在的机构,得克萨斯科技大学埃尔帕索健康科学中心,为我的研究和学术提供良好的环境。最后,衷心感谢我的丈夫和家人,感谢他们对我一如既往的支持。

温迪·E.沃克

美国得克萨斯州埃尔帕索

参考文献

1. Singer M, Deutschman CS, Seymour CW et al (2016) The third international consensus definitions for sepsis and septic shock (Sepsis-3). JAMA 315:801–810

2. Delano MJ, Ward PA (2016) The immune system's role in sepsis progression, resolution, and long-term outcome. Immunol Rev 274:330–353

3. Ayala A, Chaudry IH (1996) Immune dysfunction in murine polymicrobial sepsis: mediators, macrophages, lymphocytes and apoptosis. Shock 6 Suppl 1:S27–S38

4. Gentile LF, Cuenca AG, Efron PA et al (2012) Persistent inflammation and immunosuppression: a common syndrome and new horizon for surgical intensive care. J Trauma Acute Care Surg 72:1491–1501

5. Ward NS, Casserly B, Ayala A (2008) The compensatory anti-inflammatory response syndrome (CARS) in critically ill patients. Clin Chest Med 29:617–625, viii

6. Liu V, Escobar GJ, Greene JD et al (2014) Hospital deaths in patients with sepsis from 2 independent cohorts. JAMA 312:90–92

7. Huang CY, Daniels R, Lembo A et al (2019) Life after sepsis: an international survey of survivors to understand the post-sepsis syndrome. Int J Qual Health Care 31:191–198

8. Nasa P, Juneja D, Singh O (2012) Severe sepsis and septic shock in the elderly: an overview. World J Crit Care Med 1:23–30

9. Sakr Y, Jaschinski U, Wittebole X et al (2018) Sepsis in intensive care unit patients: worldwide data from the intensive care over nations audit. Open Forum Infect Dis 5:ofy313

10. Dellinger RP, Levy MM, Carlet JM et al (2008) Surviving sepsis campaign: international guidelines for management of severe sepsis and septic shock: 2008. Crit Care Med 36:296–327

11. Hatfield KM, Dantes RB, Baggs J et al (2018) Assessing variability in hospital-level mortality among US medicare beneficiaries with hospitalizations for severe sepsis and septic shock. Crit Care Med 46:1753

12. Seok J, Warren HS, Cuenca AG et al (2013) Genomic responses in mouse models poorly mimic human inflammatory diseases. Proc Natl Acad Sci U S A 110:3507–3512

13. Takao K, Miyakawa T (2015) Genomic responses in mouse models greatly mimic human inflammatory diseases. Proc Natl Acad Sci U S A 112:1167–1172

14. De Maio A (2020) Do not blame the rodent for the failure of developing sepsis therapies. Shock 54:631–632

15. Chain E, Florey HW, Gardner AD et al (1940) Penicillin as a chemotherapeutic agent. Lancet 236:226–228

16. Zingarelli B, Coopersmith CM, Drechsler S et al (2019) Part I: minimum quality threshold in preclinical sepsis studies (MQTiPSS) for study design and humane modeling endpoints. Shock 51:10–22

目　录

第 1 章

盲肠结扎穿孔

Susanne Drechsler，Marcin Osuchowski

1 概述

全世界每年约有 3150 万脓毒症患者，其中 530 万人死亡[1]。由于脓毒症解剖来源（例如，最常见的是肺部、腹部或泌尿道来源）的多样性和疾病进展的异源性，及时诊断和治疗该疾病一直是临床医生和科学家面临的挑战。近几十年来，尽管专家和学者们对脓毒症进行了深入的研究，并对其潜在的病理生理机制有了更好的了解，但脓毒症的标准治疗仍然是非特异性的，而且费用昂贵，主要包括广谱抗生素和液体复苏[2]。最近的试验中，早期目标指导治疗（EGDT）并未取得有效结果[3,4]。腹腔脓毒症是脓毒症最常见的形式之一[5]，肠道是多细菌感染的源头[6]。腹腔脓毒症是由腹部手术或创伤后胃肠道内容物渗漏到腹腔引起的继发性并发症，也与胃溃疡的自发性破裂有关[7]。最初，宿主的典型反应是局部的炎症/免疫反应和腹膜炎的发展。随后，如果粪便微生物和（或）其成分进入循环，就会触发强烈的全身炎症反应，这种反应继而失调，最终导致危及生命的器官功能损伤，称为脓毒症[8]。

模拟免疫炎症过程的啮齿类动物模型是脓毒症研究的主要方式。如今，盲肠结扎穿孔（CLP）是模拟多菌腹腔脓毒症人体特征性免疫反应的"金标准"模型。手术过程包括剖腹，回盲瓣下结扎盲肠，用针刺穿盲肠，造成局灶性坏死和粪便类物质的持续渗漏。该方法是近 40 年前由 Wichterman 等人研发的[10]，他们对之前发表的大鼠盲肠结扎模型进行了改良[11]。CLP 之后，视其严重程度，脓毒症的临床表现出现在 12~24h 内。动物表现出典型的脓毒症症状，如毛发直立、呼吸急促、心动过速、警觉性和灵活性降低、食物和水摄入量减少、体重增加/减少（取决于脓毒症的阶段）以及体温变化。CLP 诱导的脓毒症在小鼠中通常会引起体温过低，而大鼠则能够维持其核心体温[12]。

脓毒症的严重程度从轻度（慢性）到重度（急性）不等，可以通过结扎盲肠的长度、针头大小（通常为 18~26G）和穿刺次数（通常为 2 次）来调整[13]。CLP 制备的严重程度不同会改变脓毒症潜在的病理生理和疾病结果，因此，在实验室中成功建立 CLP 模型的基本前提是严格遵循该方法[14]。然而，不同品系的啮齿类动物对 CLP 引起脓毒症的易感性也不同,并且与动物年龄和性别有关,这就导致实验室之间的 CLP 脓毒症模型存在显著的差异。初步优化研究有助于建立该实验模型(见注意事项 1)。目前,CLP 主要用于小鼠和大鼠模型,但经改良后,已同样适用于猪[15]和犬[16]。

虽然最初的方案缺乏标准化的药物支持,但近几十年来,通过恰当地使用镇痛药、广谱抗生素和液体复苏进行治疗,CLP 在动物伦理及其与临床情况的相似性方面有所改进。阿片类药物、β-内酰胺类抗生素(碳青霉烯类)和近体温的等渗液是治疗的首选。尽管如此,CLP 诱导的脓毒症并不能完全反映人类脓毒症的所有病理生理和免疫学特征。一个关键原因是,CLP 通常是在基因同质的、健康的、单一性别的年轻啮齿类动物模型中进行,这不能恰当地代表异型人类患者队列,因为人类在遗传背景、年龄、内分泌、免疫状态、既有并存疾病和正在进行的治疗方面存在很大的差异,不能恰当地代表异型人类患者队列。最近发表的脓毒症临床前研究最低质量标准(MQTiPSS)专家共识[17-19]明确提出了脓毒症实验(包括 CLP 模型)中的注意事项,以最大限度地提高其可转化性。

2 实验材料

2.1 CLP

1.手术巾。

2. 1mL 注射器。

3. 26G 皮下注射针头。

4.盲肠穿刺针(18~26G)。

5.丁丙诺啡注射液(见注意事项 2)。

6.乳酸林格溶液。

7.术中和术后的加温装置(见注意事项 3)。

8.玻璃微珠干式灭菌器(可选,见注意事项 4)。

9.吸入麻醉设备(见注意事项 5)。

10.剃毛刀。

11. 10%聚维酮碘溶液。

12.无菌纱布,5cm×5cm。

13. 70%的乙醇喷壶。

14.装满水的手术小碗。

15.未消毒手套和无菌手套。

16.眼药膏。

17.外科缝合材料,带针缝合线,USP 3/0。

18.外科缝合材料,一轴丝线,USP 3/0。

19.小外科剪。

20.小解剖钳。

21.小手术钳。

22.持针器。

23.组织胶。

3 实验方法

3.1 手术前准备

1.戴上未消毒手套。

2.准备加温装置(见注意事项 3)。

3.将无菌手术巾铺于手术台。

4.预热玻璃微珠干式灭菌器(见注意事项 4)。

5.将手术小碗盛满水(用于清洗手术器械)。

6.用高压灭菌器或玻璃微珠干式灭菌器对手术器械进行消毒(见注意事项 4)。

7.准备缝合材料、针和组织胶。

3.2 CLP 手术

1.小鼠称重。

2.将丁丙诺啡(0.05~0.01mg/kg)溶于乳酸林格液[0.025mL/(g·bw)]中,用 26G 针于小鼠皮下注射丁丙诺啡 (0.05~0.01mg/kg)(见注意事项 2),然后等待 30min。

3.麻醉小鼠(见注意事项 5)。

4.涂抹眼药膏。

5.腹部备皮。

6.将小鼠仰卧位置于有加温装置的手术台上。

7.备皮区域用聚维酮碘溶液消毒,然后用蘸有乙醇的纱布消毒。

8.更换无菌手套。

9.用手术钳和剪刀在腹部中线切开 1cm 的皮肤(图 1.1A)。

10.用手术钳提起白线。

11.用剪刀在白线上剪开 1cm 的切口,打开腹腔(见注意事项 6)

12.将剪刀换成解剖钳,找到腹部左侧的盲肠(从小鼠的角度看)(见注意事项 7)。

13.小心地将盲肠从腹部游离并放置于合适的位置,以便看到回盲瓣(图 1.1B,见注意事项 8)。

14.从线轴上剪下一根 10cm 的丝线,用两个单扣结扎回盲瓣下的盲肠 (图 1.1C,见注意事项 9)。

15.用针刺穿盲肠底部和盲肠尖部(图 1.1D,见注意事项 10)。

16.用手指或解剖钳小心地从小孔里挤出一点粪便(1mm),以确保穿刺通畅。

17.使用解剖钳将盲肠重新放置回腹腔,应注意伤口边缘没有粪便附着(图1.1E)。

18.用持针器和缝合材料单纯间断缝合关闭腹腔(图 1.1F,见注意事项 11)。

19.小心地将一小滴组织胶涂抹在靠近皮肤的内表面(图 1.1G),并使用解剖钳快速调整并闭合皮肤切口(图 1.1H,I,见注意事项 12)。

20.把小鼠单独放在一个笼子里,使用加温装置使其体温保持在 36.5~37.5℃,直到小鼠完全清醒(见注意事项 3)。

21.用水清洗手术器械。

22.用玻璃微珠干式灭菌器对手术器械进行消毒(见注意事项 4)。

23.在手上喷洒乙醇(见注意事项 13)。

24.继续下一只小鼠。

3.3 术后护理

1. CLP 后 2h 注射广谱抗生素 (见注意事项 14)。

2.给予额外剂量的止痛药以减轻疼痛(见注意事项 15)。

4 注意事项

1.生存率研究需要建立特定严重程度的 CLP 模型,这可能需要较多的动物。为了获得有意义的结果,建议从 10 只小鼠开始,观察 CLP 后至少 7 天的结果。然后,可以对下一组动物的建模方案(结扎部分和穿刺大小)稍做调整,以确定其严重程度相同,确定之后,建议将生存研究延长到 14~28 天。经验丰富的外科医生应在 10min 内完成 CLP 手术。

2.为了持续性镇痛,应在 CLP 手术前 30min 第一次注射丁丙诺啡,之后每隔 6~8h 给药一次,持续 3~5 天,需注意丁丙诺啡有

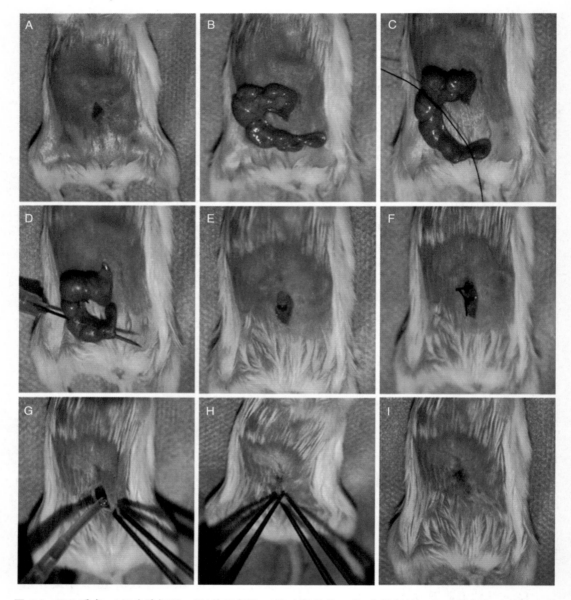

图 1.1 CLP 手术。(A)皮肤切开。(B)外置盲肠。(C)盲肠结扎。(D)盲肠穿刺。(E)盲肠复位。(F)间断缝合腹壁。(G,H)组织胶闭合皮肤。(I)术后闭合的皮肤。

抑制呼吸的作用。

    3.术中加温装置(如循环水毯)不能使动物体温过高。热灯适用于术后加温,但需要经常监测体温以避免过热。

    4.如果对多只动物行 CLP 手术,可以使用台式灭菌器对手术器械进行消毒灭菌,也

可以在高压灭菌器中灭菌,但应避免将受污染的手术器械放入乙醇中[20]。

    5.也可选择腹腔注射麻醉。但是吸入麻醉更适合 CLP 这样的短时间手术,因为吸入麻醉恢复更快。实验动物管理和使用委员会(IACUC)和当地监管机构可以指导选择适

当的麻醉药及相应的剂量。

6.如果不沿着白线切开腹膜,很可能会出血。

7.若小鼠盲肠位于腹腔深处,或者位于腹腔右侧,则不应使用手术钳,而是使用解剖钳。寻找盲肠时,注意不要损伤肠道和(或)肠系膜小血管。

8.盲肠可能会扭曲,在结扎前应小心展开。

9.为了改变 CLP 的严重程度,结扎盲肠的部分可以更小(见注意事项 10)。但是,在同一项研究中,结扎的部分必须始终保持不变(例如,盲肠的 2/3)。

10.穿刺次数取决于所需的脓毒症严重程度。例如,可以在两个不同的位置穿刺盲肠,或者穿透盲肠的两个壁(称为穿透穿刺法)。

11.也可以使用连续缝合。

12.可以选择组织胶,也可以用缝合线或伤口夹来闭合切口。当用组织胶闭合切口时,最好取少量组织胶,只涂在皮肤的内表面,否则钳子可能会黏附在皮肤上。

13.也可以使用其他消毒液或更换一副新手套。

14. CLP 后应实施广谱抗生素治疗的标准化方案(如亚胺培南、美罗培南)。但根据实验方案设计,可以应用不同的抗生素治疗方案。

15.根据菌株和(或)性别的不同,在 CLP 后的前 3~5 天[21]以及之后小鼠病情恶化时,应继续给予镇痛和充分的液体复苏。建议使用评分系统来确定人道终点,既可以用现有案例[22-24],也可以应用自己的评分方案。

（于洋 译　谢克亮 宋宇 校）

参考文献

1. Fleischmann C, Scherag A, Adhikari NK et al (2016) Assessment of global incidence and mortality of hospital-treated sepsis. Current estimates and limitations. Am J Respir Crit Care Med 193:259–272

2. Coopersmith CM, De Backer D, Deutschman CS et al (2018) Surviving sepsis campaign: research priorities for sepsis and septic shock. Intensive Care Med 44:1400–1426

3. Chen X, Zhu W, Tan J et al (2017) Early outcome of early-goal directed therapy for patients with sepsis or septic shock: a systematic review and meta-analysis of randomized controlled trials. Oncotarget 8:27510

4. Zhang L, Zhu G, Han L et al (2015) Early goal-directed therapy in the management of severe sepsis or septic shock in adults: a meta-analysis of randomized controlled trials. BMC Med 13:71

5. Mayr FB, Yende S, Angus DC (2014) Epidemiology of severe sepsis. Virulence 5:4–11

6. Angus DC, Van der Poll T (2013) Severe sepsis and septic shock. N Engl J Med 369:840–851

7. Alverdy J, Hyoju S, Weigerinck M et al (2017) The gut microbiome and the mechanism of surgical infection. Br J Surg 104:e14–e23

8. Taeb AM, Hooper MH, Marik PE (2017) Sepsis: current definition, pathophysiology, diagnosis, and management. Nutr Clin Pract 32:296–308

9. Dejager L, Pinheiro I, Dejonckheere E et al (2011) Cecal ligation and puncture: the gold standard model for polymicrobial sepsis? Trends Microbiol 19:198–208

10. Wichterman KA, Baue AE, Chaudry IH (1980) Sepsis and septic shock—a review of laboratory models and a proposal. J Surg Res 29:189–201

11. Ryan NT, Blackburn GL, Clowes GH Jr (1974) Differential tissue sensitivity to elevated endogenous insulin levels during experimental peritonitis in rats. Metabolism 23:1081–1089

12. Zolfaghari PS, Pinto BB, Dyson A et al (2013) The metabolic phenotype of rodent sepsis: cause for concern? Intensive Care Med Exp 1:6

13. Singleton K, Wischmeyer P (2003) Distance of cecum ligated influences mortality, tumor necrosis factor-alpha and interleukin-6 expression following cecal ligation and puncture in the rat. Eur Surg Res 35:486–491

14. Rittirsch D, Huber-Lang MS, Flierl MA et al (2009) Immunodesign of experimental sepsis by cecal ligation and puncture. Nat Protoc 4:31–36

15. Kieslichova E, Rocen M, Merta D et al (2013) The effect of immunosuppression on manifestations of sepsis in an animal model of cecal ligation and puncture. Transplant Proc 45 (2):770–777

16. Stahl TJ, Alden PB, Ring WS et al (1990) Sepsis-induced diastolic dysfunction in chronic canine peritonitis. Am J Phys Heart Circ Phys 258:H625–H633

17. Zingarelli B, Coopersmith CM, Drechsler S et al (2019) Part I: minimum quality threshold in preclinical sepsis studies (MQTiPSS) for study design and humane modeling endpoints. Shock 51:10–22

18. Libert C, Ayala A, Bauer M et al (2019) Part II: minimum quality threshold in pre-clinical sepsis studies (MQTiPSS) for types of infections and organ dysfunction endpoints. Shock 51:23

19. Hellman J, Bahrami S, Boros M et al (2019) Part III: minimum quality threshold in preclinical sepsis studies (MQTiPSS) for fluid resuscitation and antimicrobial therapy endpoints. Shock 51:33–43

20. de Melo CD, de Oliveira Lopes LK, Hu H et al (2017) Alcohol fixation of bacteria to surgical instruments increases cleaning difficulty and may contribute to sterilization inefficacy. Am J Infect Control 45:e81–e86

21. Iskander KN, Vaickus M, Duffy ER et al (2016) Shorter duration of post-operative antibiotics for Cecal ligation and puncture does not increase inflammation or mortality. PLoS One 11:e0163005

22. Huet O, Ramsey D, Miljavec S et al (2013) Ensuring animal welfare while meeting scientific aims using a murine pneumonia model of septic shock. Shock 39:488–494

23. Shrum B, Anantha RV, Xu SX et al (2014) A robust scoring system to evaluate sepsis severity in an animal model. BMC Res Notes 7:233

24. Nemzek JA, Hugunin KM, Opp MR (2008) Modeling sepsis in the laboratory: merging sound science with animal well-being. Comp Med 58:120–128

第 **2** 章

升结肠支架置入腹膜炎脓毒症模型

Anna Herminghaus，Olaf Picker

1 概述

复杂的腹腔内感染是一个重要的临床问题，若管理不善，会导致高死亡率（9.2%）[1]。术后腹膜炎的死亡率甚至会更高（22%~55%）[2]。即使腹部脓毒症不是脓毒症研究的主要方向，但仍具有特殊的临床意义[3]。腹腔可能是胆囊炎、憩室炎或肠缺血时的主要感染源，也可能是次要感染源，如吻合口漏或术后脓肿，或内脏低灌注导致的肠道缺血[4]。

肠道既可以是脓毒症发病的"始作俑者"，也可以是脓毒症进展中炎症过程失调的"受害者"。脓毒症会导致微循环功能障碍，肠道通透性增加，从而导致细菌通过黏膜移位[5]。当前对脓毒症的病理生理学研究主要来自啮齿动物模型[6]。

脓毒症的实验模型有很多，但没有任何一种模型能完美地反映真实的临床情况。在升结肠支架置入腹膜炎（CASP）手术中，通过支架置入升结肠，在肠管和腹腔之间建立一个开放连接。

这提供了一个很好的模拟肠吻合不足的模型：肠道内容物持续漏入腹腔，从而导致腹膜炎和脓毒症。CASP 是一种成熟的小鼠脓毒症实验模型。Lustig 等人对模型进行了调整并将实验对象改为大鼠[7]。考虑到现有的敲除技术，小鼠是实验研究的宝贵工具。然而，在过去的几十年里，对于所有主要器官系统生理功能的研究，在大鼠中比在小鼠中更深入。此外，由于解剖学因素，在大鼠体内进行器官功能研究比在小鼠体内更容易，容错率更高[7]。另外，CASP 模型中脓毒症的严重程度可以通过改变支架导管的大小来进行调整[7]。因此，小尺寸支架的 CASP 模型适合于脓毒症长期研究、可逆性腹部脓毒症研究或轻、中度脓毒症的研究[8]。CASP 模型似乎复制了在人类脓毒症中观察到的免疫应答以及大多数器官功能障碍[8,9]。在 CASP 操作过程中，与其他脓毒症实验模型一样，应该参考最近发表的脓毒症临床前研究最低质量标准（MQTiPSS）[10]专家共识。将啮齿动物实验结果转化到人类患者试验中时必须非常谨慎。

2　实验材料

1. 1mL 和 10mL 注射器。

2.未消毒手套和无菌手套。

3.皮下注射针(27G)。

4.外周静脉导管(大小取决于预期脓毒症严重程度,14~18G)。

5.纱布敷料:10cm×10cm。

6.加温设备(见注意事项 1)。

7.吸入麻醉设备(见注意事项 2)。

8.丁丙诺啡注射液(见注意事项 3)。

9.乳酸林格溶液(见注意事项 4)。

10.装在喷雾瓶的皮肤消毒溶液。

11.眼药膏。

12.外科缝合材料:Prolene 缝线,USP 6/0 圆形针。

13. 外科缝合材料:Vicryl 缝线, 抗菌, USP 4/0 圆形针。

14.小外科剪。

15.小手术钳。

16.持针器。

17.无菌手术孔巾。

3　实验方法

大鼠 CASP 的标准方案

1.准备手术所需材料:缝合材料、手术无菌单、外周静脉导管、棉签、10mL 注射器中预温的林格液、手术器械(见注意事项5)。

2.戴上未消毒的手套。

3.大鼠称重。

4.皮下注射溶解在乳酸林格溶液

[(0.0025mL/(g·bw)]中的丁丙诺啡(27G 针)(剂量:0.05~0.01mg/kg)(见注意事项 3)。

5.准备加温装置(见注意事项 1)。

6.用挥发性麻醉药(如七氟醚)麻醉大鼠(见注意事项 2)。

7.涂抹眼药膏。

8.将大鼠仰卧位置于手术台上,保持麻醉状态。

9.准备支架:用剪刀在导管远端 8~10mm 处的塑料表面做一些小浅表切口,以便稍后用 6.0 缝合材料固定。用乳酸林格液浸湿棉签。

10.将消毒液涂抹于皮肤上(见注意事项 6)。

11.更换无菌手套。

12.用无菌孔单(将孔置于腹部中心)覆盖大鼠。

13.用手术钳和外科剪在腹部中线做一个 2cm 的皮肤切口,识别白线,沿着白线打开肌片。

14.用棉签寻找结肠(见注意事项 7)。

15.小心地将结肠从腹部游离出来,识别出回盲瓣和结肠近端(见注意事项 8)。

16.在回盲瓣上端将缝线(6.0)直接穿过结肠壁,这样稍后就可以连接上导管。在缝合材料上准备一个环以固定导管。

17.用外周静脉导管穿过结肠环。用针头穿透结肠腔,将针头稍抽出,并将导管推入结肠腔约 8mm。

18.用 6.0 缝线固定导管(见注意事项 9)。

19.验证置管是否成功,需用手指通过导管挤出少量的粪便。

20.用棉签把结肠放回腹腔。

21.将预温的林格液[0.015mL/(g·bw)]注

入腹腔进行液体复苏(见注意事项 4)。

22.用连续缝合法关闭腹膜和相关的肌层带(缝线 4.0),单纯间断缝合关闭皮肤(缝线 4.0)(见注意事项 10)。

23.清理皮肤上的血迹,并尽可能地使其干燥。

24.把大鼠放在单独的笼子里,并监测直到其完全恢复意识(见注意事项 11)。

25.用水清洗手术器械并消毒。

26.每 4~6h 监测手术大鼠,预防过度疼痛(见注意事项 12)。可使用改良版大鼠脓毒症严重程度评分(SRSS)进行评估(表 2.1)。

27.给予额外的液体复苏(见注意事项 4)和抗生素(见注意事项 13)。

4　注意事项

1.加热灯或加热板适用于本手术。用温

表 2.1　改良版大鼠脓毒症严重程度评分[12,13]

检查项目	结果	得分
体重	1. 初始体重(iw)_____g	%<5,0 分
	2. 最终体重(ew)_____g	%<15,2 分
	3. 体重减轻_____%	%<20,3 分
		%>20,10 分
外观	1. 外观正常,皮毛光滑、干净	0 分
	2. 皮毛轻微凌乱不洁,毛发粗糙	1 分
	3. 皮毛凌乱不洁,眼睛、肛门周围出现环状物	2 分
	4. 皮毛明显凌乱不洁,眼睛僵硬,垫料粘在肛门上	3 分
自发行为	1. 大鼠探索鼠笼,活跃	0 分
	2. 大鼠待在一个地方,出现全身抖动	1 分
	3. 驼背姿势,摇晃步态	3 分
	4. 不动,侧卧	10 分
诱发行为	1. 打开鼠笼时大鼠逃跑,肌紧张	0 分
	2. 手靠近时大鼠逃跑	1 分
	3. 触碰时大鼠逃跑	3 分
	4. 没有逃跑的反应	10 分
呼吸音	无	0 分
	有	1 分
腹部触诊	1. 按压时不痛,腹部柔软	0 分
	2. 腹部触诊有轻微反应,腹部柔软	1 分
	3. 腹部触诊疼痛反应明显,腹壁紧张	3 分
	4. 腹部触诊疼痛反应明显,硬腹	10 分
粪便情况	1. 笼中有很多正常粪便,检查期间排便	0 分
	2. 笼中有很多血便、稀便或带黏液的粪便	1 分
	3. 笼中粪便很少,无论粪便情况	2 分
	4. 笼中无粪便	10 分

水填充普通手套可充当简易的临时加温装置,放置在大鼠的两侧。寒冷不是主要问题,因为 CASP 手术可以由训练有素的实验员在 10min 内完成。

2.七氟醚的建议浓度为 3.0 Vol%,吸入氧浓度为 0.5,以维持自主呼吸。也可使用戊巴比妥作为替代方案(腹腔内注射,60mg/kg),但必须考虑到在单次戊巴比妥注射后,从麻醉中苏醒的时间(3~4h)要比吸入七氟醚麻醉(5min)长得多,会延长对大鼠的监测时间。

3.为了有效地术后镇痛,建议每 6~8h 给予丁丙诺啡,持续至少 5 天。

4.应使用等渗平衡的晶体溶液而不是生理盐水进行液体复苏。给予 0.9%生理盐水可能导致高氯,引起代谢性酸中毒[11]。另外,未缓冲的 0.9%生理盐水 pH 值为 5.0,皮下注射时会产生刺激和疼痛[11]。

5.事先准备一个操作检查表,以确保没有遗漏任何步骤。

6.可以剃毛,但不建议这样做。在未剃毛动物中未观察到任何伤口感染。经验表明,剃毛会刺激皮肤从而造成伤口并发症。

7.大鼠盲肠体积较大,容易定位,识别升结肠前可先定位盲肠。升结肠是大肠的一部分,与盲肠相邻。

8.每 2~3min 用预温乳酸林格溶液湿润结肠。

9.为了固定导管,尽量对其定位并使用术前准备好的导管表面的小切口。

10.不建议对皮肤使用连续缝合。大鼠有时会试图咬开缝合线,如果用连续缝合关闭伤口,整个切口会立刻裂开。

11.大鼠很快可从七氟烷-丁丙诺啡麻醉中苏醒,到能开始肢体活动通常需要 5min。

12. SRSS[12,13]:评分应由单一、盲法的研究人员进行(表 2.1),以评估疾病的严重程度,保护大鼠免受不必要的痛苦。

13.应根据特定研究所用的特定模型和致病病原体,仔细选择用于动物研究的抗生素以及第一次给药的时间[11]。

(王祯 译 谢克亮 宋宇 校)

参考文献

1. Sartelli M, Abu-Zidan FM, Catena F et al (2015) Global validation of the WSES sepsis severity score for patients with complicated intra-abdominal infections: a prospective multicentre study (WISS study). World J Emerg Surg 10:1–8

2. Mulier S, Penninckx F, Verwaest C et al (2003) Factors affecting mortality in generalized postoperative peritonitis: multivariate analysis in 96 patients. World J Surg 27:379–384

3. Martin-Loeches I, Timsit JF, Leone M et al (2019) Clinical controversies in abdominal sepsis. Insights for critical care settings. J Crit Care 53:53–58

4. Sartelli M, Chichom-Mefire A, Labricciosa FM et al (2017) The management of intra-abdominal infections from a global perspective: 2017 WSES guidelines for management of intra-abdominal infections. World J Emerg Surg 12:1–34

5. Haussner F, Chakraborty S, Halbgebauer R et al (2019) Challenge to the intestinal mucosa during sepsis. Front Immunol 10:891

6. Azevedo LCP (2013) The many facets of sepsis pathophysiology and treatment. Shock 39:1–2

7. Lustig MK, Bac VH, Pavlovic D et al (2007) Colon ascendens stent peritonitis-a model of sepsis adopted to the rat: physiological, microcirculatory and laboratory changes. Shock 28:59–64

8. Zantl N, Uebe A, Neumann B et al (1998) Essential role of gamma interferon in survival of colon ascendens stent peritonitis, a novel murine model of abdominal sepsis. Infect Immun 66:2300–2309

9. Lewis AJ, Seymour CW, Rosengart MR (2016) Current murine models of sepsis. Surg Infect 17:385–393

10. Osuchowski MF, Ayala A, Bahrami S et al (2018) Minimum quality threshold in

pre-clinical sepsis studies (MQTiPSS): an international expert consensus initiative for improvement of animal modeling in sepsis. Intensive Care Med Exp 6:26

11. Hellman J, Bahrami S, Boros M et al (2019) Part III: minimum quality threshold in preclinical sepsis studies (MQTiPSS) for fluid resuscitation and antimicrobial therapy endpoints. Shock 51:33–43

12. Herminghaus A, Barthel F, Heinen A et al (2015) Severity of polymicrobial sepsis modulates mitochondrial function in rat liver. Mitochondrion 24:122–128

13. Herminghaus A, Papenbrock H, Eberhardt R et al (2019) Time-related changes in hepatic and colonic mitochondrial oxygen consumption after abdominal infection in rats. Intensive Care Med Exp 7:4

第 3 章

纤维蛋白凝块植入诱导的脓毒症模型

Sailaja Ghanta, Min-Young Kwon, Mark A. Perrella

1　概述

　　脓毒症是一种复杂的、动态变化的疾病过程,表现为对严重感染的系统反应,是全世界患者死亡的主要原因之一[1-3]。入侵微生物通过激活固有免疫细胞,并转移至损伤部位,从而产生促炎症介质。这种促炎反应对于激活吞噬作用和杀灭细菌至关重要。然而,如果该反应在感染性损伤被清除后继续,可能对宿主产生危害,并导致器官损伤。因此,在清除感染性损伤后,必须抑制急性炎症反应[4]。此外,如果抗炎反应过度,包括免疫效应细胞凋亡,则可能出现免疫麻痹状态[5,6]。这表现了脓毒症动态变化的性质,并表明改善对感染的控制和增强宿主免疫反应的策略可能对脓毒症的治疗至关重要。

　　许多临床和临床前研究试图探究脓毒症复杂的病理生理学,并研究潜在的治疗方法[7]。动物模型因其可复制性被用于探究脓毒症的发病机制[8]。尽管临床前研究显示有益,但大多数治疗脓毒症的临床试验都未能证明有效。因此,在继续进行临床前脓毒症研究的同时了解脓毒症与人类疾病相关的局限性是至关重要的。

　　啮齿类动物常被用于脓毒症模型[10]。它们有很大的灵活性,许多品系都很容易获得,包括近交系、远交系和转基因品系。啮齿动物和其他物种的实验模型有不同的分类,包括使用外源性毒素,如脂多糖(LPS),引入外源性细菌,或改变 CLP 中的内源性保护屏障[7]。引入外源性细菌是一种理想的模式,因其允许研究者使用不同剂量和菌株的细菌,以探究宿主反应。该模型可通过改变感染途径(血液、腹腔、皮下、肺)、给药频率(单次给药或持续输注)、菌种和接种动物体格来制订理想实验模型。所有参数都会影响进展和结果。直接接种已用于多种物种,包括小鼠、大鼠和绵羊[7,11]。虽然这种方法确实有一定优势,但是静脉注射生物活菌至动物体内会导致急性心血管衰竭和早期死亡,并不能很好地模拟人类脓毒症病程[10]。对于患者来说,临床更常见的是有特定的脓毒症病灶,而不是细菌凝块的注入。纤维蛋白凝块模型是直接接种模型的一种变体,已被提议作为活菌注射的替代模型。

1980 年,Ahrenholz 等人证明,与同等体积盐水中的细菌相比,将含有大肠杆菌的牛纤维蛋白凝块植入大鼠腹腔,可使大鼠 24h 死亡率从 100% 降至 0,而 10 天死亡率为 90%[12]。纤维蛋白凝块作为腹膜腔、其他器官以及血液中的细菌源,这点类似于在人类脓毒症病例中观察到的情况[11]。这种方法包括将一定剂量的细菌包埋到纤维蛋白凝块中,并进行中线剖腹手术,将纤维蛋白凝块植入腹腔[12]。纤维蛋白可以截留细菌,延缓吸收,并促进脓肿的发展,而脓肿是一个更局部的脓毒症病灶,可导致腹膜炎,最终导致血液感染[10,12]。这种模式的优势是可以减缓细菌的释放和造成更持久的感染。

纤维蛋白凝块模型具有高度可重复性。这种方法已被用于小型和大型哺乳动物[13]。此外,这种方法还体现了人类脓毒症的许多特征,包括隐匿性发作、高动力循环状态、可逆性左心室扩张伴收缩功能受损,以及显著但延迟的死亡率[13,14]。有研究证实其会在肝脏和脾脏中产生炎症反应,血液及腹膜灌洗液细菌培养呈阳性[15-17]。由于可以控制细菌负载量,因此,该模型具有高度可重复性[13]。大多数使用脓毒症纤维蛋白凝块模型的研究采用单一菌种培养。然而,混合多菌种培养可能更准确地模拟腹膜炎患者的胃肠道菌群。

下面是制备纤维蛋白凝块并将其植入小鼠腹腔以制备脓毒症模型的方法。在这个方案中,使用的是大肠杆菌。事实上,不仅是大肠杆菌,任何细菌都可以使用。此外,还介绍了该模型中评估脓毒症的常用方法,包括生存率、器官损伤和细菌负荷。

2　实验材料

2.1　凝块制备

1. 6.7% 纤维蛋白原(重量/体积,无菌过滤)(见注意事项 1)。

2. 凝血酶 2U/mL。

3. 储备细菌的甘油——大肠杆菌或其他细菌(见注意事项 2)。

4. 无菌磷酸盐缓冲盐水(PBS)。

5. LB 培养基。

6. 分光光度计和比色皿。

7. LB 平板。

8. 15mL 试管。

9. 甘油。

10. 移液器和枪头。

11. 六孔板(盖)。

2.2　手术前准备

1. 6~10 周龄 C57BL/6 小鼠,雄性或雌性(见注意事项 3)。

2. 氯胺酮[100mg/(kg·bw);静脉注射]。

3. 甲苯噻嗪[10mg/(kg·bw);静脉注射]。

4. 23G 针头。

5. 70% 乙醇。

6. 剃毛刀或电动修剪器。

7. 手术器械(手术刀、解剖剪、持针器、无齿镊、直手术剪)。

8. 动物手术平台。

9. 加热毯。

10. 6-0 手术缝线(Vicryl 可吸收缝线和 Prolene 不可吸收缝线)。

11. 灯。

12. 1mL 注射器。

13.无菌手套、口罩和中单。

14.丁丙诺啡 0.05~0.1mg/kg。

15.碘伏。

16. 0.9%生理盐水。

3　实验方法

　　在模型制备之前,必须确保所有操作过程获得机构和伦理委员会的批准。所有操作均应在无菌条件下进行。

3.1　凝块制备

　　1.为了培养大肠杆菌,将 10mL LB 培养基放入 15mL 锥形管中。采用无菌技术和火焰灭菌,用移液器尖端刮取冷冻甘油原液以获得少量原料,并将其接种到 LB 培养基中。

　　2.置于 37℃旋转振动器(200rpm)培养16h,通常为过夜。

　　3. 16h 后,取 1mL 细菌,接种在 9mL LB培养基中,于 37℃振荡孵育 3h,以确保细胞处于生长状态。

　　4. 3h 后,3500rpm(2400×g)离心 10min,使细菌形成颗粒状。用 10mL PBS 洗涤 2次,使用 1mL PBS 重悬。

　　5.使用分光光度计测量 $600nm(OD_{600})$ 处的吸光度并计算浓度(见注意事项 4)。

　　6.用 PBS 稀释悬液,使悬液浓度为 $55\times 10^9 CFU/mL$。$40\mu L$ 的 PBS 将用于制备单个凝块,每个凝块 $2.2\times10^9 CFU$(见注意事项 5)。

　　7.凝块的实际剂量应通过菌落形成试验进行回顾性评估(见注意事项 6)。

　　8.通过等分 $130\mu L$ 6.7%纤维蛋白原(重量/体积,无菌过滤)制备凝块。然后添加 $190\mu L$ PBS 和细菌。如上文所述,通常添加 $40\mu L$ 细菌和 $150\mu L$ PBS(见注意事项 7)。

　　9.在 6 孔板盖上滴一滴甘油,作为形成凝块的培养基(见注意事项 8)。

　　10.向含有纤维蛋白原和 PBS/细菌的试管中添加 $8\mu L$ 凝血酶(2U/mL)。

　　11.用移液器快速混合,同时避免产生气泡,并将总混合物涂抹在甘油滴上形成一个圆圈(见注意事项 9 和 10)。

　　12.等待 10~15min,使凝块形成(图 3.1)。

　　13.对照凝块应含有额外的 PBS,且不含

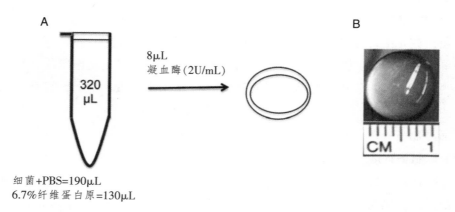

A

320
μL

8μL
凝血酶(2U/mL)

B

CM　1

细菌+PBS=190μL
6.7%纤维蛋白原=130μL

图 3.1　制作纤维蛋白凝块。(A)纤维蛋白凝块的组分包括:细菌、磷酸盐缓冲盐水(PBS)、纤维蛋白原和凝血酶。添加凝血酶后,将凝块置于室温下 10min。(B)显示形成凝块的代表性图样和大小。

细菌,以形成相同的凝块体积。

3.2　手术操作

1.小鼠称重。

2.用甲苯噻嗪[10mg/(kg·bw),腹腔注射]和氯胺酮[100mg/(kg·bw),腹腔注射]组合麻醉小鼠。

3.用剃毛刀或电动修剪器刮腹部,注意不要割伤皮肤。

4. 先后用碘伏溶液和 70%乙醇消毒手术区域,重复 3 遍。

5.将小鼠置于手术平台上,用无菌中单铺盖。

6.使用解剖剪或手术刀,在皮肤上做一个 1.5cm 的中线切口,注意不要刺穿腹膜腔。

7.使用解剖剪,在腹膜上再做一个约 1cm 的中线切口,注意不要刺穿腹部器官或肠道(图 3.2A)。

8.使用无菌的无齿镊,夹取凝块或对照凝块(对于假手术动物)(图 3.2B,见注意事项 10)。

9.将凝块放置在腹腔右上象限(图3.2C,见注意事项 11)。

10.缝合时分为腹膜和皮肤两层。腹膜用可吸收的 6-0 Vicryl 缝合线封闭。皮肤用不可吸收的 6-0 Prolene 缝合线缝合。

11.于小鼠皮下注射 1mL 无菌 0.9%生理盐水进行复苏。

12.将小鼠放在加热毯上恢复。

13.小鼠从麻醉中恢复后(通常为 0.5~1h),将其放回笼中,并给予食物和水。

14.给予小鼠术后镇痛药(丁丙诺啡0.05~0.1mg/kg,皮下注射,每 12h 一次,持续48h)(见注意事项 12)。

3.3　脓毒症的评估

脓毒症的纤维蛋白凝块模型一旦被激活,就可以被用于评估脓毒症治疗。此外,通过使用转基因小鼠,亦可以进行脓毒症病理生理学研究。常见的用于评估脓毒症严重程度的指标如下。

1.生存率:建模手术和恢复后,对小鼠进行持续 7 天的监测。大多数纤维蛋白凝块模型的死亡发生在 24h 到 3 天之间。密切监视小鼠,并将食物和水置于笼子底部,以便小鼠取用。应制订人道终点标准,以辨别处于疼痛或濒死状态的小鼠。对于濒死或疼痛

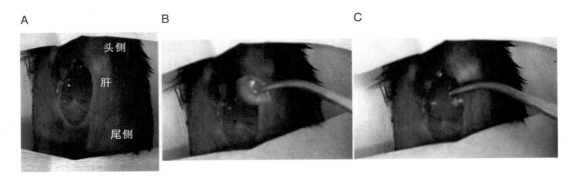

图 3.2　纤维蛋白凝块的植入。此图示制备的纤维蛋白凝块植入腹膜腔。(A)打开腹膜腔,暴露右上象限。(B)用镊子夹住凝块并将其植入腹腔。(C)凝块植入腹腔右上象限,如图所示,植入在肝脏上方。腹膜和皮肤分两层缝合。

的小鼠(毛发皱褶,驼背,缺少活力、运动或进食/饮水,体重减轻,呼吸窘迫等),应采用IACUC 批准的方法进行安乐死。

2.可通过在颈动脉中放置动脉内导管来监测血压[15]。

3.血液和腹腔液中的细菌负荷:放置纤维蛋白凝块 24h 后,可使用 7mL PBS 进行腹腔灌洗。评估灌洗液中细菌菌落形成单位(CFU)。连续稀释灌洗液,将其置于 LB 琼脂平板上,然后培养过夜。

4.通过心脏穿刺法获取血液,并以与上述操作类似方式评估 CFU[18]。通常在 24h 内执行此操作,但在任何时间点都可以评估细菌负荷。

5.器官损伤:纤维蛋白凝块形成 24h 后,可收集包括脾、肝、肾、肠和肺在内的器官,并用甲醛或甲基卡诺固定(固定剂取决于抗体的具体情况)。可以评估组织切片的形态,并用检测中性粒细胞(LY6G)和巨噬细胞(F4/80)的抗体染色,以评估器官炎症[15]。通常在 24h 内进行,但在任何时间点都可以评估器官损伤。

4　注意事项

1.将 6.7%浓度的纤维蛋白原稀释至 2.6%(本方案中所述的标准浓度)。通常使用的纤维蛋白原浓度范围为 0.5%~2.6%[12,15]。这些浓度产生的凝块是可消化的,但仍然足够坚固以便于操作。脓毒症的严重程度由细菌浓度和血栓大小决定,不受纤维蛋白原浓度的影响[12]。

2.对于甘油储备细菌,大肠杆菌通过回肠内容物培养进行鉴定(Channing 实验室,布列根和妇女医院),并储存在含有 20%甘油的 LB 培养基中,于−80℃保存。本方案中使用大肠杆菌纤维蛋白凝块,但根据预期研究,任何细菌都可以用于纤维蛋白凝块的生成。作者使用粪肠球菌作为纤维蛋白凝块中的革兰阳性细菌。

3.该方案使用的是小鼠 C57BL/6 品系,其他任何小鼠品系均可以使用。正如许多脓毒症模型研究所描述的,影响脓毒症严重程度的因素包括小鼠的年龄、性别和品系。多项研究表明,在脓毒症模型中雌性小鼠比雄性小鼠具有更强的抵抗力[19]。此外,手术时间也是影响因素之一[11]。实验中最好将上述参数保持一致。此外,建议在不同品系或性别的小鼠中重复植入纤维蛋白凝块,以确保其适用于临床疾病。

4.细菌浓度应通过吸光度法估算。由于吸光度测量值与细菌浓度可能存在偏差,故在开始之前,必须创建一条细菌浓度的标准曲线,将 CFU/mL 与 OD 测量值关联起来。建立标准曲线,需在培养阶段定期采集细菌培养物样本,在 LB 琼脂平板上稀释并测量 OD值。过夜培养后,计数菌落并计算 CFU/mL。绘制 OD 和 CFU/mL 值以创建标准曲线。本次实验中 OD_{600} 为 1 时,对应数值为 55×10^{9}CFU/mL。该数值可能因多种因素而有所不同,包括细菌、分光光度计和使用的比色皿,因此每次实验有必要生成独立的标准曲线。

5.本次实验选择的细菌浓度导致 7 天致死率为 40%~50%。细菌计数和由此产生的脓毒症严重程度可根据细菌菌株、动物易感性和所需实验终点进行调节。

6.此外,每次实验都应通过在 LB 琼脂上电镀和计数 CFU,对悬液和凝块中的细菌浓度进行回顾性确认。这可以通过将培养物连续稀释 5 倍来实现。$100\mu L$ 10^{-4} 和 10^{-5} 稀释液应涂在 LB 琼脂平板上,并在 37℃ 下培养过夜。计算菌落数以确定实际给药剂量。

7.如有必要,可使用细菌、PBS 和纤维蛋白原为主要成分的混合物制备凝块,然后按照 $320\mu L$ 规格等分。可将一滴甘油放置在 6 孔板的盖子上,并将凝块放置在其上,以防止凝块黏附在板上,这将更容易处理。

8.准备好所有用品(混合用移液器、甘油滴和 6 孔板盖),因为一旦加入凝血酶,凝块就会迅速形成。加入凝血酶后,迅速混合,然后用移液器将凝块移到甘油滴上。

9.如果凝块中有气泡形成,可以用针刺破。

10.无齿镊能够很好地夹取凝块,而不使其破裂。

11.凝块可以放置在腹膜的任何区域。本实验中选择右上象限以保持一致性。

12.为了研究在单一生物体中脓毒症的病理生理学及其在纤维蛋白凝块模型中的机制,本实验中不使用抗生素。但为了更准确地模拟临床情况,是可以使用抗生素的。

致谢

本研究由美国国家卫生研究院资助:K08GM126313 (Ghanta),R01GM118456 (Perrella)。

参考文献

1. Angus DC, Linde-Zwirble WT, Lidicker J et al (2001) Epidemiology of severe sepsis in the United States: analysis of incidence, outcome, and associated costs of care. Crit Care Med 29:1303–1310

2. Annane D, Bellissant E, Cavaillon JM (2005) Septic shock. Lancet 35:63–78

3. Martin GS, Mannino DM, Eaton S et al (2003) The epidemiology of sepsis in the United States from 1979 through 2000. N Engl J Med 348:1546–1554

4. Pinsky MR (2001) Sepsis: a pro- and anti-inflammatory disequilibrium syndrome. Contrib Nephrol 132:354–366

5. Hotchkiss RS, Nicholson DW (2006) Apoptosis and caspases regulate death and inflammation in sepsis. Nat Rev Immunol 6:813–821

6. Weber SU, Schewe JC, Lehmann LE et al (2008) Induction of Bim and Bid gene expression during accelerated apoptosis in severe sepsis. Crit Care Med 12:R128

7. Stortz JA, Raymond SL, Mira JC et al (2017) Murine models of sepsis and trauma: can we bridge the gap? ILAR J 58:90–105

8. Buras JA, Holzmann B, Sitkovsky M (2005) Animal models of sepsis: setting the stage. Nat Rev Drug Discov 4:854–865

9. Piper RD, Cook DJ, Bone RC et al (1996) Introducing critical appraisal to studies of animal models investigating novel therapies in sepsis. Crit Care Med 24:2059–2070

10. Poli-de-Figueiredo LF, Garrido AG, Nakagawa N et al (2008) Experimental models of sepsis and their clinical relevance. Shock 30(Suppl 1):53–59

11. Lewis AJ, Seymour CW, Rosengart MR (2016) Current murine models of Sepsis. Surg Infect 17:385–393

12. Ahrenholz DH, Simmons RL (1980) Fibrin in peritonitis. I. Beneficial and adverse effects of fibrin in experimental E. coli peritonitis. Surgery 88:41–47

13. Mathiak G, Szewczyk D, Abdullah F et al (2000) An improved clinically relevant sepsis model in the conscious rat. Crit Care Med 28:1947–1952

14. Natanson C, Fink MP, Ballantyne HK et al (1986) Gram-negative bacteremia produces both severe systolic and diastolic cardiac dysfunction in a canine model that simulates human septic shock. J Clin Invest 78:259–270

15. Baron RM, Kwon MY, Castano AP et al (2018) Frontline science: targeted expression of a dominant-negative high mobility group A1 transgene improves outcome in sepsis. J Leukoc Biol 104:677–689

16. Chung SW, Liu X, Macias AA et al (2008) Heme oxygenase-1-derived carbon monoxide enhances the host defense response to microbial sepsis in mice. J Clin Invest 118:239–247

17. Toky V, Sharma S, Arora BB et al (2003) Establishment of a sepsis model following implanta-

tion of Klebsiella pneumoniae-infected fibrin clot into the peritoneal cavity of mice. Folia Microbiol 48:665–669

18. Tsoyi K, Hall SR, Dalli J et al (2016) Carbon monoxide improves efficacy of mesenchymal stromal cells during sepsis by production of specialized proresolving lipid mediators. Crit Care Med 44(12):e1236–e1245

19. Zellweger R, Wichmann MW, Ayala A et al (1997) Females in proestrus state maintain splenic immune functions and tolerate sepsis better than males. Crit Care Med 25:106–110

第 4 章

盲肠内容物注射对新生和成年小鼠的影响

Jaimar C. Rincon,Philip A. Efron,Lyle L. Moldawer,Shawn D. Larson

1 概述

尽管重症监护医学取得了重大进展,但脓毒症仍是全世界面临的重大公共卫生挑战[1,2]。虽然脓毒症的全球流行病学负担难以完全确定,但世界卫生组织(WHO)估计,全世界每年有 3000 多万人被诊断为脓毒症,每年导致 530 万人死亡[3]。脓毒症在极端年龄段(即新生儿期和老年人)危害极大。新生儿,尤其是早产儿(妊娠<37 周)和低出生体重儿(<2500g),由于宿主保护性免疫的多重缺陷,而易感脓毒症[4,5]。据估计,全世界每年新生儿和小儿脓毒症患者分别为 300 万例和 120 万例[6]。

脓毒症治疗及其长期病程的管理成本高昂,使脓毒症成为美国医疗系统治疗费用最高的疾病[7]。脓毒症给医疗系统和患者造成了巨大的经济负担,因此,必须了解其复杂的病理生理学,以便研发新的治疗靶点和有效的治疗策略。目前,利用动物模型研究脓毒症仍然是转化型研究的重要组成部分。

在使用小鼠模型(小鼠;小家鼠)的临床前研究中,已研发出有前景的脓毒症治疗策略[8]。虽然有人认为动物模型不能完全再现人类脓毒症的情况[9,10],但其仍然是一种重要的转化研究工具[11,12]。使用小鼠模型进行脓毒症研究的挑战包括其对微生物产品的反应降低、血液白细胞分布不同以及在严重疾病期间无法支持器官功能[13]。尽管有这些局限性,脓毒症小鼠模型有助于更好地理解脓毒症复杂病理生理学的个体分子机制。小鼠具有统一的遗传背景、各种可用的品系、高繁殖力、易操作性,且经常被用于科研领域,因此成为首选的模型动物[11]。

既往实验中,小鼠脓毒症模型依赖于静脉或腹腔注射内毒素或单个活菌株[14,15]。这些模型导致与低血容量和心力衰竭相关的大多数炎症介质大量非生理性增加,并导致实验动物快速死亡[13]。尽管这些模型仍在继续使用,但除了最特殊的情况外,它们并不经常被用于复制人类脓毒症。

近来研发出不同的腹腔内脓毒症动物模型,其中大多数全身炎症是由局部腹腔内感染引起的。在腹腔内脓毒症的小鼠模型中,CLP 是最常应用和普遍接受的"金标准"之一。CLP 是一种常见的手术操作,被认为与人类脓毒症的进展和复杂性特征非常相似[16]。尽管广泛使用,但 CLP 模型通常不能满足脓毒症管理的一个关键方面:源头控制[17]。尽管进行了抗生素治疗,但盲肠失活使任何抗生素干预都无法完全抑制感染,并会有脓肿形成和慢性炎症。使用这种模型无法保证完全恢复。

CLP 的替代方法有很多,包括盲肠支架(CASP),在纤维蛋白凝块或基于细胞外基质的水凝胶中用标准量的细菌接种腹膜,或施用粪便内容物[13,18]。盲肠支架具有诱发持续性腹膜炎的优势,且不会使盲肠失活[19]。但是,与 CLP 模型一样,抑制感染需要手术干预以控制源头。受感染的凝块无须源头控制,但在技术上具有挑战性,难以复制。一些研究人员将其用于单一物种感染,但该方法尚未在研究领域被广泛接受。

目前,已经提出了一种替代 CLP 的方法,即将一只安乐死动物的盲肠内容物腹腔注射到另一只动物体内,以诱发多菌脓毒症[11,20-22]。这种方法有许多理论和技术优势。盲肠内容物不仅含有微生物,还含有微粒物质,有助于细菌在腹膜的定植。在未经治疗的动物中,细菌菌落可以从血液中短暂恢复,并持续存在于腹膜和内脏器官中。与 CLP 相反,适当的抗生素干预可以完全消除细菌定植并避免动物死亡,并且不需要源头控制。

盲肠内容物(CS)模型已成为研究新生小鼠脓毒症的首选方法,因其是一种感染性模型,其特点是细菌定植、全身炎症和剂量依赖性死亡率,无须手术,可能对新生鼠造成致命伤害[20,23-28]。该模型旨在更接近地模拟人类新生儿坏死性小肠结肠炎(NEC)的情况,NEC 是一种主要发生在早产儿的严重疾病。CS 模型已被广泛使用,目前被认为是新生小鼠脓毒症研究的"金标准"模型。除了避免对新生小鼠进行手术外,CS 诱导的脓毒症可来自单一 CS 供体并用于大量动物,同时模拟新生儿肠穿孔中常见的多菌脓毒症。此外,该技术具有可重复性,不涉及外科手术操作,研究人员容易操作。后者尤其重要,因为新生鼠的 CLP 或盲肠支架需要在显微镜或放大镜下进行操作,大多数实验室无法满足此条件。此外,这些方法将显著延长实验时间,以便在麻醉下以人道的方式有效地进行实验。

值得注意的是,任何腹膜脓毒症模型,无论是 CLP、盲肠支架还是 CS,都会对严重感染产生独特的反应,这种反应是剂量依赖性的,并且脓毒症的严重程度可以改变。例如,评估幼鼠对类似致死性 CLP 和 CS 的炎性细胞因子和基因组反应,发现两种模型之间不仅炎性细胞因子反应的模式不同,而且血液白细胞的基因组变化显著不同,但可重复[11]。尽管死亡率相当,但 CLP 和 CS 激活的信号通路是不同的。CS 模型导致早期炎症反应,而 CLP 的特点是 T 细胞活化下调和免疫抑制途径表达增加[11]。

2　实验材料

2.1　动物

CS 诱导的多菌脓毒症可用于新生鼠(5~7 日龄)、年轻成年小鼠(6~12 周龄)或老年小鼠(>18 周龄),小鼠应在特定的无病原体条件下饲养(见注意事项 1)。

2.2　盲肠内容物准备

1. CS 供体:6~12 周龄雌性小鼠诱导新生鼠脓毒症,年龄匹配的 CS 供体诱导年轻成年小鼠或老年小鼠脓毒症。

2. CO_2 室。

3. 无菌直剪,镊子和刮刀(见注意事项 2)。

4. 5%无菌葡萄糖。

5. 70%乙醇。

6. 无菌培养皿。

7. 15mL 锥形聚丙烯离心管。

8. 天平。

2.3　盲肠内容物注射

1. 常规胰岛素注射器(1mL)。

2. 注射针:25G×5/8″(约 15.88mm),常规斜面。

3. 天平。

4. 加温毯。

3　实验方法

3.1　盲肠内容物准备

1. 根据《美国兽医协会动物安乐死指南》,通过缺氧对 CS 供体小鼠实施安乐死,将其暴露于 10%~30%的 CO_2 中,直到呼吸和心跳停止。应使用辅助性物理方法(如失血、颈椎脱位)确保已实施安乐死的小鼠死亡(见注意事项 3)。

2. 将小鼠固定在聚苯乙烯泡沫板上,用70%乙醇喷洒小腹。使用直剪和镊子,切开皮肤和腹部肌肉组织,定位盲肠,然后更换

清洁器械。腹腔开放后,在回肠和近端结肠的交界处定位盲肠(逗号形盲囊样器官)。切除盲肠并将其放置在一次性无菌培养皿上(图 4.1)。

3. 使用无菌镊子和刮刀,将盲肠内容物从上皮挤出,放入预先称重的 15mL 锥形聚丙烯离心管中。

4. 称取盲肠内容物,并用 5%葡萄糖制备 80~100mg/mL CS。

5. 振荡 CS 溶液 20~30s,形成均匀悬浮液(图 4.2)。

6. 为确保 CS 的最大有效性,建议在制备后 2h 内使用该溶液(见注意事项 4)。

3.2　新生鼠注射盲肠内容物

新生鼠的年龄可由其出生后第 1 周的身体特征判断,并因品种而异。为了更好地记录出生日期,怀孕母鼠可在分娩前 2~5 天每天进行监测。在新生鼠的实验中,5~7 日

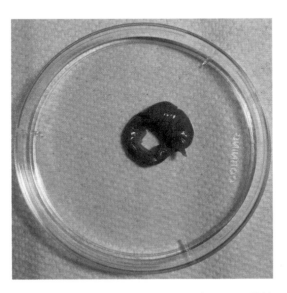

图 4.1　从小鼠供体无菌收集的切除盲肠。CS 供体小鼠安乐死后,打开皮肤,在回肠和近端结肠的交界处定位盲肠。切除盲肠并将其放置在一次性无菌培养皿上。

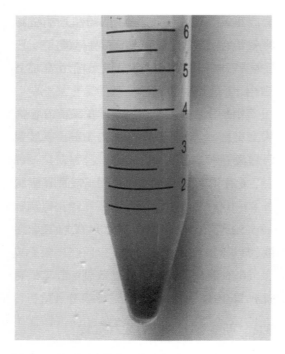

图4.2　CS溶液。将盲肠内容物从上皮挤出,放入预先称重的锥形聚丙烯离心管中,并用5%葡萄糖制备80~100mg/mL CS。

龄的混合性别幼鼠被 CS 激发,以诱导多菌脓毒症。

1.将幼鼠放在一个新的笼子里,并与母鼠分开。将部分巢留置在鼠笼上,以减少母鼠的焦虑,避免行为变化(例如,忽视幼鼠;见注意事项5)。

2.如果幼鼠在脓毒症前接受预处理,则使用永久性标记物标记尾巴(见注意事项6)。

3.称量每只幼鼠,根据幼鼠重量调整 CS溶液剂量(80mg/mL),以调整预期致死率(见注意事项7)。

4.根据需要接受 CS 处理的幼鼠数量,用胰岛素注射器抽取 200~300μL 的 CS 溶液。

5.用拇指和示指固定幼鼠的颈部和下背部。

6.将针头斜面朝上刺入下腹部皮下(图

4.3)。根据幼鼠重量注射相应剂量的 CS[1.1~1.3mg/(g·bw)],等待 10s 以确保提供正确的 CS 剂量。缓慢退出针头,以避免注射的药物溢出或伤害幼鼠。将幼鼠放在纸巾上有助于确定注射后的 CS 漏出或出血(见注意事项8)。

7.所有幼鼠都接受注射并被监测,然后将幼鼠与母鼠一起放回鼠笼。

8.注射 CS 后,应按照当地机构动物管理和使用委员会批准的方案对新生鼠进行监测(见注意事项9)。一般来说,标准CS给药后, 在接下来的2h内监测所有接受注射的新生鼠, 观察有无与注射相关的并发症;之后, 应至少每12h对新生鼠进行一次监测,以确定脓毒症后的发病情况(分散、无乳斑)。分散是指母鼠遗弃幼鼠,幼鼠与母鼠和其他幼鼠分离。分散、喂食不良(以没有乳斑

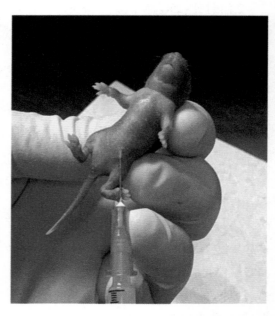

图4.3　将 CS 注射到6日龄的B6 新生鼠体内。通过颈部和下背部固定幼鼠,根据幼鼠重量注射相应剂量的 CS[1.1~1.3mg/(g·bw)],等待10s以确保正确的 CS 剂量。

为证据)和(或)母鼠忽视幼鼠通常表明幼鼠已濒死,无法存活,因此,应根据机构协议对其进行安乐死(这些幼鼠被视为实验的非幸存者)(见注意事项 5)。

3.3　成年鼠注射盲肠内容物

尽管 CLP 是成年小鼠腹腔内脓毒症最常用的模型,但其手术技术的不确定性可能影响实验结果[29]。CS 脓毒症模型特别适用于研究脓毒症的早期炎症成分,或作为具有不同盲肠大小、菌群或伤口愈合能力不足(对手术敏感性增加)的动物脓毒症的替代模型。

1.称量每只小鼠,根据小鼠重量调整 CS 溶液剂量[1.1~1.3mg/(g·bw)],以调整预期致死率($LD_{40\sim70}$)(见注意事项 7)。

2.将小鼠从笼子中取出,并轻轻地将其限制在头朝下的位置。将小鼠倾斜(腹部朝上),使其头部略微朝向地面并低于尾部(在此位置,可以最大限度地避免意外的腹部器官穿刺)。用 70%乙醇消毒注射部位。

3.根据小鼠重量将相应剂量的 CS 注射到小鼠腹部右下象限(刚好高于臀部水平)。插入针时,应使斜面朝上,与水平方向成 30°~40°夹角,以避免损伤膀胱和其他腹部器官。在注射 CS 之前,向后拉动注射器以确保负压,并将整个针头斜面刺入腹腔。

4. 按照当地机构动物管理和使用委员会批准的方案,将接受注射的小鼠置于新的笼子中并密切监测。在成年小鼠中,嗜睡、勃起、体温过低和弓背姿势是脓毒症的主要症状。对于濒死的小鼠(匍匐、无反应、无法自行恢复正常),应按照当地方案进行安乐死,以避免自发性死亡[17](见注意事项 9)。

3.4　讨论

脓毒症的治疗是美国医疗系统的一个主要问题,因为脓毒症发病率和死亡率都很高,每年花费数十亿美元。虽然脓毒症的动物模型存在局限性,但其是转化研究必需的。在过去几年中,最初由 Chaudry 等人[16]研发的 CLP 多菌脓毒症小鼠模型被广泛用作研究动物脓毒症病理生理学的 "金标准"模型。仅在 PubMed,就有 3000 多篇文章使用了关键词"盲肠结扎穿孔和脓毒症"。这显然是由于该模型为专注于研究宿主对脓毒症的免疫反应的科学团体提供了便利(一个已被广泛接受的简单实验操作)。

多年来,该模型已发生了一些变化,用来增加腹膜炎的严重程度(针头大小,多次穿孔),为提高 CLP 再现性而研发的另外两个模型是 CASP 和使用细菌浸渍的纤维蛋白凝块的植入模型[30,31]。这两种腹膜炎模型在发病机制和疾病进展方面与 CLP 不同。CLP 模型有助于研究伴有局部腹膜感染、炎症和浸润的腹膜脓肿形成,而植入纤维蛋白凝块和 CASP 模型是研究伴有菌血症、全身炎症反应综合征(SIRS)和不存在失活组织的脓毒症进展[32,33]。

尽管这些脓毒症的外科模型(CLP、纤维蛋白凝块和 CASP)涵盖了脓毒症的不同方面,但它们在研究中存在一些重大缺陷,包括使用具有胃肠道病变、伤口愈合缺陷、不同盲肠大小或形状以及新生动物的实验。内毒素和细菌给药模型以及供体啮齿类动物盲肠内容物腹腔注射(CS 模型)是脓毒症的非外科实验模型,可作为上述外科手术的替代方法(表 4.1)。

最初研发用于诱导成年猪脓毒症的 CS 模型时[34],Wynn 等人使用新生鼠脓毒症模型进行验证[20]。这种脓毒症模型的特点是细菌定植、全身炎症、炎症相关脾脏改变和剂量依赖性死亡率[20]。新生鼠 CS 模型的主要优点是,可以用于 5 日龄的幼鼠,代替脓毒症手术模型(CLP、CASP、纤维蛋白凝块)。脓毒症的外科模型不能用于新生鼠,因为其身体大小和肠道发育不完全,并且需要延长麻醉时长和高度专业的外科技术。此外,CS 可以在母鼠忽视 (实验室啮齿动物的常见行为)的风险较低的情况下进行[20,35]。其他非手术脓毒症模型(LPS 或细菌注射)具有固有的局限性。尽管 LPS 是革兰阴性菌外膜的主要成分,但它是这些生物体复杂病原体相关分子模式(PAMP)中的单一分子。该模型忽略了革兰阳性菌与宿主–病原体的相互作用以及多菌脓毒症。此外,LPS 的静脉注射被视为一种中毒模型,而不是脓毒症[17,36]。同样,腹腔内或静脉内注射细菌诱导小鼠脓毒症具有明显的局限性[10,13]。由于细菌无法在体内复制,为了克服小鼠的宿主防御,需要大量的接种物[14,37]。此外,与内毒素中毒一样,宿主的早期炎症反应显著升高,比脓毒症患者高出几个对数。

缺乏临床预测性动物模型仍然是制订有效治疗脓毒症策略的主要障碍。抗生素治疗干预已被纳入模拟临床条件,并可显著改变脓毒症模型[38-41];然而,治疗干预的时间、剂量和抗生素种类与人类使用的抗生素治疗不一致。此外,脓毒症的实验模型使用单一感染的近交系小鼠,但在人类中存在异质群体(遗传学、年龄、疾病严重程度)。CS 是

一种急性脓毒症模型,用于诱导新生鼠全身炎症反应,新生鼠的抗生素治疗对免疫系统的影响可能大于成年小鼠,这是一项技术挑战。此外,抗生素对脓毒症小鼠模型炎症的影响可能会增加额外的变量,从而阻碍介导脓毒症不良结局的分子机制,因此,需要进一步研究。

虽然脓毒症小鼠模型的临床相关性仍然是一个存在争议的话题,因为人类对脓毒症的反应存在实质性差异[9,10],但有一些生物学上的相似之处值得注意,因为其提供了研究脓毒症复杂病理生理学的更好选择。由于 CS 模型可在成年鼠和新生鼠中进行,因此该多菌脓毒症模型不仅是比较新生儿和成年患者脓毒症的良好选择,也是研发专为这两个不同群体设计的新型脓毒症治疗剂的良好选择[23,24,42,43]。

4 注意事项

1.小鼠的遗传学是非常重要的考虑因素。尽管近交系小鼠的遗传背景是一致的,但由于基因突变和多态性,近交系小鼠的免疫反应表现出明显的变化[44]。例如,与野生型小鼠相比,caspase-1/11、IL-18 和 PD-1(B6 背景) 缺失小鼠对 CS 诱导的多菌脓毒症具有更强的抵抗力[23,28,45,46]。相反,与 WT(B6) 相比,CS 给药不会影响 ASC、NLRP3、TRIF、MyD88 或 RAG1 缺失的新生鼠[24,45,47]以及 C3H/HeJ 小鼠的存活率[24]。

2.对所有手术器械(不锈钢镊子、直剪和刮刀)都应该像外科手术一样进行热消毒。然而,由于粪便内容物的采集是一种非存活操作,并且被认为是“肮脏的”,因此可使用预热的热珠灭菌器对仪器进行 10~20s

表 4.1 脓毒症的实验模型

	脓毒症的非手术模型		脓毒症的手术模型		
	细菌或内毒素(脂多糖)注射	盲肠内容物注射	盲肠结扎穿孔	细菌与纤维蛋白凝块植入	升结肠支架置入腹膜炎
描述	腹腔或静脉注射细菌或纯化脂多糖	腹腔注射供体肠内容物	结扎盲肠的一部分,然后通过一个或多个针穿孔进行盲肠结扎口	植入腹膜腔的纤维蛋白凝块中标准的细菌数量	将支架插入升结肠,使便从结肠持续流入腹膜腔
优点	—容易操作 —模拟严重脓毒症的生理学 —重复性高 —细菌或内毒素的剂量可以标准化	—重复性高 —无手术组织损伤或缺血组织 —在需要大量动物的实验中具有优势 —可以在新生动物身上进行,且动物母来忽视化的风险较小 —标准化多菌接种物(基于动物体重量的腹腔便注射)	—容易操作 —部分反映了人类疾病 —广泛研究 —脓毒症的严重程度可以根据盲肠结扎的大小和数量进行调整 —适用于研究腹膜脓肿的形成,局部炎症和浸润	—纤维蛋白延缓全身感染 —模拟人类脓毒症的特征 —早期死亡率低 —重复性高	—与盲肠结扎穿孔相比,能更好地模拟人类脓毒症 —更好地研究菌血症,全身炎症 —反应综合征和严重脓毒症 —脓毒症的严重程度可以通过改变导管的大小来调整
缺点	—短暂炎症反应 —中毒模型(感染性休克) —宿主反应仅限于注射革兰阴性菌(脂多糖)或细菌	—高变异性(盲肠制剂的致死率因供体批次而异)	—手术创伤 —耗时 —腹膜内细菌播散(更加局限性的炎症) —高变异性 —无法控制排泄物的释放速度和数量	—手术创伤 —在纤维蛋白凝块中使用单一生物体降低了临床相关性	—耗时 —特征不良 —高变异性

的灭菌(注意：不要将仪器放置超过 20s，因其会过热而无法用手安全抓握，并会导致烫伤)。

3.在 CO_2 暴露后，必须通过包括呼吸困难和心率在内的综合标准来确认小鼠死亡。应遵守当地动物管理指南，对小鼠实施安乐死。

4.已有研究报道了关于 CS 制备和长期储存的改进方法。可以从不同的供体收集 CS，汇集、悬浮在 5%葡萄糖中，过滤并储存在−80℃的 15%甘油中。冷冻的 CS 应迅速解冻，并立即用于腹腔注射，以诱导脓毒症[22,48]。

5.使用新生鼠除了有相关的技术困难外，母鼠的忽视和同类相食也是额外的挑战。一些母鼠在幼鼠被人为处理后会拒绝其幼鼠(在重新送回母鼠身边之前，用母鼠笼内垫草涂抹幼鼠可能会有帮助)。将注射过的幼鼠与母鼠一起放回笼子后，在最初的 10~15min 内仔细观察母鼠的行为，以确认母鼠已接受幼鼠。乳斑(乳汁存在于新生鼠胃中)是健康幼鼠的一个极好的衡量标准；因此，当乳汁很少或没有乳汁时，则表明幼鼠出现问题，或者母鼠忽视幼鼠。通过幼鼠半透明的身体，乳斑清晰可见。

6.每 24 小时重新标记一次。

7.各实验室可对 CS 的所需致死剂量(LD)进行标准化，以达到预期的实验结果。CS 供体小鼠的肠道微生物群含量发生显著变化，可能会影响诱导类似 LD 所需的激发剂量。

8.出现 CS 渗漏或出血的新生鼠可能需要被排除在研究之外。这有助于确保统一的 CS 剂量。

9.通常，CS 脓毒症诱导后不建议使用镇痛药。虽然这些研究通常被归类为 USDA E类(未缓解的疼痛和痛苦)，但使用止痛药通常是没有帮助的，且可能是有害的。阿片类药物通常会抑制自发活动，尤其是摄食。在大多数情况下，只要有确定不可逆转濒死状态的预设标准，当地动物管理和使用委员会将允许不给动物施用止痛药。生理或行为体征将界定人道终点。对于遭受疼痛或痛苦的动物，应立即实施安乐死，以尽量减少不适(人道终点)。

致谢

本研究部分由美国公共卫生署(USPHS)国立综合医学研究所授予的 R01 GM097531(SDL/LLM)、P50 GM111152(LLM)、R01 GM113945(PAE)资助。JCR 得到了 Robert H.和 Kathleen M. Axline 基金的部分支持。

(连娜琪 译 谢克亮 宋宇 校)

参考文献

1. Cohen J, Vincent JL, Adhikari NK et al (2015) Sepsis: a roadmap for future research. Lancet Infect Dis 15:581–614

2. Shane AL, Sanchez PJ, Stoll BJ (2017) Neonatal sepsis. Lancet 390:1770–1780

3. Fleischmann C, Scherag A, Adhikari NK et al (2016) Assessment of global incidence and mortality of hospital-treated Sepsis. Current estimates and limitations. Am J Respir Crit Care Med 193:259–272

4. Wynn JL (2016) Defining neonatal sepsis. Curr Opin Pediatr 28:135–140

5. Raymond SL, Stortz JA, Mira JC et al (2017) Immunological defects in neonatal sepsis and potential therapeutic approaches. Front Pediatr 5:14

6. Fleischmann-Struzek C, Goldfarb DM, Schlattmann P et al (2018) The global burden of paediatric and neonatal sepsis: a systematic review. Lancet Respir Med 6:223–230

7. Paoli CJ, Reynolds MA, Sinha M et al (2018) Epidemiology and costs of sepsis in the United States-an analysis based on timing of diagnosis and severity level. Crit Care Med 46:1889–1897

8. Fink MP (2014) Animal models of sepsis. Virulence 5:143–153

9. Seok J, Warren HS, Cuenca AG et al (2013) Genomic responses in mouse models poorly mimic human inflammatory diseases. Proc Natl Acad Sci U S A 110:3507–3512

10. Efron PA, Mohr AM, Moore FA et al (2015) The future of murine sepsis and trauma research models. J Leukoc Biol 98:945–952

11. Gentile LF, Nacionales DC, Lopez MC et al (2014) Host responses to sepsis vary in different low-lethality murine models. PLoS One 9:e94404

12. Marshall JC, Deitch E, Moldawer LL et al (2005) Preclinical models of shock and sepsis: what can they tell us? Shock 24(Suppl 1):1–6

13. Stortz JA, Raymond SL, Mira JC et al (2017) Murine models of sepsis and trauma: can we bridge the gap? ILAR J 58:90–105

14. Deitch EA (1998) Animal models of sepsis and shock: a review and lessons learned. Shock 9:1–11

15. Lewis AJ, Seymour CW, Rosengart MR (2016) Current murine models of sepsis. Surg Infect 17:385–393

16. Wichterman KA, Baue AE, Chaudry IH (1980) Sepsis and septic shock—a review of laboratory models and a proposal. J Surg Res 29:189–201

17. Osuchowski MF, Ayala A, Bahrami S et al (2018) Minimum quality threshold in pre-clinical sepsis studies (MQTiPSS): an international expert consensus initiative for improvement of animal modeling in Sepsis. Shock 50:377–380

18. Nemzek JA, Hugunin KM, Opp MR (2008) Modeling sepsis in the laboratory: merging sound science with animal well-being. Comp Med 58:120–128

19. Traeger T, Koerner P, Kessler W et al (2010) Colon ascendens stent peritonitis (CASP)—a standardized model for polymicrobial abdominal sepsis. J Vis Exp 46:e2299

20. Wynn JL, Scumpia PO, Delano MJ et al (2007) Increased mortality and altered immunity in neonatal sepsis produced by generalized peritonitis. Shock 28:675–683

21. Gentile LF, Nacionales DC, Lopez MC et al (2014) Protective immunity and defects in the neonatal and elderly immune response to sepsis. J Immunol 192:3156–3165

22. Starr ME, Steele AM, Saito M et al (2014) A new cecal slurry preparation protocol with improved long-term reproducibility for animal models of sepsis. PLoS One 9:e115705

23. Rincon JC, Cuenca AL, Raymond SL et al (2018) Adjuvant pretreatment with alum protects neonatal mice in sepsis through myeloid cell activation. Clin Exp Immunol 191:268–278

24. Wynn JL, Scumpia PO, Winfield RD et al (2008) Defective innate immunity predisposes murine neonates to poor sepsis outcome but is reversed by TLR agonists. Blood 112:1750–1758

25. Cuenca AG, Wynn JL, Kelly-Scumpia KM et al (2011) Critical role for CXC ligand 10/CXC receptor 3 signaling in the murine neonatal response to sepsis. Infect Immun 79:2746–2754

26. Cuenca AG, Cuenca AL, Gentile LF et al (2015) Delayed emergency myelopoiesis following polymicrobial sepsis in neonates. Innate Immun 21:386–391

27. Fallon EA, Chun TT, Young WA et al (2017) Program cell death receptor-1-mediated invariant natural killer T-cell control of peritoneal macrophage modulates survival in neonatal Sepsis. Front Immunol 8:1469

28. Young WA, Fallon EA, Heffernan DS et al (2017) Improved survival after induction of sepsis by cecal slurry in PD-1 knockout murine neonates. Surgery 161:1387–1393

29. Remick DG, Newcomb DE, Bolgos GL et al (2000) Comparison of the mortality and inflammatory response of two models of sepsis: lipopolysaccharide vs. cecal ligation and puncture. Shock 13:110–116

30. Mathiak G, Szewczyk D, Abdullah F et al (2000) An improved clinically relevant sepsis model in the conscious rat. Crit Care Med 28:1947–1952

31. Zantl N, Uebe A, Neumann B et al (1998) Essential role of gamma interferon in survival of colon ascendens stent peritonitis, a novel murine model of abdominal sepsis. Infect Immun 66:2300–2309

32. Maier S, Traeger T, Entleutner M et al (2004) Cecal ligation and puncture versus colon ascendens stent peritonitis: two distinct animal models for polymicrobial sepsis. Shock 21:505–511

33. Kinasewitz GT, Chang AC, Peer GT et al (2000) Peritonitis in the baboon: a primate model which stimulates human sepsis. Shock 13:100–109

34. Kazarian KK, Perdue PW, Lynch W et al (1994) Porcine peritoneal sepsis: modeling for clinical relevance. Shock 1:201–212

35. DeSantis DT, Schmaltz LW (1984) The mother-litter relationship in developmental rat studies: cannibalism vs caring. Dev Psychobiol

17:255–262

36. Remick DG, Ward PA (2005) Evaluation of endotoxin models for the study of sepsis. Shock 24(Suppl 1):7–11

37. Chen P, Stanojcic M, Jeschke MG (2014) Differences between murine and human sepsis. Surg Clin North Am 94:1135–1149

38. Deitch EA (2005) Rodent models of intra-abdominal infection. Shock 24(Suppl 1):19–23

39. Turnbull IR, Wlzorek JJ, Osborne D et al (2003) Effects of age on mortality and antibiotic efficacy in cecal ligation and puncture. Shock 19:310–313

40. Brown I, Bellevue O, Shawo A et al (2015) Low-dose cyclophosphamide improves survival in a murine treatment model of sepsis. Shock 43:92–98

41. Steele AM, Starr ME, Saito H (2017) Late therapeutic intervention with antibiotics and fluid resuscitation allows for a prolonged disease course with high survival in a severe murine model of sepsis. Shock 47:726–734

42. Denning NL, Yang WL, Hansen L et al (2019) C23, an oligopeptide derived from cold-inducible RNA-binding protein, suppresses inflammation and reduces lung injury in neo-natal sepsis. J Pediatr Surg 54(10):2053–2060

43. Ganatra HA, Varisco BM, Harmon K et al (2017) Zinc supplementation leads to immune modulation and improved survival in a juvenile model of murine sepsis. Innate Immun 23:67–76

44. Sellers RS, Clifford CB, Treuting PM et al (2012) Immunological variation between inbred laboratory mouse strains: points to consider in phenotyping genetically immunomodified mice. Vet Pathol 49:32–43

45. Gentile LF, Cuenca AL, Cuenca AG et al (2015) Improved emergency myelopoiesis and survival in neonatal sepsis by caspase-1/11 ablation. Immunology 145:300–311

46. Wynn JL, Wilson CS, Hawiger J et al (2016) Targeting IL-17A attenuates neonatal sepsis mortality induced by IL-18. Proc Natl Acad Sci U S A 113:E2627–E2635

47. Cuenca AG, Joiner DN, Gentile LF et al (2015) TRIF-dependent innate immune activation is critical for survival to neonatal gram-negative sepsis. J Immunol 194:1169–1177

48. Brook B, Amenyogbe N, Ben-Othman R et al (2019) A controlled mouse model for neonatal polymicrobial sepsis. J Vis Exp (143)

第 **5** 章

注射大肠埃希菌建立脓毒症模型

Xian-Hui He, Dong-Yun Ouyang, Li-Hui Xu

1 概述

脓毒症过去被认为是由严重感染引起的过度炎症反应,被称为 SIRS[1]。根据最新版定义,脓毒症是由机体对感染的反应失调导致的危及生命的器官功能障碍[2]。脓毒症是导致危重症患者死亡的主要原因。目前,除支持性治疗和抗感染治疗外,尚无其他有效治疗脓毒症的措施[1]。因此,利用脓毒症动物模型探索新的治疗方案极为重要。在临床前研究中,3 种脓毒症小鼠模型已被广泛应用:注射细菌内毒素(如 LPS),输注或缓慢灌注培养的细菌,以及破坏内源性保护屏障,如 CLP[3]。尽管 LPS 诱导的内毒素休克模型在研究中被广泛应用,但后两种模型可能更接近脓毒症临床患者。显然,CLP 仍是最常用的脓毒症动物模型。然而,CLP 的构建尚无标准化的手术操作规范,感染严重程度因盲肠结扎长度、穿刺针大小而改变,且受其他多种因素影响[4]。相反,腹腔注射活体细菌建立的脓毒症小鼠模型具有高度可重

复性,故许多研究者开始选用细菌性脓毒症模型[5,6]。

基于此前几项研究,细菌性脓毒症小鼠模型已被用于中草药治疗脓毒症的研究[7,8]。新鲜制备活体大肠埃希菌,每只小鼠腹腔注射 $(1\sim2.5)\times10^9$ CFU。每 6h 监测一次小鼠存活状况,持续 4~5 天(图 5.1A)。在细菌性脓毒症小鼠模型中,可观察到全身炎症反应,其证据为血液和腹腔中白介素(IL)-1β 水平升高(图 5.1B 和 C)。同时,小鼠模型中的肝脏组织有损伤并伴有炎性细胞浸润(图 5.1B 和图 5.2C)。脓毒症严重程度由每只小鼠注射大肠埃希菌的 CFU 调节(图 5.2A)[9]。

2 实验材料

所有溶剂和溶液均使用去离子水和分析级试剂制备,制备完成后即刻高压蒸汽灭菌,而后室温下密封保存。废弃材料遵循各项废弃物处理规定。动物实验设计遵循美国国立卫生研究院(NIH)指南,且获得暨南大学(广州)动物实验伦理委员会批准。

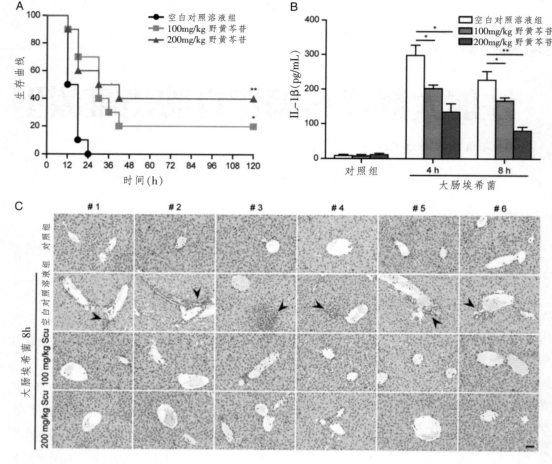

图 5.1 腹腔注射大肠埃希菌构建细菌性脓毒症小鼠模型。C57BL/6 小鼠腹腔注射活大肠埃希菌(每只小鼠 2.5×10^9 CFU)构建脓毒症模型,模型构建前 3h 和后 1h 给予小鼠野黄芩苷[100mg/(kg·bw)或 200mg/(kg·bw)]或对照溶液(含 2%吐温 80 的 PBS 溶液)灌胃。(A)连续 5 天每 6h 监测一次小鼠存活状况。Kaplan-Meier 生存曲线分析(每组 10 只小鼠)。对数秩和检验(Mantel-Cox)进行差异性分析。(B)除注射活大肠埃希菌外(该组小鼠腹腔注射活大肠埃希菌为每只小鼠 2.0×10^9 CFU),小鼠处理同(A)。采用微珠法检测大肠埃希菌感染后 4h 和 8h 小鼠血清 IL-1β 水平。数据为平均值±标准差(n=6)。*P<0.05;**P<0.01。(C)感染 8h 后小鼠肝脏 HE 染色。图示为每只小鼠代表性病理染色,箭头所示为浸润性炎症细胞。顶部数字代表小鼠编号。标尺为 50μm;Scu,野黄芩苷。(reproduced from ref. 8 with the authors' owned copyright)

2.1 设备

1.旋转振荡式恒温培养箱。

2.固定式恒温培养箱。

3. 50mL 离心管可用的离心机,可达 1824×g 离心力。

4.分光光度计,可检测 10mm 比色皿在 600nm 波长的吸光度。

2.2 灭菌的塑料和玻璃器具

1.一次性接种环。

2. 90mm 塑料培养皿。

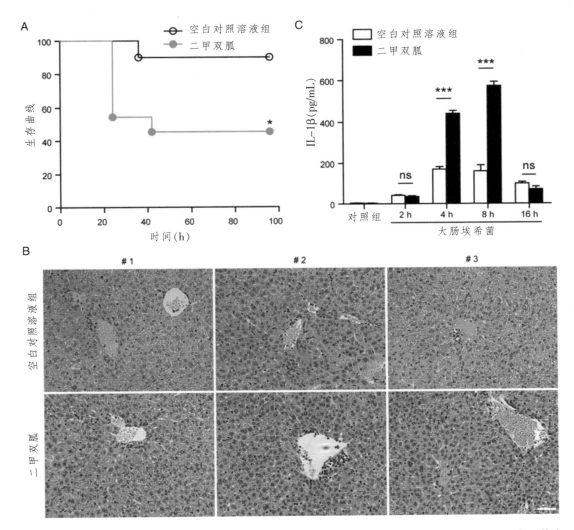

图 5.2　二甲双胍加重细菌性脓毒症小鼠病情严重程度。按照 1×10⁹CFU/只予 C57BL/6 小鼠腹腔注射活体大肠埃希菌。注射完成后 1h,分别予二甲双胍[250mg/(kg·bw)]或空白对照溶液灌胃。(A)Kaplan–Meier 生存曲线。每组含 10 只小鼠,且进行 3 项独立实验,此处仅展示一项具代表性的数据,*P<0.05。(B)大肠埃希菌感染后,小鼠肝脏切片的组织病理学分析。红色箭头表示浸润性炎症细胞。(C)大肠埃希菌感染后,小鼠血清 IL-1β 水平。数据为平均值±标准差(n=5)。每组含 5 只小鼠,且行两次独立实验,此处仅展示单次代表性数据。标尺为 50μm,* * *P<0.001;ns,无统计学差异。(reproduced from ref. 9 with the authors' owned copyright)

3. 50mL 塑料离心管。

4. 200mL 覆有锡纸的圆锥形烧瓶,用于进行细菌培养。

5. 1mL 注射器。

6. 26G 针头。

7.棉签。

2.3　试剂

1.冻存的大肠埃希菌 DH5α 菌株(见注意事项 1)。

2. Luria-Bertani(LB)液体培养基:10g胰蛋白胨,5g酵母提取物,10g NaCl,以及950mL去离子水。溶液搅至溶质完全溶解。再加入去离子水至1L。在15psi(1.05kg/cm²)压强下高压蒸汽灭菌20min。

3. LB琼脂培养皿:15g细菌培养用琼脂加LB液体培养基(前述),制成1L溶液,15psi(1.05kg/cm²)压强下高压蒸汽灭菌20min。灭菌后轻微振荡摇匀(见注意事项2)。待冷却至50~60℃。在每个无菌90mm塑料培养皿中,倒入30~35mL的培养基。待培养基完全凝固后,将培养皿倒置于4℃保存待用(见注意事项3)。

4.磷酸盐缓冲盐溶液(PBS):3.484g Na$_2$HPO$_4$·12H$_2$O,8g NaCl,0.2g KCl,0.2g KH$_2$PO$_4$以及900mL去离子水。搅至完全溶解后,依次加入以上成分调节pH值至7.4,再加去离子水至终体积1L。在15psi(1.05kg/cm²)压强下高压蒸汽灭菌20min。

5. 70%乙醇。

2.4 实验动物

C57BL/6小鼠:小鼠年龄6~8周,体重约18g,实验前适应性喂养1周。

2.5 组织病理学及血清细胞因子分析

1. 10%甲醛溶液:器官固定以行组织病理学分析。

2.小型玻璃毛细管:收集血液以行血清分析。

3 实验方法

3.1 活菌制备

细菌制备所有步骤均需采用无菌技术及无菌器具。

1.使用一次性无菌接种环取少量冻存大肠埃希菌DH5α菌液(见注意事项1),画线法铺于LB琼脂培养皿上。37℃恒温培养箱中孵育24h,待散在菌落形成。

2.在LB琼脂培养皿中取一单独菌落,并接种至50mL含3mL LB液体培养基的试管中。37℃旋转振荡式培养箱(200RPM)孵育过夜。

3.取1mL培养过夜的细菌接种至200mL含50mL LB液体培养基的锥形瓶中。37℃旋转振荡式培养箱(200RPM)孵育3~4h。

4.将孵育后的细菌转移至50mL锥管中,1824×g离心10min使细菌沉淀,30mL PBS溶液清洗2次。每次清洗,用移液管重悬后涡旋振荡混匀,前述方法离心后弃置上清液。清洗2次后,20mL PBS重悬,移液管吹打及涡旋振荡混匀。

3.2 CFU测定

1.分光光度计测定悬液中细菌浓度,PBS作为空白对照,测量600nm波长处10mm光程的吸光度(OD)(见注意事项4)。

2.可采用回顾性方式更精确地测定溶液中CFU细菌浓度(见注意事项5)。在1.5mL试管中用LB液体培养基对大肠埃希菌悬液进行倍比稀释以测定CFU。基于分光光度计的OD值,最后3次稀释液预期浓度为每毫升1000~3000个细菌。

3.将各稀释试管中的100μL菌液完全均匀铺开在单独的LB培养皿中。待培养皿完全干燥,37℃倒置过夜。每一活菌通常于24h内在培养皿中生长为一个单独菌落。

4.将培养皿置于方格纸上,计数菌落总数。大肠埃希菌的CFU/mL可通过以下方法计算:培养皿的菌落数×10×稀释系数。

3.3　腹腔注射大肠埃希菌

1.调整大肠埃希菌溶液至所需浓度。$5×10^9$ CFU/mL 菌液可致所有动物快速死亡,而 $(2~3)×10^9$ CFU/mL 菌液的致死率较低(见注意事项 6)。每次实验所需菌液均应新鲜制备(见注意事项 5)。

2.每只小鼠对应一支 1mL 无菌注射器和 26G 无菌注射针。

3.注射器抽取 0.5mL 充分重悬的大肠埃希菌菌液[$(2~5)×10^9$ CFU/mL],充分排气。

4.从笼中轻柔地抓取小鼠并固定(见注意事项 7)。

5.用蘸有 70%乙醇的棉签擦拭腹部注射部位。

6.将 0.5mL 大肠埃希菌悬液注入小鼠腹腔(见注意事项 8)。

7.连续 4~5 天每 6h 监测一次小鼠存活状况。通过 Kaplan-Meier 生存曲线分析小鼠生存率。利用对数秩和检验(Mantel-Cox)分析进行两组间差异性分析。

3.4　血清细胞因子分析

1.眶后血管丛取血(见注意事项 9)。

2.通过混凝和离心制备血清(见注意事项 10)。

3.市售 ELISA 试剂盒或微球法检测血清中细胞因子(见注意事项 11)。

3.5　组织病理学

1.将小鼠安乐死(见注意事项 9 和 12)。

2.确认小鼠死亡后,取其肝脏和结肠组织。

3.用 10%中性甲醛溶液固定肝脏和结肠组织 24h。

4.通过商业服务代行制备肝脏和结肠的石蜡切片,再行 HE 染色(见注意事项13)。

5.在配有彩色数码相机的显微镜下观察组织。

4　注意事项

1.该方案介绍了使用大肠埃希菌 DH5α 菌株构建脓毒症小鼠模型的标准步骤。其他菌株类型的大肠埃希菌(例如,JM109 菌株和 0111∶B4 菌株)[10,11] 以及分离的粪肠球菌[5,6]也可用于构建脓毒症小鼠模型。

2.安全警告:该溶液温度非常高,可能在搅拌时出现沸腾。搅拌时应避免产生气泡。

3.在使用前,提前 1~2h 将培养皿取出。为避免"发汗",在使用前可将培养皿倒置于 37℃恒温箱数小时。

4.在 600nm 处吸光度(A)值取决于比色皿的光程且会随分光光度计而发生改变。若分光光度计的光程是 1mm,使用系数 10 计算 OD_{600} 值。据经验,每 0.1OD 单位大致相当于每毫升 $1×10^8$ 个细胞。计算 OD_{600} 值<1 的悬液中每毫升细胞数量,50mL LB 液体培养基中的细菌总数为 $(4~6)×10^{10}$ CFU,取决于接种过夜培养菌液的体积。

5.由于新制备的细菌立刻用于诱导脓毒症,通常采用分光光度法及时测定大肠埃希菌的 CFU,基于 CFU 浓度的检测经验结合分光光度法:1.0 OD_{600}=$1×10^9$ CFU/mL。

6.常规将 0.5mL PBS 细菌悬液注射入小鼠腹腔。轻摇确保细菌在悬浊液中充分混匀。$(2~2.5)×10^9$ CFU 的活大肠埃希菌腹腔注射是致死剂量,24~36h 致死率为 100%。

$(1\sim1.5)\times10^9$ CFU 的活大肠埃希菌腹腔注射是亚致死剂量,5 天致死率<50%。亚致死剂量的细菌用于肝脏和结肠的组织病理学分析，以及 24h 后的血清细胞因子水平测定。在注射了亚致死剂量的小鼠中,也可评估加剧细菌性脓毒症的药物。

7.对小鼠的处理和固定应轻柔,避免对小鼠产生有压力的噪声。首先,用惯用手提起小鼠尾巴将其从笼中取出。将小鼠放置于装有钢线的笼子上以便让小鼠抓在钢线上。接着，用另一只手从后面抓住小鼠颈部,用拇指和示指紧紧抓住小鼠耳朵背后的皮肤。然后,将小鼠尾巴转交至非惯用手的小拇指下,同时持续抓住小鼠颈背部。对固定好的小鼠行腹腔注射操作。

8.进针方向为下腹部的左或右象限,避开腹部中线位置。使用适中的压力和速度将针刺入腹腔。避免皮下注射或进针过深,以防刺破腹部脏器。

9.于注射大肠埃希菌后 2h、4h、8h、16h 及 24h 检测血液或腹腔中的细胞因子水平。通常于注射后 8h 检测组织损伤和炎症细胞的浸润。

10.为制备血清,待血液样本室温下放置 1h 后凝固,后于 4℃过夜。4℃,900×g 离心 30min,收集上清液。

11.细胞因子水平可使用市售 ELISA 试剂盒和酶标仪检测,或使用微球分析试剂盒和流式细胞术检测。

12.使用 CO_2 窒息法将小鼠安乐死。将小鼠置于充满 CO_2 的密室，以 1L/min 注入 CO_2。等待 3~5min,小鼠停止移动及呼吸。双眼固定且瞳孔扩大。

13. 石蜡切片以及 HE 染色是高度专业化的多步骤流程。更倾向于选用商业服务代行,以供下一步组织病理学分析。

致谢

本研究由中国国家自然科学基金会(Nos. 81773965,81673664 和 81373423)资助。

（王汇贤 译　薄禄龙 宋宇 校）

参考文献

1. Angus DC, van der Poll T (2013) Severe sepsis and septic shock. N Engl J Med 369:2063
2. Singer M, Deutschman CS, Seymour CW et al (2016) The third international consensus definitions for sepsis and septic shock (sepsis-3). JAMA 315:801–810
3. Doi K, Leelahavanichkul A, Yuen PS et al (2009) Animal models of sepsis and sepsis-induced kidney injury. J Clin Invest 119:2868–2878
4. Dejager L, Pinheiro I, Dejonckheere E et al (2011) Cecal ligation and puncture: the gold standard model for polymicrobial sepsis? Trends Microbiol 19:198–208
5. Wegiel B, Larsen R, Gallo D et al (2014) Macrophages sense and kill bacteria through carbon monoxide-dependent inflammasome activation. J Clin Invest 124:4926–4940
6. Chung SW, Liu X, Macias AA et al (2008) Heme oxygenase-1-derived carbon monoxide enhances the host defense response to microbial sepsis in mice. J Clin Invest 118:239–247
7. Pan H, Xu LH, Huang MY et al (2015) Piperine metabolically regulates peritoneal resident macrophages to potentiate their functions against bacterial infection. Oncotarget 6:32468–32483
8. Liu Y, Jing YY, Zeng CY et al (2017) Scutellarin suppresses NLRP3 inflammasome activation in macrophages and protects mice against bacterial Sepsis. Front Pharmacol 8:975
9. Zha QB, Wei HX, Li CG et al (2016) ATP-induced inflammasome activation and pyroptosis is regulated by AMP-activated protein kinase in macrophages. Front Immunol 7:597
10. Ren Y, Hua L, Meng X et al (2016) Correlation of surface toll-like receptor 9 expression with

IL-17 production in neutrophils during septic peritonitis in mice induced by E. coli. Mediators Inflamm 2016:3296307

11. Long C, Wang Y, Herrera AH et al (2010) In vivo role of leukocyte ADAM17 in the inflammatory and host responses during E. coli-mediated peritonitis. J Leukoc Biol 87:1097–1101

第 **6** 章

铜绿假单胞菌肺炎小鼠模型

Brian W. LeBlanc, Craig T. Lefort

1 概述

重症监护室(ICU)内患者常因创伤、出血和(或)大手术导致免疫抑制与功能障碍，经常发生呼吸系统的院内感染[1]。ICU 医院获得性肺炎感染的死亡率高达 50%[2]。铜绿假单胞菌是 ICU 医院获得性肺炎和 (或)呼吸机相关性肺炎中最常见的细菌种类之一[3]。相比之下，铜绿假单胞菌很少引起社区获得性肺炎[4]，提示与危重疾病相关的宿主防御功能障碍是下呼吸道易感铜绿假单胞菌的一个重要原因。因此，利用动物实验模型研究铜绿假单胞菌的肺部炎症反应，对研究新的治疗策略以应对这一临床挑战至关重要。

本章描述了将铜绿假单胞菌注入小鼠肺部的方法，一种有助于深入研究宿主反应机制；另一种则将铜绿假单胞菌靶向左肺输注。研究人员选择这种靶向方法的原因如下：①右肺叶可作为对照，以评估宿主−病原体相互作用的直接和间接反应；②在大多数情况下，对侧肺气体交换可保持完整，从而延长实验窗口期。

固有免疫系统中具有吞噬作用的白细胞包括中性粒细胞和巨噬细胞，对从肺部根除铜绿假单胞菌至关重要[5-7]。最近发现，在细胞因子的产生方面，失血性休克易使小鼠对随后的铜绿假单胞菌呼吸道感染产生更严重的炎症反应，最终会影响中性粒细胞进入肺部支气管肺泡腔，从而引发感染[8]。上述研究采用了本章描述的铜绿假单胞菌肺炎小鼠模型，且结果与以下概念一致，即广泛封存于肺毛细血管床内的中性粒细胞介导了急性肺损伤，而非进入肺泡腔的中性粒细胞[9]。这些研究强调了探究免疫细胞的组织/肺泡腔与血管内定位的重要性，本章也将对此进行详述。其他文献已详细描述在体内血管标记的方法[10]，本章将介绍肺部感染后中性粒细胞的分析方法及具体应用。

2 实验材料

2.1 气管内吸入

1. 铜绿假单胞菌(见注意事项 1)。

2. 胰蛋白酶大豆肉汤(TSB)，无菌(高压灭菌)。

3. TSB/15%琼脂平板。

4.无菌接种环或移液管头。

5. 0.9%生理盐水,USP。

6.分光光度计。

7.离心机。

8.异氟醚。

9.异氟醚挥发装置。

10.啮齿动物插管架。

11. Graefe 弯镊。

2.2　气管内靶向给药

1.异氟醚。

2.异氟醚挥发装置。

3.小鼠麻醉鼻吸装置。

4.精细解剖剪(尖锐/锋利)。

5.Graefe 弯镊。

6.丝线,3-0。

7. 24 号血管导管。

2.3　肺部处理和流式细胞术

1.小鼠肺组织解离试剂盒(Miltenyi,货号 #130–095927)。

2.藻红蛋白(PE)结合的大鼠抗 CD45 抗体。

3.异氟醚。

4.异氟醚挥发装置。

5.胰岛素注射器。

6. 2 个 Graefe 弯镊。

7.解剖剪刀。

8. PBS,pH 值 7.4。

9. PEB 缓冲液:PBS,2mM EDTA,0.5%牛血清白蛋白(BSA)。

10.别藻蓝蛋白(APC)标记的大鼠抗Ly6G抗体。

11.流式细胞仪。

3　实验方法

3.1　气管内吸入

1.使用标准微生物学技术(见注意事项2),将冷冻储存的铜绿假单胞菌接种物接种在 TSB/琼脂平板上,并在 37℃下孵育 16~24h。

2.从 TSB/琼脂平板上挑选一个铜绿假单胞菌菌落,接种到装有 3mL 无菌胰蛋白酶大豆肉汤的 14mL Falcon 管中。在转速为 250 RPM、温度为 37℃的加热摇床中培养 16~20h。

3.将 1mL 密集的铜绿假单胞菌液体培养物转移到 1.5mL 微量离心管中。在 1000×g (转子半径 8.4cm,3400 RPM) 下离心 5min 来清洗样品,吸取上清液,然后将细菌颗粒重新加入 1mL 0.9%生理盐水中清洗。重复上述步骤,共进行 3 次洗涤。

4.使用分光光度计测定样品中 CFU 的数量,在 540nm(OD_{540})处测量样品的吸光度值。如果 OD_{540} 超出标准曲线范围(见注意事项 3),则稀释样品并重复 OD_{540} 测量。

5.用生理盐水制备所需浓度的铜绿假单胞菌储备溶液,以达到每 50μL 体积的所需剂量。对于菌株 PA103,已根据经验确定,$3×10^5$CFU 在对照小鼠中为亚致死剂量。而在失血性休克后再接种菌株的小鼠中,该剂量导致的死亡率约为 60%[8]。

6.用 2%~4%的异氟醚对 8~12 周大的实验小鼠进行麻醉(见注意事项 4)。

7.小鼠镇静后,将小鼠放在插管架上,将小鼠的门齿放在水平安装的橡皮筋上。在打开口腔的同时,用镊子轻轻将小鼠的舌头固定到位。用移液管将制备好的 50μL 铜绿假单胞菌储备液注入口腔后部舌根处(见注意事项5)。随后立即轻轻地捏住小鼠鼻子,迫使其在下一次吸气时吸入液体,同时观察确认液体从口腔后部消失。

8.从插管架上取下小鼠。当小鼠恢复正常呼吸并从麻醉中恢复时,使其保持直立约30s。将小鼠放回笼中。继续监测小鼠(根据所在机构批准的研究方案执行),直到实验结束。

3.2　气管内靶向给药

1.如上所述制备铜绿假单胞菌储存液。

2.使用2%~4%的异氟醚麻醉小鼠。在此过程中,使用放置在动物鼻子上的鼻吸保持1%~2%的异氟醚麻醉(除非另有说明)。

3.将小鼠仰卧位放置在无菌手术台上(见注意事项6),其头部朝向远离操作者的方向。

4.用细剪刀在气管上方从耳朵水平到胸骨顶部做一中线切口(见注意事项7)。

5.使用弯镊将腮腺和胸腺从中线横向分开。在切口中点,将弯镊尖压入胸骨舌骨/胸骨甲状腺肌的内侧缘,形成一个孔,然后将肌肉横向分开,暴露气管鞘。用两个镊子夹住气管鞘周围,纵向拉开,露出下面的气管(注意软骨环)。

6.将弯镊放置在气管一侧,并将其尖端从气管下方穿到另一侧。用另一只手将一根6英寸(1英寸≈2.54cm)长的丝线引向镊子尖端。用位于气管下方的镊子夹住缝合线并将其拉出,在气管两侧各留下大约一半的长度。

7.将小鼠头部放在操作者的优势侧(即对右利手的外科医师而言,朝向右侧)。将导管纵向置于气管上方,其针尖位于头部到胸骨

的中间位置,并指向胸骨。

8.针尖斜面朝上,以较浅的角度将导管插入气管,并位于两个软骨环之间(见注意事项8)。当针尖插入到气管表面以下时,要注意保持可见度,以免刺破气管后壁。

9.在将导管鞘固定到位的同时,轻轻拉动针芯底座,将针芯从外套管中取出。将外套管在气管内向前推进几毫米,使其不会从气管插管部位滑出。

10.以气管周围的缝合线作为锚定点,将导管鞘缓慢滑入左支气管。在推进过程中将套管尾部的帽端弯曲,使其远离左肺(图6.1)。尾部轻微弯曲将导致套管头端在反向压力下向左支气管弯曲。遇到阻力时,停止推进导管。重复几次,以确保左支气管位置正确(见注意事项9)。

11.将制备的50μL铜绿假单胞菌装入200μL移液管。将移液管头牢牢压入导管鞘尾部开口处,并快速注入细菌液。在从导管上取下管头前,不要松开移液管,以免吸出注射液。

12.迅速拿起另一个200μL移液管(使用空管头,设置为200μL),并向导管鞘尾部

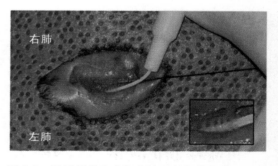

图6.1　铜绿假单胞菌靶向输送的插管操作。引导导管鞘的尖端朝向肺左叶,在向前推进时导管针尾部应向远离左肺的方向弯曲。请注意,导管紧靠气管左侧放置(插图)。

开口处注入空气。同样，每次松开移液管之前，确保从导管鞘尾部取下吸头。重复注入空气2~3次，以确保细菌液进入左肺（见注意事项10）。

13.小心地从气管中取出导管，抬起小鼠的一只前爪，直到小鼠的重量全部向下沉，然后抬起另一只前爪。重复2~3次。确保小鼠恢复正常呼吸。

14.将小鼠放回手术台面。用镊子将覆盖气管的肌肉、腺体和皮肤归位。用缝线缝合中线切口。将小鼠放回笼中，并监测小鼠（根据所在机构批准的研究方案执行），直到实验结束。

3.3 肺部处理和流式细胞术

1.按照Miltenyi小鼠肺部解离试剂盒的说明制备肺部解离缓冲液。在每个C形管中添加2.4mL肺解离缓冲液，在其中进行消化。

2.制备用于标记血管内白细胞的抗体。将1μg PE结合抗CD45抗体（见注意事项11）加入100μL 0.9%生理盐水中，并将溶液装入胰岛素注射器。

3.使用2%~4%的异氟醚对小鼠进行麻醉。

4.经眶后或尾静脉注射PE标记抗CD45抗体。

5.在白细胞血管内标记5min后，对小鼠实施安乐死。

6.使用解剖剪对安乐死小鼠进行开胸手术以获取肺组织，用镊子将肺叶从气管上拉开，收集每个肺叶。在PBS中短暂冲洗肺叶，然后将所有肺叶放入含有肺解离缓冲液的C形管中。

7.按照Miltenyi小鼠肺解离试剂盒的说明，将组织消化成单细胞悬液。在最后一步，消化后的组织应在PEB缓冲液中以每毫升

1×10^7个细胞的浓度重悬，并置于冰上。在后续所有步骤中，样品应在冰上保存。

8.将样品等分，每100μL放入1个新的1.5mL微量离心管（或平板或其他管型）；根据研究者设计的流式细胞术分组，对每个样本进行必要的等分。

9.在样品中加入浓度为1~10μg/mL的荧光团结合抗体（见注意事项12）。在冰上孵育30~60min，随后用低温PEB缓冲液清洗样品两次。

10.根据标准和仪器特定协议进行流式细胞术的采集和分析。图6.2是一组流式细胞术点阵图示例，展示一种区分肺血管系统内中性粒细胞和迁移到肺实质及肺泡腔的中性粒细胞的方法。在本例中，使用PE标记抗CD45抗体（如上所述）在体内标记血管内白细胞，然后用APC标记抗Ly6G抗体识别消化的肺组织中的中性粒细胞（图6.2A）。作为对照，收集并分析接受血管内抗CD45标记的铜绿假单胞菌感染小鼠的支气管肺泡灌洗液，以证实该抗体没有渗漏到肺泡腔中（图6.2B）。

4 注意事项

1.铜绿假单胞菌菌株可购买获得（例如，从ATCC细胞库获取）。其中许多从临床分离获取的细胞株，目前被用作实验室菌株。许多实验模型中常用的一种细胞毒性菌株是PA103。铜绿假单胞菌的冷冻与保存在其他文献已有描述[11]。

2.根据所在机构和（或）政府法规和指南所规定的处理程序，使用适当的生物危害预防措施[生物安全（BSL）2级适用于大多数铜绿假单胞菌菌株]和处理流程。

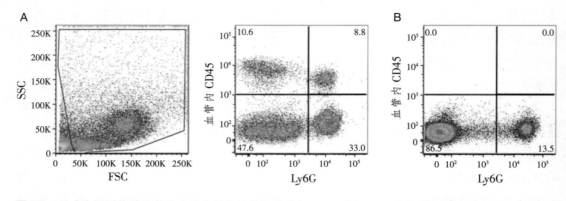

图 6.2　对感染铜绿假单胞菌的小鼠肺部中性粒细胞进行 FACS 分析。(A)首先,使用前向散射(FSC)和侧向散射(SSC)图谱从消化的肺组织中排除红细胞和碎片。随后分析血管内抗 CD45 抗体(y 轴)和抗 Ly6G 抗体(x 轴)以识别中性粒细胞,确定血管内中性粒细胞(CD45+Ly6G+)和血管外中性粒细胞(CD45−Ly6G+)比例。血管内非中性粒白细胞出现在左上象限(CD45+Ly6G−)。(B)支气管肺泡灌洗液 FACS 分析表明,肺泡腔中没有中性粒细胞被血管内抗 CD45 抗体标记。

3.首先应建立一条标准曲线,将特定的铜绿假单胞菌菌株的 OD_{540} 与 CFU 数量关联起来。对于菌株 PA103,实验结果表明 OD_{540} 为 0.25 时对应 2×10^8 CFU/mL。

4.所有涉及小鼠的研究和流程都应该得到所在机构实验动物管理委员会的批准。

5.研究人员单独执行此步骤较为困难。当一名研究人员固定小鼠的舌头和鼻子来暴露口腔,另一名研究人员协助将注射液注入口腔后部会更容易。

6.在进行气管内靶向给药手术前,所有仪器和手术台面都应进行消毒。手术部位的准备应按实验动物管理委员会的要求进行。

7.在此过程中尽量减少小鼠出血非常重要,因此只能沿中线切割。

8. 24 号导管本质上是一种内含针芯的套管针,外套管形状类似于带有锥形尖端的针头。约 1mm 针芯从套管鞘末端伸出。导管将针芯紧密封装在鞘内,两个组件都有独立底座,因此使用者可轻松地将针芯从外套管中取出(如步骤 9 所示)。

9.该步骤具有时限性,一旦导管插入气管,异氟醚向肺部的输送就会中断。因此,尽快完成插管和铜绿假单胞菌的注射非常重要。为此,建议在操作前用移液管预装 50μL 铜绿假单胞菌注射液。

10.在实施该技术的过程中,建议使用该方法注入视觉标记物,如胶体碳或印度墨水。标记物应持续注入且只染肺左叶。

11.用于标记血管内白细胞(或白细胞的特定子集)的抗体结合物和抗原靶点可根据研究者的具体实验设计和目标选择。此处描述了所有血管内白细胞的一般标记,以便将其与肺组织和肺泡腔中的白细胞区分开来。

12.如果多通道流式细胞术中需要检测通道之间的补偿,则必须包括适当的对照。此外,不要使用与血管内白细胞标记所用荧光团(本方案示例中为 PE)共轭的抗体标记样本。

致谢

本研究由美国国立卫生研究院下述基金支持：R35GM124911（C.T.L.）和 P20GM 121344 项目 2(B.W.L.)。所有作者均声明无相关利益冲突。

（周可倩 译　薄禄龙 沈悦好 校）

参考文献

1. Lord JM, Midwinter MJ, Chen YF et al (2014) The systemic immune response to trauma: an overview of pathophysiology and treatment. Lancet 384:1455–1465

2. Fagon JY, Chastre J, Vuagnat A et al (1996) Nosocomial pneumonia and mortality among patients in intensive care units. JAMA 275:866–869

3. Jones RN (2010) Microbial etiologies of hospital-acquired bacterial pneumonia and ventilator-associated bacterial pneumonia. Clin Infect Dis 51(Suppl 1):S81–S87

4. Williams BJ, Dehnbostel J, Blackwell TS (2010) Pseudomonas aeruginosa: host defence in lung diseases. Respirology 15:1037–1056

5. Oishi K, Sonoda F, Iwagaki A et al (1993) Therapeutic effects of a human antiflagella monoclonal antibody in a neutropenic murine model of Pseudomonas aeruginosa pneumonia. Antimicrob Agents Chemother 37:164–170

6. Koh AY, Priebe GP, Ray C et al (2009) Inescapable need for neutrophils as mediators of cellular innate immunity to acute Pseudomonas aeruginosa pneumonia. Infect Immun 77:5300–5310

7. Kooguchi K, Hashimoto S, Kobayashi A et al (1998) Role of alveolar macrophages in initiation and regulation of inflammation in Pseudomonas aeruginosa pneumonia. Infect Immun 66:3164–3169

8. Lee K, Cohen JT, Wilson ZS et al (2018) Hemorrhage attenuates neutrophil recruitment in response to secondary respiratory infection by Pseudomonas Aeruginosa. Shock 52(5):506–512

9. Grommes J, Soehnlein O (2011) Contribution of neutrophils to acute lung injury. Mol Med 17:293–307

10. Anderson KG, Mayer-Barber K, Sung H et al (2014) Intravascular staining for discrimination of vascular and tissue leukocytes. Nat Protoc 9:209–222

11. LaBauve AE, Wargo MJ (2012) Growth and laboratory maintenance of Pseudomonas aeruginosa. Curr Protoc Microbiol Chapter 6:Unit 6E.1

第7章

念珠菌病小鼠模型

Pilar Fajardo,Ana Cuenda,Juan Jose' Sanz-Ezquerro

1 概述

白念珠菌(C. albicans)是一种真菌,参与构成人体正常的微生物群,其通常作为一种无害的共生有机体存在于人类胃肠道和生殖道的黏膜表面。然而,在组织稳态被打破的情况下,如上皮屏障受损或宿主免疫力低下时,白念珠菌会侵入黏膜,进入血液循环。这可能引发具有潜在致死性后果的全身感染,称为念珠菌病[1]。

实际上,在免疫功能低下的患者(如艾滋病患者、接受肿瘤化疗或器官移植的患者)中,念珠菌属(尤其是白念珠菌)由于可引发侵袭性感染而成为导致脓毒症最常见的真菌种类。全身性念珠菌感染是一种未被充分重视但可威胁生命的感染,对重症监护室和住院患者亦构成极大健康威胁。据估计,全球每年约40万人出现致命性感染,与念珠菌感染相关的死亡率高达46%~75%[2,3]。此外,耐药念珠菌菌株种类不断增加[4]。为研发有效治疗该疾病的新型药物,仍需进行更多的研究来更好地了解机体预防真菌入侵的免疫应答机制,以及未能限制念珠菌感染

扩散的原因[5]。

生物医学研究需要使用动物疾病模型。然而,不同组织和器官中宿主细胞和病原体之间发生的复杂相互作用,无法在体外细胞实验中完全再现。对念珠菌而言,静脉注射构建的小鼠感染模型已是研究全身性念珠菌感染的主要方案[6,7],也是本章介绍的主要内容[8]。在该模型中,将活体白念珠菌直接注射入小鼠血液后,感染扩散且靶器官(主要是肾脏)的表现与高炎性脓毒症类似[9,10]。利用小鼠不同时间点生存情况和器官定植分析评估感染范围和严重程度。例如,组织病理学分析可显示器官(如肾脏、脾脏、肝脏)是否有真菌定植,在组织样本中,真菌负荷量也可在培养皿中通过CFU计数进行定量分析。细胞计数分析可揭示何种免疫细胞亚型参与免疫反应。此外,通过比较野生型和基因突变型小鼠念珠菌感染的效应,转基因小鼠系(例如,敲除特定基因)可用来研究特定信号通路在疾病发生发展中的作用。另外,还可检测信号级联反应中不同分子药理学抑制剂(如激酶抑制剂)的作用[8]。

本章将介绍如何制备用于感染小鼠的白念珠菌株,静脉注射方案,如何收集样本

进行生化、分子、细胞和组织分析,以及监测小鼠以评估全身念珠菌感染的结果。

2　实验材料

2.1　一般设备及材料

1.无菌层流罩(适用于处理生物安全等级 2 级的材料)。

2.无菌 PBS 缓冲液:称量 NaH_2PO_4 0.256g、$NaHPO_4$ 1.192g 和 NaCl 8.766g, 放至 1L 量筒,加入 900mL 水混匀,必要时利用 HCl 或 NaOH 将 pH 值调至 6.8,再加水至 1L,而后进行高压灭菌。

3.一次性 1.5~2mL 微量离心管。

4.一次性 15mL 和 50mL 试管。

5. 70%乙醇。

6.一次性屏障移液器。

7.冷冻台式微型离心机。

8.冷冻离心机。

9. Eppendorf 摇床。

2.2　白念珠菌株制备

1.市售的白念珠菌(菌株 SC5314)可在 4℃的酵母蛋白胨葡萄糖(YPD)琼脂培养基中生存 1 周。为长期保存,白念珠菌应在含 25%(v/v)甘油的 YPD[含 1%(w/v)酵母提取物,2%(w/v)蛋白胨和 2%(w/v)葡萄糖的无菌水]中培养,且保存在-80℃环境中。

2.在制备 YPD 琼脂培养皿时,可选用市售的 YPD 琼脂,也可自行配置:称取 10g 酵母提取物、20g 蛋白胨、20g 葡萄糖和 15g 琼脂倒入量筒,并加水至 1L,煮沸同时搅至溶质完全溶解,然后 121℃高压灭菌 15min。在无菌层流罩中,将 YPD 琼脂培养基铺在直径 90mm 的塑料 Petri 培养皿中, 至完全覆盖培养皿。

3.无菌金属接种环或一次性塑料接种环。

4. Neubauer 血细胞计数器。

2.3　小鼠感染与监测

1.选用 8~12 周龄(20~22g)雌性 C57BL/6 小鼠(公司购买;也可选用其他小鼠品系,如 BALB/c)。

2.保证重量均衡。

3.加热灯加热鼠尾。

4.小鼠固定装置。

5.注射器(1mL)和针头(25G)。

2.4　肾脏真菌负荷量

1. Mixer 组织匀浆器。

2.无菌解剖工具(剪刀和镊子)。

3. YPD 琼脂培养皿。

2.5　流式细胞术

1.免疫细胞的荧光标记抗体。例如,抗 CD45,抗 CD3,抗 CD4,抗 CD8,抗 Ly6G 和抗 F4/80。

2. Roswell Park 纪念研究所培养基(RPMI)。

3.溶液 A(每只小鼠):RPMI 10mL,3%(v/v)胎牛血清(FBS),37℃。

4.溶液 B(每只小鼠):10mL PBS,3%(v/v) FBS,5mM EDTA,4℃。

5.胶原酶溶液(每只小鼠):2mL RPMI,0.2mg/mL 胶原酶,40mg/mL DNase I。

6. 40μm 细胞过滤器。

7.含 3% FBS(v/v)的 PBS。

8. pH 值为 7.4 的红细胞裂解缓冲液:4.15g NH_4Cl、0.5g $NaHCO_3$ 和 20mg EDTA 加入 500mL 蒸馏水,用 HCl 或 NaOH 调节 pH

值至 7.4。

    9. 96 孔细胞培养板。

    10.解剖工具(剪刀和钳子)。

    11. Neubauer 细胞计数器。

    12.台盼蓝溶液:台盼蓝 0.2g 加入 PBS 100mL,0.22μm 滤网过滤。

2.6 蛋白质提取

    1.玛瑙研钵和研磨棒。

    2.干冰和液氮。

    3.台式涡旋混合器(涡旋)。

    4.裂解缓冲液:50mmol/L pH 值 7.5 的 Tris-HCl,1%(v/v)Triton X-100,1mmol/L EDTA,1mmol/L EGTA,50mmol/L NaF,10mmol/L β-甘油磷酸,5mmol/L 焦磷酸钠($Na_4P_2O_7$),0.27mmol/L 蔗糖。溶液使用前加入以下试剂:1mmol/L 原钒酸钠(Na_3VO_4),1mmol/L 苯甲脒,0.1mmol/L 苯甲基磺酰氟(PMSF),0.1%(v/v)2-巯基乙醇。

2.7 RNA 提取

    1.玛瑙研钵和研磨棒。

    2.干冰和液氮。

    3.台式旋涡混合器。

    4.无核糖核酸酶微量离心管 1.5mL。

    5. NZYol RNA 分离试剂(或类似试剂)。

    6.氯仿。

    7.异丙醇。

    8.乙醇。

    9. Microvolume 分光光度计设备。

2.8 肾脏感染的组织学分析

    1.甲醛溶液,中性缓冲 10%样品固定。

    2.用于包埋和处理样品的组织样本盒。

3 实验方法

3.1 白念珠菌接种物的制备

    1.使用金属接种环或一次性塑料接种环,取少量冷冻白念珠菌甘油原液,铺在YPD琼脂平皿上(四象限划线)。30℃孵育 48h(见注意事项 1)。

    2.使用接种环,选取一个白念珠菌菌落,并将其铺在 YPD 琼脂平皿上 (四象限划线)。30℃孵育 48h。

    3.使用接种环,取一个白念珠菌菌落并用 1mL 无菌 PBS 重悬于 1.5mL 微量离心管中,该重悬液即为"原液"。

    4.使用 Neubauer 细胞计数器测定原液中的细胞数量。用无菌 PBS 以 1:100 稀释原液,计数 CFU,计算原液中的细胞浓度(CFU/mL)(见注意事项 2)。

    5.计算实验所需的 CFU 数量,取相应体积的原液经 PBS 稀释后制备为接种物。实践经验认为,诱导小鼠念珠菌感染模型所需的 CFU 为 $1×10^5$ CFU/只 , 最大注射体积为 200μL。例如,若实验所需小鼠数量为 20 只,那么总 CFU 为 $1×10^5$ CFU/只× 20 只=2× 10^6CFU, 总体积为 20 只× 0.2 毫升/只=4mL(见注意事项 3)。

3.2 小鼠感染

    1.在感染前一天,将小鼠随机分为对照组和实验组(见注意事项 4)。对照组小鼠接种 PBS,实验组小鼠接种白念珠菌(见注意事项 5)。

    2.将制备好的白念珠菌接种物颠倒混

匀,使用 1mL 注射器抽取。

3.利用固定装置将小鼠固定,抓住小鼠尾巴并用加热灯加热。轻旋鼠尾定位侧边的尾静脉后,70%乙醇消毒注射部位,小角度进针穿刺静脉(见注意事项 6)。

4.对照组小鼠注射 PBS 200μL,实验组小鼠注射白念珠菌菌液 200μL。

5.确保成功注射(针尖穿刺和推压活塞均无明显阻力),成功注射后,尾静脉腔会变得清晰,稍后血液再灌注。注射结束后,拔出针头并用纸巾按压注射部位。

3.3 小鼠监测

每日至少监测一次小鼠,观察其是否表现出不适或疾病征象。检查每只小鼠的活动能力、食物和水的摄入量、温度、呼吸、姿势/体位和毛发状况(见注意事项 7)。此外,每日给小鼠称重,作为其健康状况的参照指标。若小鼠体重减轻≥25%,或小鼠出现严重疾病征象,应根据动物实验中的伦理规定进行人道处死(如采用颈椎脱位或 CO_2 窒息)。体重下降>25%是小鼠即将死亡的标志。

3.4 真菌负荷量

为小鼠注射菌液后,所有操作均应在层流罩中进行,以降低污染风险。

1.在小鼠直接死亡或在实验设定时间点安乐死后,立即用 70%乙醇喷洒小鼠尸体,解剖小鼠,无菌操作取出小鼠肾脏(见注意事项 8)。尽量清除所有脂肪组织,获取纯净的小鼠肾脏。

2.将肾脏置于 1.5mL 的微量离心管中,用精密秤称重,因为之后会对每个肾脏的 CFU 载量与肾脏质量进行归一校正。用 1mL 无菌 PBS 冲洗。

3.肾脏置于 1mL PBS 中用 Mixer 组织匀浆机裂解。每个肾脏匀浆后,均需用 70%乙醇和 PBS 清洗匀浆机。

4.用 PBS 对肾脏匀浆液进行倍比稀释(如 1:10 或 1:100)。

5.将 10μL 肾脏匀浆液和各浓度的稀释液分别置于之前做标记的 YPD 琼脂平皿上(图 7.1),每个稀释区各一个,并使用接种环进行延伸。稀释液由稀释倍数更高的区域向低的区域扩散。30℃孵育 24h,待白念珠菌生长。在设定的时间后,计数菌落数并计算每毫升匀浆液的 CFU。校正稀释倍数和肾脏的重量后,真菌负荷以每克肾脏的 CFU 表示。

3.5 流式细胞术分析免疫细胞浸润

1.取小鼠肾脏(见 3.4),用手术刀在装有 RPMI 的培养皿上切碎,然后收集放入 15mL 试管,用 2mL 胶原酶溶液在 37℃摇床

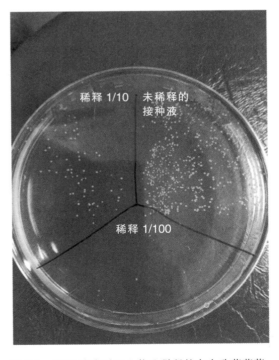

图 7.1 YPD 琼脂平皿上倍比稀释的白念珠菌菌落。

上消化 20min。

2.用 10mL A 液终止反应,用 40μm 的细胞滤网(每只小鼠一个)过滤悬浮液,再用 1mL A 液清洗滤网。

3. 4℃,538 rcf 离心 5min。弃置上清液,用 10mL B 液清洗 2 次(每次都需 4℃,538 rcf 离心 5min)。

4.在室温下加入 1.5mL 红细胞裂解缓冲液,静置 2min 以去除红细胞,用 5mL 含 3% FBS 的 PBS 终止。4℃,538 rcf 离心 5min。

5.弃置上清液,加入 1mL 含 3% FBS 的 PBS 摇晃重悬。

6.使用 Neubauer 血细胞计数器,重悬液用"台盼蓝溶液"1:2 稀释,仅计数活细胞(见注意事项 2)。

7.在每个流式细胞仪样本中,大约使用 $1×10^6$ 个细胞。同样使用 $1×10^6$ 个细胞为每个抗体设置细胞仪条件,使用适当的阳性和阴性对照。例如,作为阳性对照,对表达特定标记(针对每种抗体)的细胞进行单染;作为阴性对照,不进行细胞染色。计算含 $1×10^6$ 个细胞的细胞悬液体积(μL),铺入 96 孔圆底板中。

8. 4℃,290 rcf 离心 5min。

9.使用针对不同免疫细胞群的细胞表面标记(如抗 CD45、抗 CD4、抗 CD8、抗 Ly6G,抗 F4/80)。准备所需的抗体混合物,加入相应孔中。移液重悬后,4℃孵育 20min。

10.流式细胞仪依照荧光激活细胞分选的标准方案分析标记的细胞(见注意事项 9)。

3.6 蛋白质提取

1.取肾脏(见 3.4),液氮快速冷冻。器官或组织块可在 -80℃下储存数月待用。

2.随后用研钵在液氮中将冷冻的肾组织研磨成末状,并置于微量离心管中(见注意事项 10)。

3.提取蛋白质时,在研磨好的肾组织中加入 3 倍体积的低温裂解缓冲液,然后在冰上涡旋匀浆。匀浆液在 4℃下,20 780 rcf 离心 15min 以去除不溶性物质。收集上清液,并用标准比色法测定蛋白质浓度(如 Bradford)。将裂解液等分并用液氮快速冷冻,在 -80℃下保存(见注意事项 11)。

3.7 RNA 提取

1.取肾脏(见 3.4),并按上述方法处理(见 3.6 的第 1 步和第 2 步),将研磨后的肾组织置于无 RNA 酶的微量离心管中(见注意事项 12)。

2.每个样品中加入 1mL NZYol 试剂,涡旋匀浆。

3.每个样品中加氯仿 200μL,盖紧管盖后涡旋匀浆,室温下静置 15min。

4. 4℃,20 780 rcf 离心 15min。将上清液转移至新的无 RNA 酶的离心管中,每管加入 500μL 异丙醇,轻轻颠倒试管 10 次混匀。-20℃环境下放置至少 2h 或过夜。

5. 20 780 rcf,4℃离心 15min。RNA 会沉积在离心管底部。

6.弃置上清液,加入 1mL 冷的 75%乙醇清洗 RNA 沉淀。4℃,20 780rcf 离心 15min。重复此过程 2 次。

7.干燥后加入 20~50μL 不含 RNA 酶的水。60℃环境下,以 300rpm 的转速在摇床上孵育 10min。

8.用微型分光光度计检测 RNA 浓度。

3.8　组织学分析

1.取肾脏(见 3.4),放入标本盒,在室温下用甲醛固定 24h。24h 后,将固定好的样本从甲醛中转移至 PBS 中。

2.石蜡包埋组织。使用切片机将石蜡组织块切成 5μm 的切片 (遵循组织样本制备的标准程序)。

3.根据需要对切片进行染色,以观察器官组织学结构的变化,有无真菌或浸润的免疫细胞。可选用标准组织学染色,如过碘酸希夫(PAS)染色和苏木精–伊红(HE)染色,观察肾脏中念珠菌菌丝作为感染的指标(图 7.2)(见注意事项 13)。

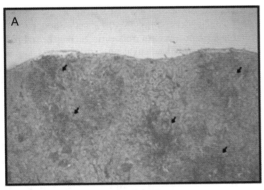

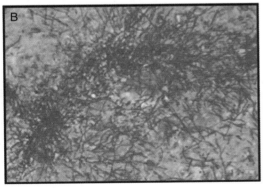

图 7.2　白念珠菌感染后第 3 天小鼠肾切片的 PAS 和 HE 染色图片。(A)黑色箭头示白念珠菌的生长范围(×5)。(B)高倍镜下一株白念珠菌的生长范围(×20)。

4　注意事项

1.室温下的所有操作均应在层流罩中进行。进行白念珠菌实验的实验室生物安全等级应达到 2 级。

2.使用 Neubauer 计数板计数念珠菌 CFU 的数量,原液经 1:100 稀释后吸取 10uL 加入 Neubauer 计数板。用显微镜观察计数网格,网格包含 9 个方格,计数角落大方格中的细胞数。从第 1 个大方格开始并依次计数另外 3 个,最后取 4 个方格计数的平均值作为总细胞数。将稀释倍数 (1:100) 和 Neubauer 因子($\times 10^4$)代入计算,可以算出原液中的CFU。

3.由于存在体积损耗,需制备过量的白念珠菌菌液。例如,实验小鼠为 20 只,理论上需要 4mL 菌液, 实际需要制备 7mL 菌液(足够接种 35 只小鼠)。

4.小鼠白念珠菌感染在动物实验中被归类为严重等级, 应确保符合实验所在机构/国家的道德和福利准则, 并拥有动物实验所需的必要许可和证书。此外,确保选用科学方法计算实验所需的样本量,如统计功效分析。根据经验,每组需要 6~8 只动物,视具体实验而定[11]。

5.若需将制备好的白念珠菌转运到动物实验地点,应选用恰当包装,需达到生物安全等级 2 级。

6.腹腔注射(IP)是诱发全身感染的另一种途径,但所需真菌接种量更高[8,12]。

7.在生存实验中,小鼠监测时间应延长至接种白念珠菌后 30 天。

8.在白念珠菌全身性感染中,肾脏是主要靶器官,但脾脏、肝脏和脑等器官也作为分析真菌负荷的对象。此外,还可分析所取器官其他参数,如组织学变化、免疫细胞群分析、细胞因子和趋化因子谱、信号蛋白激活和基因表达。

9.在文献中可以找到许多此类分析的示例[8,9,13-15]。

10.蛋白质提取和 RNA 提取可在同一个肾脏样本中进行,肾组织研磨后平分,一半用于提取蛋白质,另一半用于提取 RNA,即可对同一器官进行不同的参数分析。

11.提取蛋白后,可通过 Western 印迹分析不同信号通路的状态(如磷酸化激活),用于研究样本之间蛋白表达差异(如利用抗体阵列),或用于确定组织中细胞因子或趋化因子的分泌状态。

12. 提取 RNA 可用于研究感染相关基因的表达变化,如使用 qPCR 或 RNA 测序。

13.可选用标准组织学染色,如 PAS 染色和 HE 染色,来可视化肾脏组织中的念珠菌,作为感染的定性指标。

致谢

本研究由 MINECO [SAF2016-79792-R(AEI/FEDER,UE)]资助。PF 获得 MINECO FPI 奖学金。感谢 Dr. D.Alsina-Beauchamp 在肾脏图像方面给予的帮助。

(纪文焘 译 薄禄龙 沈悦好 校)

参考文献

1. Wisplinghoff H, Seifert H, Wenzel RP et al (2006) Inflammatory response and clinical course of adult patients with nosocomial bloodstream infections caused by Candida spp. Clin Microbiol Infect 12:170–177
2. Brown GD, Denning DW, Gow NA et al (2012) Hidden killers: human fungal infections. Sci Transl Med 4:165rv13
3. Kullberg BJ, Arendrup MC (2015) Invasive Candidiasis. N Engl J Med 373:1445–1456
4. Kim JY (2016) Human fungal pathogens: why should we learn? J Microbiol 54:145–148
5. Netea MG, Joosten LA, van der Meer JW et al (2015) Immune defence against Candida fungal infections. Nat Rev Immunol 15:630–642
6. Szabo EK, MacCallum DM (2011) The contribution of mouse models to our understanding of systemic candidiasis. FEMS Microbiol Lett 320:1–8
7. Luttich A, Brunke S, Hube B et al (2013) Serial passaging of Candida albicans in systemic murine infection suggests that the wild type strain SC5314 is well adapted to the murine kidney. PLoS One 8:e64482
8. Alsina-Beauchamp D, Escos A, Fajardo P et al (2018) Myeloid cell deficiency of p38gamma/p38delta protects against candidiasis and regulates antifungal immunity. EMBO Mol Med 10: e8485
9. Lionakis MS, Lim JK, Lee CC et al (2011) Organ-specific innate immune responses in a mouse model of invasive candidiasis. J Innate Immun 3:180–199
10. Lionakis MS, Swamydas M, Fischer BG et al (2013) CX3CR1-dependent renal macrophage survival promotes Candida control and host survival. J Clin Invest 123:5035–5051
11. Charan J, Kantharia ND (2013) How to calculate sample size in animal studies? J Pharmacol Pharmacother 4:303–306
12. Cheng S, Clancy CJ, Xu W et al (2013) Profiling of Candida albicans gene expression during intra-abdominal candidiasis identifies biologic processes involved in pathogenesis. J Infect Dis 208:1529–1537
13. Drummond RA, Wallace C, Reid DM et al (2014) Cutting edge: failure of antigen-specific CD4+ T cell recruitment to the kidney during systemic candidiasis. J Immunol 193:5381–5385
14. Ngo LY, Kasahara S, Kumasaka DK et al (2014) Inflammatory monocytes mediate early and organ-specific innate defense during systemic candidiasis. J Infect Dis 209:109–119
15. Yu YR, O'Koren EG, Hotten DF et al (2016) A protocol for the comprehensive flow cytometric analysis of immune cells in normal and inflamed murine non-lymphoid tissues. PLoS One 11:e0150606

第8章

土拉热弗朗西丝菌感染致脓毒症小鼠模型

Charles T. Spencer，Mireya G. Ramos Muniz，Nicole R. Setzu，
Michelle A. Sanchez Guillen

1 概述

面对感染，机体固有免疫系统的免疫细胞会启动局部免疫反应，以消除或控制入侵的病原体。免疫细胞上有许多病原体识别受体（PRR），可识别微生物上各种病原体相关分子模式（PAMP）和宿主细胞因微生物感染而释放的损伤相关分子模式（DAMP）。PAMP或DAMP参与启动细胞内级联信号，具体信号因激活的PRR不同而异，可导致白细胞介素1β（IL-1β）的产生和随后炎症反应的启动。IL-1β的自分泌和旁分泌反应会诱发大量细胞因子信号的产生，并在局部固有免疫细胞间反复传递。这会激活局部效应细胞，招募其他细胞到感染部位，树突状细胞会迁移至引流淋巴结以激活适应性免疫细胞。入侵的病原体被消灭后，PRR将不再参与，调节细胞会对抗炎症信号从而终止炎症反应。

对于大多数病原体而言，这种免疫反应局限于感染部位，但足以维持宿主自身健康。但由于一些目前未知的原因，炎症反应会失调并导致机体出现对感染的压倒性全身反应，称为脓毒症。脓毒症的临床定义已经过几十年演变，现在可以"简单"定义为机体感染后的免疫反应失调而导致的多器官系统衰竭。这将脓毒症归为非单一病因或非单一病程的综合征。在20%的病例中，脓毒症可能是致命的，并且是世界上发病率最高的疾病[1,2]。

尽管脓毒症发病率很高，但目前对其病理生理却知之甚少。目前，序贯（或脓毒症相关的）器官衰竭评分（SOFA）被用来诊断脓毒症，主要评估6个器官系统的功能——呼吸系统、凝血系统、肝脏、心血管系统、中枢神经系统以及肾脏。只要有两个器官出现功能障碍即可诊断为脓毒症，因此单个诱发因素可导致30种不同的脓毒症进程[3]。此外，尚不清楚为何有些微生物诱发脓毒症反应的可能性更高，以及在何种遗传或环境条件下更有可能引发脓毒症反应。目前，有数十

种不同的基因多态性已被认为与脓毒症的进展有关[4-7]。

机体对感染的免疫反应失调称为脓毒症,这会导致免疫细胞产生的促炎和抗炎细胞因子及趋化因子发生级联反应。虽然已发现某些关键因子,如 IL-1β、白细胞介素 6(IL-6)、肿瘤坏死因子 α(TNF-α)、γ 干扰素(IFN-γ)等[8-11],但目前还没有明确的与脓毒症特异性相关的细胞因子产生模式。这意味着不同微生物引发的"细胞因子风暴"在导致脓毒症的方式上可能并不相同。事实上,将直接降低细胞因子水平作为治疗方式并不能预防脓毒症的发生[12]。脓毒症由对感染的免疫反应失调引起,取决于感染的微生物种类。同样,也没有任何特性来明确某种特定的微生物是否会诱发脓毒症反应。

已知多种感染性生物会导致炎症反应失调而最终导致脓毒症细胞因子风暴[13-23]。为简化脓毒症反应的研究方法,静脉给予 LPS 被用来激活 PRR 并诱发全身性脓毒症反应。该模型虽然成功,但这种方法中的 PRR 及信号通路比较单一。完整的生物体会包含很多能激活多个 PRR 和多条信号通路的 PAMP,当整合在一起时,会导致与单一 LPS 截然不同的细胞因子风暴。因此,目前对脓毒症起因、发展过程和治疗的研究利用特定生物体来提供多因素复杂反应。

人感染土拉热弗朗西丝菌后会患上土拉杆菌病,伴有血液或血清细胞因子水平增高。细胞因子水平的大幅度增高被认为是土拉杆菌病病理变化的直接原因[13,14]。事实上,尽管细菌负荷相似,死于土拉热弗朗西丝菌感染的小鼠的血清细胞因子水平比感染后仍存活的小鼠高[24]。换言之,感染患者是死于对土拉热弗朗西丝菌产生过度的免疫反应,而非细菌产物本身所致。在土拉杆菌病进展过程中,多个器官系统失调导致诊断脓毒症的 SOFA 评分增加。这使得土拉热弗朗西丝菌感染成为脓毒症反应中可靠且生物学相关的刺激因素。

土拉热弗朗西丝菌有 4 个亚种:土拉热亚种、全北区亚种、新凶手亚种、中亚细亚亚种[25]。这些亚种分布区域不同,并且对人类和小鼠的感染及致病力有很大差异。其中土拉热亚种(A 型)毒力最强,主要分布于北美,被归为风险组 3 制剂,需要较高的限制条件,且相关安全使用方案较少。全北区亚种(B 型)毒力较土拉热亚种小,虽然很少引起死亡,但仍会引起人类感染,主要分布于欧洲和亚洲。由于其致病力降低,因此被归为风险组 2 制剂,可在正常实验室条件下使用。新凶手亚种似乎对人类无毒,其对人类的感染力甚至也是有争议的,因此被归为风险组 1 制剂。中亚细亚亚种主要分布在中亚地区,其他与之相关的信息很少。

除感染人类外,高毒力的土拉热亚种在感染小鼠模型中再现了人类感染的严重性[25,26]。这种菌株适合于小鼠研究,因其与人类疾病高度相关,但需要 BSL 3 级条件以及疾病预防控制中心(CDC)的特殊许可。因此对土拉热弗朗西丝菌诱导免疫的了解主要来自对全北区亚种来源的高度减毒活疫苗株(LVS)或新凶手亚种感染小鼠的研究[25,27]。虽然全北区亚种和新凶手亚种在人类中很少引起明显疾病,但两者都能在小鼠中引起致命性土拉杆菌病样疾病[25,26]。对于所有细菌亚种,小鼠感染后会依据剂量产生细胞因子风暴,因此可以用同种对照来对脓毒症反应的启动、细胞因子风暴的进展、多器官功能衰竭进行研究。但是用小鼠半数致死剂量(LD₅₀)表示的毒力不仅存在细菌亚种间的差异,也因不同给药途径而异[28]。

以下是土拉热弗朗西丝菌诱发脓毒症反应的实验研究方法及相应的分析方法。这些方案适用于(A)BSL 1 或(A)BSL 2 级实验室,改良后的方案也允许在 BSL 3 级实验室实行。

2　实验材料

2.1　细菌

1.新凶手亚种 Utah 112(BEI Resour- ces,catalog #NR-13)——BSL1。

2.全北区亚种 CDC LVS(BEI Resour- ces,catalog #NR-646)——BSL2。

3.土拉热亚种 SCHU S4(BEI Resour- ces,catalog #NR-643)——BSL3。

2.2　小鼠

C57BL/6J 小鼠(见注意事项 1)。

2.3　设备

1.容量 1L 的塑料杯。

2.电子天平。

3.电子红外温度计。

4.培养皿。

5.细胞刮刀。

6. 48 孔板。

7.移液管和管头。

8.肝素化的毛细管。

9.容量 1.5mL 的离心管。

10.容量 600μL 的离心管。

11.针头和注射器。

12.类似于兽医麻醉系统的麻醉挥发器 cat#V3000PS(建议用于肌内和皮内注射,皮下、腹腔、静脉注射以及鼻腔滴注也可选用)。

13.小鼠固定装置(静脉注射途径可选用),类似于 ProLab Supply cat# MH-100。

14.研磨仪,类似于 Tissue Tearor(Bio-Spec Products,cat# 985370)

15.毛细管。

16.根据研究需求和预算选择多因子 ELISA 检测试剂盒。推荐 MilliPlex Mouse Cytokine/Chemokine Magnetic Bead Panel—Premixed 32 Plex (Millipore Sigma,cat# MCYTMAG-70K-PX32),使用方法简单,检测范围广泛。

17. 96 孔板。

18.封板膜。

19.微孔板振荡器。

20.手持式磁力架(Millipore Sigma,cat#40-285)。

21.带有 xPONENT 软件的 MAGPIX 微孔板读取器(Luminex 公司)或类似的 Luminex 微孔板读取器。

2.4　试剂

1.巧克力琼脂平板。

2. 5%羊血琼脂(SBA)平板。

3. Muller Hinton(MH)培养基粉。

4. NaCl。

5.胰蛋白胨。

6.琼脂。

7.去纤维蛋白的羊血。

8. IsovitaleX 增菌液(Becton Dickinson,cat#211875)。

9.甘油。

10. PBS 缓冲液。

11. Milliplex 驱动液。

12.异氟醚或其他经许可的麻醉药。

13. Cavicide、Virkon 或其他经许可的消毒剂。

14. 70%乙醇。

15. RNA 稳定试剂,例如 RNAlater。

3　实验方法

3.1　准备羊血琼脂平板

1.将预定量蒸馏水加入瓶中。

2.称取适量 MH 培养基粉、NaCl、胰蛋白胨和琼脂粉(表 8.1)加入水中。

*先不添加 IsoVitaleX 和羊血。

3.搅拌均匀,121℃高压灭菌 15~20min。

4.灭菌完成后立刻转移到 56℃水浴冷却(见注意事项 2)。

5.在混合物中加入配置的 IsoVitaleX(见注意事项 3 和表 8.1)。

6.加入去纤维蛋白的羊血,使最终浓度为 5%。

7.每个培养皿加入 17~25mL 培养基(见注意事项 4 和表 8.1)。

8.倒置前先让平板凝固且完全冷却。

9.将平板倒置在 4℃密闭容器中 2~3 个月,若出现脱水和明显开裂,应舍弃平板。

3.2　准备冷冻保存缓冲液

1.在 1×PBS 中加入 15%甘油作为冷冻保存缓冲液以冻存细菌。

2.通过高压灭菌或过滤对溶液进行消毒(见注意事项 5)。

3.3　土拉热弗朗西丝菌传代培养

土拉热弗朗西丝菌亚种在生长特性和营养需求方面各不相同。尽管新凶手亚种可在标准 LB 琼脂平板上生长,但总体而言,其为需要复合营养的生物体。全北区亚种或土拉热亚种的生长需要添加营养补充剂。通常可加入 BBL IsoVitaleX 添加剂,其含有维生素、氨基酸、辅酶、葡萄糖、铁离子和烟酰胺腺嘌呤二核苷酸。LB 培养基中添加 L−半胱氨酸可促进全北区亚种生长,不过其毒力会在长期培养期间减弱,故不建议单独使用。根据经验,全北区亚种和土拉热亚种培养生长时需要加入亚铁血红素或铁以保持毒力。

菌株的生长速度也各不相同,新凶手亚种每 1.5h 增殖 1 倍,而全北区亚种和土拉热亚种每 4~5h 增殖 1 倍[29]。因此必须给予足够的时间让菌落生长。根据环境条件和细菌的健康状态,24~48h 均可。建议在 24h 时检查培养板,只要小菌落存在,做菌落计数后可将平板再放置 1 天。

1.应确保无菌操作。为增加无菌性,以

表 8.1　5%羊血琼脂平板配方

总容量	MH 培养基粉	氯化钠	胰蛋白胨	琼脂	IsovitaleX 增菌液	羊血
1000mL	21g	5g	10g	16g	10mL	50mL
500mL	10.5g	2.5g	5g	8g	5mL	25mL
250mL	5.25g	1.25g	2.5g	4g	2.5mL	12.5mL
100mL	2.63g	0.63g	1.25g	2g	1.25mL	6.25mL

下步骤可在生物安全柜中进行。

2.将细菌培养物等分划线或涂抹在 SBA 平板或巧克力琼脂平板(见注意事项 6)。

3.将 SBA 平板放在 37℃孵育 24~48h,直到大菌落形成。菌落很小时不要收取。

4.向平板中加入 2mL 冷冻保存缓冲液。

5.用刮刀轻轻将平板中所有细菌刮至培养皿边缘。

6.用 1mL 移液器收集所有含有细菌的冷冻保存缓冲液至 15mL 无菌离心管中,用移液管反复吹吸以吹散细胞团。

7.重复步骤 4~6。为提高细菌终浓度,含有细菌的冷冻保存缓冲液可移至下一个生长平板中继续刮取细菌。

8.收取完所有细菌后,涡旋使细菌悬液分布均匀。

9.每个微量离心管中加入 120μL 细菌悬液。

10.每 3~4 个微量离心管 1 组,涡旋约 7s 使细菌悬液均匀(见注意事项 7)。

11.将等分的细菌于-80℃下冷冻,过夜(见注意事项 8)。

12.随机取出 3~4 份冻存的菌液,使用滴定法测定该批次 CFU(见注意事项 9 和 3.4)。

13.将测得的 CFU 应用于整个批次。每个批次应至少每 3 个月重新测定一次,以新测滴度为准。

3.4　确定土拉热弗朗西丝菌滴度

1.48 孔板中取 8 个孔各加 900μL 无菌 1×PBS(见注意事项 10)。

2.在第一孔中加入 100μL 菌液并吹打混匀,形成 1∶10 的稀释倍数。

3.从第一孔移 100μL 至第二孔并吹打混匀。重复此操作形成 10 倍连续稀释,最后一孔不需要移出。

4.从最后 4 孔(5~8 号孔)各取 100μL 至各 SBA 平板,并用无菌玻璃棒均匀涂抹(见注意事项 10)。

5.所有 SBA 平板在 37℃孵育 48h(见注意事项 11)。

6.菌落生长后,计数平板上的菌落个数并用以下公式计算起始浓度:

$$\frac{菌落个数 \times 稀释比孔的编号}{平板上的菌液量(mL)}$$

例如,按照上述步骤(10 倍连续稀释),第 6 号稀释孔对应的平板上获得了 50 个菌落,则结果计算如下:$50 \times 10^6/0.1mL = 5 \times 10^8/mL$。

3.5　感染过程

土拉热弗朗西丝菌可经多种途径自然传播,包括气溶胶、与感染动物直接接触,摄入污染的食物或水,以及节肢动物为媒介的传播(例如蜱虫、苍蝇叮咬、跳蚤和蚊子)[25]。节肢动物媒介传播似乎有地理依赖性,而其他传播途径在全球普遍存在。蚊子传播目前仅存在于北欧,而蜱虫传播主要在北美,苍蝇叮咬传播存在于美国中西部偏远地区局部。

传播途径至关重要,因为疾病体征、症状和进展因土拉热弗朗西丝菌进入人体的途径不同而异[26]。人类定义的土拉杆菌病主要有 6 种:溃疡腺型、腺型、眼腺型、咽腺型、伤寒型和肺型。溃疡腺型和腺型土拉杆菌病最常见,通常由蜱虫或鹿虻叮咬引起。眼腺型和咽腺型土拉杆菌病分别会通过眼睛、嘴巴或喉咙感染引起,通常是因为暴露于受污染的食物、水或接触受感染的动物。伤寒型土拉杆菌病一般会出现普通症状,且无特别的局部性症状提示其他形式的土拉杆菌病。肺型土拉杆菌病最严重,通常可致命,由吸入含有细菌的气溶胶液滴引起;也可由其他类型的土拉杆菌病没有得到治疗,使血液中的细菌传播到肺部引起。以上多种形式的土拉杆菌病都可能导致脓毒症反应的发展,然而确切机制尚不清楚。

因此,在实验室中细菌给药途径的选择应根据模型而定。细菌的皮内和皮下给药可模拟节肢动物传播途径。腹腔给药和静脉给药可模拟伤寒型土拉杆菌病。口服灌胃给药模拟的是经污染的食物或水传播以及咽腺型土拉杆菌病。鼻内滴注模拟气溶胶传播。尽管药滴的渗透性不如暴露在气溶胶中强,但对动物有致病作用。

每种给药途径都各具挑战和优势,剂量要求亦不同[28]。鉴于土拉热亚种的强致病性,在小鼠实验中约 10 CFU 即可达到半数致死剂量(LD_{50}),且与给药途径无关(表 8.2)。全北区亚种减毒 LVS 的毒力更弱,为各种给药途径提供了更大的剂量范围。但经静脉或腹腔进行给药仍具有高致病性(LD_{50} 约 10CFU)。经鼻滴注需要约 10^3 CFU 才能达到 LD_{50},而

皮内注射和皮下注射需要约 10^6 CFU。给药范围的增大可使注射差异更容易管理,且便于分析剂量依赖性反应。新凶手亚种感染小鼠更具适应性,因此其 LD_{50} 较低,一般为对数级别。从技术角度看,经口灌胃很少采用,因该方式具有高度的可变性,甚至同一批次实验的小鼠亦有很大差异,可能与胃里存活的细菌数差异较大有关。本章对经口灌胃的方法不做介绍。

3.6 皮下注射(图 8.1 和图 8.2)

皮下注射时,可在没有麻醉的情况下单手固定小鼠实施。皮下注射吸收率低于腹腔注射和肌内注射。皮下给药可在肩胛间区或腹股沟区皮肤较为松弛的部位进行。由于皮下结缔组织较松弛,此途径的注射量高度灵活,成年小鼠可接受容量范围为 100~1000μL。

1.将细菌溶液装入注射器中(针头规格为 25~30G)。

2.若进行肩胛间区皮下注射,则将小鼠固定于干净、坚固的平面上(见注意事项 12 和图 8.1)。用拇指和示指将肩胛间区皮肤提起形成空隙。将针头轻轻刺入皮下空隙并进行注射。

3.若进行腹股沟区皮下注射,则单手固

表 8.2　土拉热弗朗西丝菌亚种不同注射途径的容量及剂量

	途径	皮下注射	肌内注射	皮内注射	腹腔注射	静脉注射	鼻腔滴注
注射容量(μL)		100~1000	10~50	10~50	100~1000	100~500	35~50
剂量(CFU)	土拉热亚种	10	10	10	10	10	10
	全北区亚种减毒活疫苗株	10^6	10^3	10^6	10	10	10^3
	新凶手亚种	10^5	10^2	10^5	10	10	10

定小鼠颈背部(见注意事项 12 和图 8.2)。针头平行于小鼠身体刺入大腿皮下,针尖向上推进几毫米通过皮下组织并进行注射。

4.将小鼠放回笼子。

3.7　肌内注射(图 8.3)

在无镇痛条件下,单手固定清醒小鼠即可进行肌内注射。固定清醒小鼠四肢的操作要求操作者手法灵巧;麻醉小鼠后再进行操作要更为简便。在成年小鼠后肢进行肌内注射时,容量需控制在 10~50μL。

1.将细菌溶液装入注射器中[针头规格为(27~30G)×¹/₂]。

2.麻醉小鼠,使其侧卧(见注意事项 13)。

3.伸展小鼠后肢,暴露后肢根部肌肉。

4.将针头刺入小鼠后肢肌肉,小心地注射。

5.将小鼠放回笼子并监测,直到其恢复意识。

3.8　皮内注射(图 8.4)

皮内注射为精细操作,因针尖需刺入表皮且不能刺入皮下。小鼠皮肤很薄,需使用细针 (25~30G)。成年小鼠此途径最大注射量为 50μL。因操作精细,建议先对小鼠进行麻醉,防止注射时针头因小鼠挣扎活动而改变位置。

1.将细菌溶液装入注射器中[针头规格为(25~30)G×¹/₂]。

2.麻醉小鼠。

3.采用修剪或其他方法去除小鼠后肢上方侧面的被毛(见注意事项 14)。

4.用 70%乙醇棉球或棉签擦拭裸露区域。

5.将小鼠注射部位皮肤覆于示指上,并用拇指和中指牢牢握住,使皮肤暴露于手指

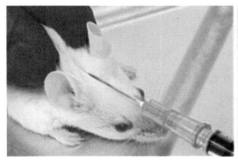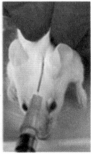

图 8.1　肩胛间区皮下注射。固定和(或)麻醉小鼠,用拇指和示指将肩胛间区皮肤提起形成空隙,将针头轻轻刺入皮下空隙。

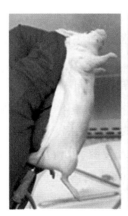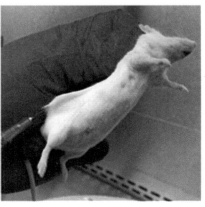

图 8.2　腹股沟区皮下注射。固定和(或)麻醉小鼠,抓住小鼠颈背部,将针头轻轻刺入小鼠侧面皮下间隙。

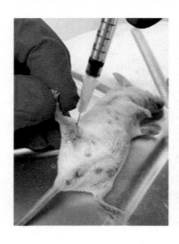
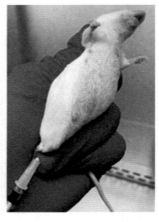

图 8.3   肌内注射。麻醉小鼠,伸展其后肢,针头平行于股骨刺入肌肉。或抓住小鼠颈背部,夹住小腿,针头平行于股骨刺入肌肉。

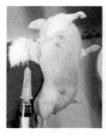
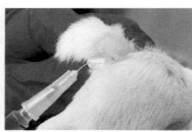
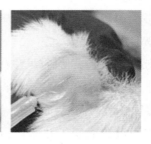

图 8.4   皮内注射。麻醉小鼠,捏起小鼠皮肤并覆于指上,将针头轻轻刺入表皮。

最高点。

6.针尖斜面朝上并垂直于指头进针,以一定角度经手指顶点刺入小鼠皮肤。

7.缓慢地将针尖刺进表皮浅层下方约 2mm 处。

8.针尖刺入皮肤后,放松固定小鼠皮肤的手指,进行注射。

9.注射部位应出现隆起的皮丘。若没有形成皮丘,则说明针头穿过真皮进入皮下组织。

10.将小鼠放回笼子并监测,直到其恢复意识。

3.9   腹腔注射(图 8.5)

腹腔给药吸收时间较长:液体从腹腔吸收的速度是静脉注射的 1/4~1/2。较大体积的等渗液可通过该途径给药。腹腔注射的注射量最为灵活,50μL 至 1mL 均可。如果获得 IACUC 批准,也可增加至 3mL,但通常并不推荐。

1.将细菌溶液装入注射器中(针头规格为 25~30G)。

2.单手抓住小鼠颈背部以固定小鼠,使之呈仰卧位,尾侧略抬高(见注意事项 12)。小鼠呈头低位,腹部脏器略向头侧滑动,可防止针头意外穿透内脏。

3.注射器应与小鼠脊椎在同一平面,以免穿透内脏。

4.进针角度与腹部约呈 15°。

5.确保针尖完全进入腹腔,以防注入皮下,同时避免进针过深而刺到内脏。推注药物。

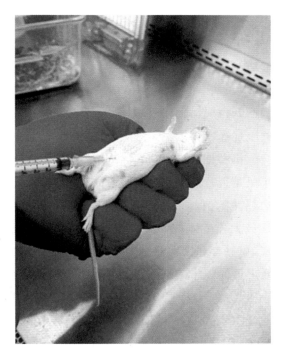

图 8.5　腹腔注射。小鼠清醒或麻醉,抓住小鼠颈背部以固定,将药液轻轻注入腹腔。

6.将小鼠放回笼子。

3.10　静脉注射(图 8.6)

静脉给药是小鼠全身给药最快的方法,也最具挑战。尽管在小鼠清醒时也可进行操作,但更建议使用麻醉或约束状态的小鼠,而非抓住小鼠颈背部进行穿刺。在注射过程中需使用双手操作:一手拉住小鼠尾巴;另一手控制针头。掌握该技能需要大量练习。建议操作者为小鼠身体或尾巴保暖以扩张血管,提高成功率。静脉注射的目标是将注射针穿刺到仅比针头稍粗的尾静脉中。

1.把细菌溶液装入注射器(针头规格为 $30G×\frac{1}{2}$)。

2.麻醉小鼠,使其仰卧在较高的平台上,尾巴松弛地垂在平台边。

3.或通过抓住小鼠颈背部并将尾巴和后肢放在小拇指和手掌间以固定小鼠。

4.将针尖斜面朝上,使其与尾静脉平行。

5.小心地将针尖刺入小鼠尾巴,使其进入尾静脉。

6.轻轻推注。如果没有阻力则继续注射。遇到阻力意味着针头在组织中而非静脉。取出针头,在注射点上方再次尝试。

7.将小鼠放回笼子,如使用麻醉药,监测小鼠直至其恢复意识。

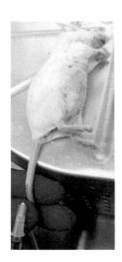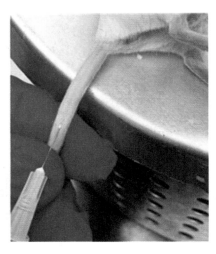

图 8.6　静脉注射。小鼠被固定或麻醉,将小鼠尾巴放在平台边缘,将针刺入侧面的尾静脉。

3.11　鼻腔滴注(图 8.7)

鼻腔滴注是使物质进入肺部的一种简便方法。液滴不像气溶胶那样会完全填满肺部,因为鼻腔滴注主要将物质输送到肺部的上呼吸道。此途径要求小鼠在呼吸时吸入药液,为防止发生吸入性肺炎,药液应小剂量连续滴注,直至全部给药完毕。此途径给药容量为 35~50μL。

1.麻醉小鼠,使其仰卧,将小鼠鼻子放于麻醉机鼻吸处,既易于滴入,又能同时维持麻醉状态。

2.或通过抓住小鼠颈背部并将尾巴固定在小拇指和手掌间以固定小鼠,小鼠应保持仰卧位且头部抬起。

3.将微量移液管管头放在小鼠鼻孔处,慢慢滴入。推荐量为每侧鼻孔每次 10μL(见注意事项 15)。

4.将小鼠放回笼子,如果使用麻醉药,监测小鼠直至其恢复意识。

3.12　小鼠健康评估及监测

应当加强对感染土拉热弗朗西丝菌的小鼠的监测,因为其姿态和行为可以提供疾病相关反应的重要信息。在感染后 48~72h,如果与其他小鼠同笼,小鼠可正常活动,姿态正常,并能与其他小鼠互动。打开鼠笼盖子时可以注意到健康小鼠是警觉且活跃的。健康小鼠由于自我梳理,毛发常顺泽,眼睛干净。此外,健康小鼠受约束时姿势正常,行为活跃,被放入新环境时会排便或排尿。这些表现提示小鼠身体健康、食欲正常。

接种细菌后,应全程密切监测细菌感染小鼠是否有消瘦和毛发脱落的现象。感染土拉热弗朗西丝菌的小鼠的人道终点通常包括最大程度体重丢失、不活动或嗜睡、呼吸窘迫、进食和饮水能力受影响、体温变化,以及严重的临床感染症状。体重丢失的最大值一般为初始体重的 15%~20%。据观察,15%的减重幅度并不能区分小鼠是否有可能康复。与人类不同,小鼠感染后往往出现低体温[30],可以对其进行内部或外部监测。感染的实验小鼠达到人道终点时,应由实验室人员按 IACUC 批准的操作步骤立即实施安乐死。如有正当理由时,IACUC 可以允许以小鼠死亡为终点。

通常,小鼠在感染后 72h,表现为无精打采,运动能力下降,驼背蜷缩。并且生病的小鼠会远离笼内其他小鼠。因小鼠不经常或完全不进行自我梳理,毛发不再顺泽并泛油光。小鼠眼睛半闭,眼周出现一层白色膜。这

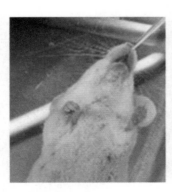 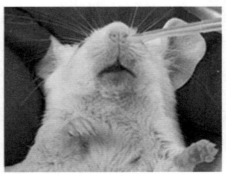

图 8.7　鼻腔滴注。小鼠被固定或麻醉,用移液管管头在小鼠鼻孔上滴入药液。

些表现提示小鼠已濒死,应严密监测。小鼠眼睛出现类似白内障的白膜,意味着角膜受损,这种情况较常见,尤其是每隔一天采一次血时。感染小鼠受约束时会缩成一团,无法抵抗,被放入新环境时,不会排便或排尿,这意味着小鼠身体虚弱、食欲差。固定感染的小鼠时,如其身体不缺水则比较柔软,缺水时则比较干燥,毛发晦暗。

对小鼠疾病的临床症状应至少每天监测一次,并根据症状严重程度进行评分。感染后 3~5 天,小鼠病情变化非常迅速,每天的监测应增加到 3~4 次。临床症状评分量表:健康为 0 分,毛发出现轻微褶皱为 1 分,毛发褶皱增加或蜷缩驼背为 2 分,毛发褶皱明显且蜷缩驼背为 3 分,无精打采或不活动为 4 分[24]。临床症状评分为 3~4 分的小鼠眼睛有时会出现白膜。这种状态下的小鼠通常会于几小时内死亡,应密切监测。

3.13　小鼠体重丢失的监测(图 8.8,见注意事项 16)

1.对生物安全柜表面进行清洁和消毒(见注意事项 17)。

2.在生物安全柜内放置体重秤和 1L 塑料烧杯,以便在称重时盛放小鼠。用 70% 的乙醇消毒以上物品。

3.将一笼小鼠转移到生物安全柜。

4.打开笼盖,观察小鼠是否有临床症状。

5.把烧杯放在秤上并调零。

6.提起小鼠尾巴,将其放入烧杯中。

7.尽量待体重秤读数稳定后记录小鼠体重。读数会随小鼠移动而波动。

8.轻轻将小鼠放回笼子并将笼子放回动物架。

3.14　体温监测(图 8.9)

1.对生物安全柜进行清洁消毒(见注意事项 17)。

2.在生物安全柜内放置红外温度计。用 70% 乙醇给温度计消毒。

3.将一笼小鼠转移到生物安全柜。

4.打开笼盖,观察小鼠是否有临床症状。

5.小鼠在笼内时,使用非接触式红外温度计测量每只小鼠体温并记录。

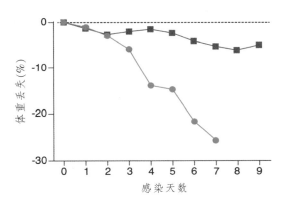

图 8.8　土拉热弗朗西丝菌感染后小鼠体重减轻。一组实验动物在感染后较初始体重变化的百分比曲线图。

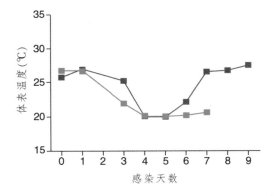

图 8.9　土拉热弗朗西丝菌感染后小鼠体温变化。用红外温度计测量得到小鼠感染后体温变化曲线图。

6.将笼子放回动物架。

3.15 样本收集

土拉热弗朗西丝菌感染作为一种脓毒症模型，对其的监测不应局限于局部组织，更重要的是对全身免疫反应进行监测。本方案会监测血液中细胞因子风暴和脏器中局部免疫反应[24]。然而，由于脏器必须取出才能分析，只能显示某一时间点的数据。而血液样本通过谨慎地操作可以每隔一天获取一次，从而对土拉热弗朗西丝菌感染引起的细胞因子风暴进行动态监测。在多次获取血液样本时要注意不能使总血容量下降太多，以致小鼠出现低血容量性休克。为了防止这种情况发生，在土拉热弗朗西丝菌感染的14天内，采血量限制在小鼠体重的1.5%。为了控制每次的出血量，建议用毛细管从眼眶后静脉丛采血。这样可以更精确地控制采血量，因为松开小鼠时出血几乎会立刻停止。可以轻轻按压眼周以确保快速止血。

3.16 眼眶后静脉丛采血(图8.10,见注意事项18)

1.麻醉小鼠，抓住头部后侧皮肤，微微拉紧面部皮肤。

2.在眼眶前面将肝素化的毛细管放到小鼠眼球后方。

3.施加非常轻的压力并来回滚动毛细管以刺入静脉丛。不要直接推毛细管，让其轻轻地压在眼眶后部以收集血液。如果太用力，毛细管可能会刺入大脑。

4.收集约40μL血液至肝素化的毛细管，并利用重力或轻轻吹气将血液转移至1.5mL的微量离心管中。

5.将血液样本在 4℃, 1000×g 下离心

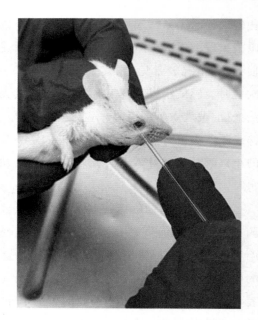

图8.10　眼眶后静脉丛采血。用毛细管轻轻刺入麻醉后小鼠的眼眶后静脉丛。

10min。

6.将血浆转移到新的微量离心管中。

7.将血浆储存于–80℃环境下，以供将来对全身细胞因子风暴进行分析(见 3.19~3.21)。

3.17 安乐死(见注意事项19)

有几种安乐死方法得到了美国兽医协会(AVMA)的批准,大多数 IACUC 都认可这些方法。在合理科学的情况下,IACUC 也会许可其他方法。最常见的安乐死方法包括二氧化碳法、过量麻醉法(如异氟醚)。此外,还需加用一种方法以确认动物死亡,包括颈椎脱位、双侧开胸、断头或切除重要器官。

1. 将拟实施安乐死的小鼠移入新笼子或诱导室(见注意事项20)。

2. 将拟实施安乐死的小鼠笼子转移到操作间(见注意事项21)。

3.将笼子放入二氧化碳(CO_2)小室。根据《美国兽医协会动物安乐死指南》输入一

定流量的气体。

4.观察小鼠意识丧失及呼吸停止情况。

5.小鼠停止呼吸后维持 CO_2 流速至少 1min。

6.关闭 CO_2，并将笼子从密封室中取出。

7.实施经 IACUC 批准的第二种安乐死方法，如切除重要器官(见 3.18)。

8.按照各机构标准处理小鼠尸体。

3.18　组织收集

1.实施安乐死后(见 3.17)，将小鼠置于仰卧位。

2.用 70%乙醇对小鼠体表进行消毒。

3.提起腹部皮肤，用手术剪做一浅切口，避免切到脏器，尤其是肠道，否则会导致污染。

4.沿胸腔两侧和肋骨做平行切口以暴露胸腔。

5.收集感染小鼠的肝、肺、脾脏组织，置入装有 1mL PBS 的 5mL 离心管。

6.用研磨仪研磨组织。

7.如 3.4 所述进行倍比稀释并用平板培养以量化细菌。

8.将剩余的组织匀浆以 500×g 离心10min，以沉淀细胞碎片。

9.吸取上清液并储存在-80℃下，以备将来分析局部细胞因子风暴(见 3.19~3.21)。

10.将组织匀浆重悬于 RNA 稳定剂并储存在-80℃下以备将来分析。对匀浆中获取的 RNA 可用实时 RT-PCR 行基因表达分析。

3.19　细胞因子风暴分析

如前文所述，脓毒症反应为全身性炎症反应失调，而非单一的病因或表现。因此，必须尽可能地考虑炎症反应的整体情况。由于

多次收集的血浆量是有限的(见 3.16)，因此存在两种分析方法，合并血浆样本或进行多因子分析。虽然合并血浆样本分析起来容易，但各组样本数会减少。而多因子分析虽然更复杂，但增强了各组之间的分析力度[24]。用流式细胞仪进行多因子 ELISA 分析（如 Luminex）近期有新进展，可以分析 1~100 个分析物，大多来自小样本，例如 3.16 中收集的 25μL 血浆。多因子 ELISA 检测通常会使用磁珠，每种磁珠检测特定的检测物，可以结合并单列流入激光束进行分析。这里介绍的是本实验室做这种多重分析的步骤(见注意事项 22)。多因子 ELISA 试剂盒一般足以检测 96 个样本(1 块微孔板)。本实验室经常使用的试剂盒(见注意事项 22)足够检测120 个样品，且不会降低灵敏度。这是一种基于荧光的分析方法，荧光几乎不会受轻微波动的影响，因此标准品无须在第二块板上重复。对多余样品可直接额外购买微孔板进行分析，之前用过的板也可清洗后重复使用。

3.20　多因子 ELISA 缓冲液的准备

1.按照操作说明稀释洗涤缓冲液。预热到室温，使缓冲液中所有盐离子溶解。

2.取 60mL 10×洗液至无菌瓶中，加入 540mL 去离子水，将 10×洗液稀释为 1×。

3.质控品 1 和 2 为粉末。各加入 250μL 去离子水重新溶解。加入去离子水后，盖上瓶子并涡旋 30s，确保所有粉末均已溶解。将质控品放在冰上静置 10min 以充分水化。

4.标准品为粉末，配置方法为加入250μL 去离子水，涡旋 30s 以确保所有的粉末变成溶液。将其放于冰上 10min 以便完全溶解。标记为"标准品 6 号"。

5.在冻干血清基质中加入 1mL 去离子水(见注意事项 23)。使其重悬并在冰上放置 10min,使血清基质重新溶解。

3.21　Luminex 分析

1.准备磁珠。对于预混好的磁珠套装:使用前先超声 30s,然后涡旋 1min。对于单瓶装的磁珠:将每瓶磁珠超声 30s,然后涡旋 1min, 再将每种抗体磁珠各加 60μL 至混合瓶或试剂管中。添加分析缓冲液,使最终混合物体积为 3mL。这足以检测 120 个样品(见注意事项 24)。再次涡旋混合至少 1min。

2.血浆样本解冻至室温(20~25℃)。

3.使用多通道移液器,在微孔板各孔加入 200μL 洗涤缓冲液。

4.用封板膜覆盖好。

5.室温下在微孔板振荡器上振荡 10min。

6.微孔板振荡器上孵育完毕后,将洗涤缓冲液轻轻倒入水池,将微孔板倒置,在纸上轻拍以去除残留的缓冲液。

7.向指定孔中各加 25μL 标准品(见注意事项 25)。

8.向指定孔中各加 25μL 质控品(见注意事项 25)。

9.在空白孔中加入 25μL 的分析缓冲液。

10.仅在空白孔、标准品孔和质控品孔中加入 25μL 血清基质(见注意事项 23)。

11.使用多通道移液管,将 25μL 的分析缓冲液加入所有实验样品孔。

12.将 25μL 血浆样本加入相应实验孔中。

13.涡旋混合磁珠管,然后每孔加入 20μL 磁珠。贴上封板膜,并用铝箔包裹(见注意事项 26)。

14.微孔板放在微孔板振荡器上 4℃避光过夜。

15.第二天,停下微孔板振荡器并将微孔板置于室温。

16.将试剂盒中的检测抗体恢复至室温。

17.将微孔板置于手持磁力架上(见注意事项 27)。

18.使微孔板停留在磁力架上 60s。此步骤将使磁珠落到微孔板底部。不可省略此步骤,否则可能会在后续步骤中损失磁珠。

19.微孔板仍置于磁力架上,轻轻将内容物倒入水池,将微孔板倒置在吸水纸上并轻轻拍打,以去除大部分残留液体。不必像传统方法那样去除所有液体。

20.从磁力架上取下微孔板。

21.用多通道移液管向各孔加入 200μL 洗涤液。

22.用封板膜封好微孔板,用铝箔纸包好,室温下振荡 30s。

23.重复步骤 17~20,洗涤两次。

24.用多通道移液管向各孔加入 25μL 检测抗体。

25.用封板膜封好微孔板,用铝箔纸包好,室温下孵育 1h。

26.从微孔板振荡器取下微孔板。注意不要倾斜洒出。

27.用多通道移液管向已包含检测抗体的各孔中加入 25μL 链霉抗生物素蛋白–藻红蛋白。

28.用封板膜封好微孔板,用铝箔纸包好,室温下孵育 30min。

29.重复步骤 17~22,洗涤 3 次。

30.使用多通道移液管向各孔加入150μL 驱动液。

31.用封板膜封好微孔板,用铝箔纸包好,室温下振荡 5min。

32.取下微孔板并在 MAGPIX 上检测,用 xPONENT 软件分析结果(见注意事项 28)。

4　注意事项

1.所有实验操作均应得到 IACUC 的批准。选择一种适合的小鼠是很重要的。最常用于脓毒症研究的小鼠包括 BALB/c 和 C57BL/6。需注意,这些小鼠对感染的反应并不相同,C57BL/6 比 BALB/c 炎症反应更强。因此,建议使用 C57BL/6 小鼠。

2.在加入 IsoVitaleX、葡萄糖和羊血之前一定要将琼脂冷却到 65℃以下。

3. 减毒 LVS 培养时可添加 IsoVitaleX 1g/L 来补充半胱氨酸。

4.此容量可根据需要进行调节,但不要使琼脂太薄,否则在使用过程中可能会裂开。

5.也可在混合前对甘油和 PBS 进行灭菌,再在无菌条件下混合。

6.琼脂平板应放在室温下。根据需要的浓度,可选择使用多块平板。

7.细菌倾向于贴附在试管壁,如果跳过此步骤,那么等分样品中的细菌浓度将不一致。

8.在测定细菌滴度前应至少冷冻 24h。

9.按照此步骤,最终等分的细菌浓度差将<5%。

10.可能需要根据细菌制剂的浓度进行调整。

11.最好在第 24h 检查平板中细菌 CFU,观察细菌菌落的生长情况。

12.此操作在小鼠清醒时很容易完成,必要时也可对小鼠进行麻醉。

13.或者通过抓住小鼠颈背部,并将尾巴和后肢放在无名指和小拇指之间以固定小鼠。

14.此过程不需要修剪或剔除毛发,但建议在练习时增加注射部位的可见度,熟练后,可用 70%乙醇润湿注射部位,并将毛发梳理到一侧以暴露皮肤。

15.过量或过快注射可能引起小鼠窒息和死亡。

16.为了监测的准确性,建议每天在同一时间称量动物体重,以避免体重每日自然波动的影响。

17.此步骤因不同机构而异,但通常会使用至少一种消毒剂[例如,10%漂白剂、Cavicide®、Virkon®和(或)70%乙醇]。

18.安乐死前的最后一刻,可经心脏穿刺来获取血液样本。

19.安乐死的方法多种多样,应经过当地 IACUC 审查。始终遵循 IACUC 制订的方案。

20.建议专门为实施安乐死准备一个盒子,防止同伴死亡的气味影响其余小鼠。同时,应避免其余小鼠亲眼看见安乐死的过程。

21.建议不要在饲养房实施安乐死,防止引发其他小鼠的焦虑。

22. 根据经验,Millipore MilliPlex®检测可提供一致而可靠的数据。此步骤通常遵循手册进行操作。

23.血清基质只有在检测血清或血浆样本时使用。

24.计算示例:如果使用 20 管磁珠,则从每管取出 60μL,磁珠总体积为 1.2mL。因此必须加入 1.8mL 分析缓冲液,使最终体积达到 3mL。

25.向孔中加入标准品或质控品前要先涡旋。

26.此步骤至关重要。磁珠是光敏的,因此装有磁珠的瓶子以及微孔板(一旦加入磁珠)必须避光。另外,每加 3 个孔就要涡旋一次磁珠试剂瓶,防止磁珠沉到瓶底。

27.确保磁力架两侧的安全插销是松开的,这样微孔板才能完全放在磁力架上。微孔板放到合适的位置后,将插销推回原处,保护微孔板。

28.微孔板可以在 4℃下储存,但应在 24h 内进行分析。分析之前将其在室温下振荡 5min。

致谢

本研究由美国国立卫生研究院国家过敏和传染病研究所资助,基金号为 SC1 AI148753。

(张笑婷 译 薄禄龙 沈悦好 校)

参考文献

1. Fleischmann C, Scherag A, Adhikari NKJ et al (2016) Assessment of global incidence and mortality of hospital-treated sepsis. Current estimates and limitations. Am J Respir Crit Care Med 193:259–272

2. Adhikari NKJ, Fowler RA, Bhagwanjee S et al (2010) Critical care and the global burden of critical illness in adults. Lancet 376:1339–1346

3. Chousterman BG, Swirski FK, Weber GF (2017) Cytokine storm and sepsis disease pathogenesis. Semin Immunopathol 39:517–528

4. Sutherland AM, Walley KR (2009) Bench-to-bedside review: association of genetic variation with sepsis. Crit Care 13:210

5. Arcaroli J, Fessler MB, Abraham E (2005) Genetic polymorphisms and sepsis. Shock 24:300–312

6. Texereau J, Pene F, Chiche J-D et al (2004) Importance of hemostatic gene polymorphisms for susceptibility to and outcome of severe sepsis. Crit Care Med 32:S313–S319

7. Chung LP, Waterer GW (2011) Genetic predisposition to respiratory infection and sepsis. Crit Rev Clin Lab Sci 48:250–268

8. Mera S, Tatulescu D, Cismaru C et al (2011) Multiplex cytokine profiling in patients with sepsis. APMIS 119:155–163

9. Gouel-Chéron A, Allaouchiche B, Guignant C et al (2012) Early interleukin-6 and slope of monocyte human leukocyte antigen-DR: a powerful association to predict the development of sepsis after major trauma. PLoS One 7:e33095

10. Wu H-P, Chen C-K, Chung K et al (2009) Serial cytokine levels in patients with severe sepsis. Inflamm Res 58:385–393

11. Kellum JA, Kong L, Fink MP et al (2007) Understanding the inflammatory cytokine response in pneumonia and sepsis: results of the genetic and inflammatory markers of sepsis (GenIMS) study. JAMA Intern Med 167:1655–1663

12. Opal SM, Dellinger RP, Vincent J-L et al (2014) The next generation of sepsis clinical trial designs: what is next after the demise of recombinant human activated protein C?*. Crit Care Med 42:1714–1721

13. Mares CA, Ojeda SS, Morris EG et al (2008) Initial delay in the immune response to Francisella tularensis is followed by hypercytokinemia characteristic of severe sepsis and correlating with upregulation and release of damage-associated molecular patterns. Infect Immun 76:3001–3010

14. Sharma J, Mares CA, Li Q et al (2011) Features of sepsis caused by pulmonary infection with Francisella tularensis type a strain. Microb Pathog 51:39–47

15. Wauquier N, Becquart P, Padilla C et al (2010) Human fatal Zaire Ebola virus infection is associated with an aberrant innate immunity and with massive lymphocyte apoptosis. PLoS Negl Trop Dis 4:e837

16. Villinger F, Rollin PE, Brar SS et al (1999) Markedly elevated levels of interferon (IFN)-γ, IFN-α, interleukin (IL)-2, IL-10, and tumor necrosis factor-α associated with fatal Ebola virus infection. J Infect Dis 179:S188–S191

17. Huang R, Zhang L, Gu Q et al (2014) Profiles of acute cytokine and antibody responses in patients infected with avian influenza a H7N9. PLoS One 9:e101788

18. Bondu V, Schrader R, Gawinowicz M et al (2015) Elevated cytokines, thrombin and PAI-1 in severe HCPS patients due to sin Nombre virus. Viruses 7:559

19. Figueiredo LT, Souza WM, Ferres M et al (2014) Hantaviruses and cardiopulmonary syndrome in South America. Virus Res 187:43–54

20. Khaiboullina SF, Rizvanov AA, Lombardi VC et al (2013) Andes-virus-induced cytokine storm is partially suppressed by ribavirin. Antivir Ther 18:575–584

21. Gralinski LE, Baric RS (2015) Molecular pathology of emerging coronavirus infections. J Pathol 235:185–195

22. Huang K-J, Su I-J, Theron M et al (2005) An interferon-γ-related cytokine storm in SARS patients. J Med Virol 75:185–194

23. Zhou J, Chu H, Li C et al (2014) Active replication of middle East respiratory syndrome coronavirus and aberrant induction of inflammatory cytokines and chemokines in human macrophages: implications for pathogenesis. J Infect Dis 209:1331–1342

24. Mireya G, Ramos-Muniz MP, Sanchez MA, Setzu N, Portillo PS, Garza KM, Gosselink KL, Spencer CT (2018) Obesity exacerbates the cytokine storm elicited by Francisella tularensis infection of females and is associated with increased mortality. BioMed Res Int 2018:3412732

25. Sjostedt A (2007) Tularemia: history, epidemiology, pathogen physiology, and clinical manifestations. Ann N Y Acad Sci 1105:1–29

26. Penn RL (2000) Francisella tularensis (Tularemia). In: Mandell GL, Bennett JE, Dolin R (eds) Principles and practice of infectious diseases. Churchill Livingstone, Philadelphia, PA, pp 2674–2685

27. Tarnvik A, Eriksson M, Sandstrom G et al (1992) Francisella tularensis—a model for studies of the immune response to intracellular bacteria in man. Immunology 76:349–354

28. Cowley S, Elkins K (2011) Immunity to Francisella. Front Microbiol 2:26

29. Morris BJ, Buse HY, Adcock NJ et al (2017) A novel broth medium for enhanced growth of Francisella tularensis. Lett Appl Microbiol 64:394–400

30. Mei J, Riedel N, Grittner U et al (2018) Body temperature measurement in mice during acute illness: implantable temperature transponder versus surface infrared thermometry. Sci Rep 8:3526

第 9 章

坏死性小肠结肠炎小鼠模型

Belgacem Mihi, Wyatt E. Lanik, Qingqing Gong, Misty Good

1 概述

宿主微生物对幼年甚至成年后的机体免疫功能有很大影响,而微生态的形成主要取决于孕龄、分娩方式和喂养方式等关键因素[1,2]。在新生儿早产时,未成熟肠道早期微生物定植常常与坏死性小肠结肠炎(NEC)的破坏性病理学发展相关[3]。NEC 这种致死性的疾病多发于极低出生体重早产儿(体重<1500g),典型临床表现有很多,如喂养困难、腹胀、肠道过度炎症,以及严重的肠道黏膜屏障毁损[4]。尽管 NEC 的病因和发病机制仍不明确,但研究证据表明,配方奶喂养会增加 NEC 风险,而母乳喂养则有保护作用[5-7]。之前的研究表明,母乳的保护作用是通过母乳表皮生长因子、低聚糖 2'-岩藻糖基乳糖等不同成分介导的[6,7]。除了喂养方式,诸多研究也认为早产儿肠道中微生物群落特征是发生 NEC 的核心始动因素。更有一些研究显示,NEC 患者的肠道菌群呈现一种以变形菌为主的失调特征[2]。还需要注意的是,分娩方式、喂养方式和抗生素摄入也会通过影响肠道菌群从而导致 NEC 发生发展[2,8]。除

了上述因素,肠道缺血损伤被认为是 NEC 的先决条件,因此肠道缺氧应激似乎在触发 NEC 中发挥关键性作用[9,10]。既往研究发现,母乳中含有的低聚糖 2'-岩藻糖基乳糖能够通过重建肠道灌注而改善 NEC[7]。

尽管近年来诸多研究已经在 NEC 病理生理机制上取得重大进展,但很多机制仍不清晰,需对此进行探究以研发有效的治疗措施。因此亟须建立动物实验模型,来揭示 NEC 的分子机制。研究者已经研发了多种方案在不同动物体内模拟人类 NEC[11,12]。转基因小鼠是探究 NEC 发病机制不同信号通路的有力工具。目前大多数 NEC 小鼠模型使用新生小鼠,结合配方奶喂养、缺氧、冷应激、LPS 和细菌感染等刺激[11,12]。Zhang 等人研发了另一种 NEC 模型,将肠道潘氏细胞去除和肺炎克雷伯菌感染组合[13]。Ginzel 团队报道,用含葡聚糖硫酸钠盐的配方奶喂养 3 日龄的新生小鼠能够导致 NEC 样的小肠和结肠疾病[14]。另外一项类似研究显示,新生小鼠经 2,4,6-三硝基苯磺酸(TNBS)干预后,肠组织发生与人 NEC 类似的病理损伤[15,16]。基因分析研究发现,该模型的基因表达特征和人类 NEC 相似[15]。

本章将介绍一种 NEC 小鼠模型:肠缺氧应激,添加 LPS(先天免疫受体 Toll 样受体 4 的配体)配方奶喂养以及饲喂从严重 NEC 患者粪便中获得的肠道细菌[17]。

2 实验材料

1.所有的动物实验均遵守华盛顿大学 IACUC 的规章制度。C57BL/6 小鼠饲养在华盛顿大学医学院圣路易斯分校的 SPF 级的动物房里。

2.早产保温箱(Isolette Air–Shields Vickers 型号,C100–200–2 系列),设置为 37℃。

3. 95%氮气,5%氧气的气体压缩罐通过单向限压黄铜阀连接到缺氧舱 (Billups–Rothenberg Inc.)和氧气分析仪(Maxtech Handi+)。

4.来自严重 NEC 患儿的肠道细菌存放在冰冻甘油中(见注意事项 1~3),获得匹兹堡大学机构审查委员会的批准。

5. 1.9 号单腔外周静脉置管置入深静脉(Utah Medical Products)。

6. NEC 配方奶 (按 2:1 配制——雅培 Similac Advance OptiGRO 含铁婴儿配方奶:赐美乐专用犬替代奶,见注意事项 4)。

7.高压灭菌 LB 肉汤培养基。

8. LPS:重组 LPS 来自大肠杆菌 O127。B8,10mg/mL 溶于去除 $CaCl_2$ 和 $MgCl_2$ 的 Dulbecco 磷酸盐缓冲液,−20℃下储存。

9.摇床设置为 150rpm,37℃。

10. 15mL 双向盖的培养管。

11. 50mL 锥形管。

12. 1.7mL 微量离心管。

13.红外线分光光度计,1cm 比色皿。

14.半微量 1.7mL 比色皿。

15. 1mL 注射器。

16.聚苯乙烯 100mm×15mm 培养皿。

17. 10%中性甲醛。

18. RNAlater™ 试剂(Invitrogen)。

19.解剖工具:剪刀,钳子和解剖针。

20.可重复利用的 24 号灌胃针。

21. Macrosette 大体组织盒/组织包埋盒。

22.乙醇,异丙醇,氯仿。

23.钢珠和组织研磨机 TissueLyser LT (Qiagen)。

24. TRIzol™ 试剂(Invitrogen)。

25.糖原。

26. QuantiTec Reverse Transcription 逆转录试剂盒(Qiagen)。

27. IQ SYBR Green Supermix 试剂(Bio-Rad)。

28.密封膜。

29.实时 PCR(qPCR)检测系统。

30.分光光度计:用于检测核酸浓度。

3 实验方法

3.1 新生小鼠 NEC 模型概述

1.模型制作前一天,取出肠道菌群的冷冻瓶,用无菌移液管头轻轻刮取少量细菌甘油(见注意事项 1 和 2)。

2.将细菌块移入预置 2mL LB 的培养管,摇床培养过夜(见注意事项 3)。

3.次日早 7 点,接种 50μL 培养过夜的细菌样本至 2 个预置 20mL 肉汤 LB 培养基的培养瓶中。

4.上述培养瓶摇床 37℃,150rpm 培养至少 2h。

5.在动物房,将 4 日龄的 C57BL/6 新生鼠随机分到两个实验组。第一组,新生鼠全程与母鼠同笼饲养(阴性对照);第二组,新生鼠与母鼠分笼,称重,饲养于37℃早产保温箱。

6.使用分光光度计和1cm比色皿检测培养2h后培养基中600nm处的吸光度值,OD_{600nm}应约为0.6(对应细菌生长的指数期)。

7.当达到合适的OD_{600nm},将细菌转移至50mL的锥形管中,3000×g离心10min,弃置上清液。

8.用1mL PBS重悬细菌沉淀。

9.将2mL细菌混入20mL的NEC配方奶。

10.根据当日小鼠的平均体重,LPS预先涡旋混匀至少5min后加入配方奶[2.5μg/(g·bw)]。

11.早晨10点,用1mL注射器抽取NEC配方奶,接到用于灌胃的PICC导管上。

12.经口灌胃,轻轻抓起小鼠颈背部的松弛皮肤,将1.5cm的PICC管从口腔经由食管插入胃中(图9.1A),80μL配方奶缓慢灌胃。之后移去PICC管,确保小鼠正常呼吸。

13.下午1点、4点、7点以及10点重复灌胃。

14.下午1点和7点灌胃后,给予小鼠间断缺氧刺激。小鼠被放置在缺氧舱(95%氮气和5%氧气)中10min(见注意事项5)。

15.将小鼠放回笼里,置于早产保温箱。

16.灌胃间歇需要严密观察有无窒息、发绀和腹胀等情况。一旦小鼠出现上述症状,就应该依据IACUC政策实施安乐死。

17.下午3点,按照实验步骤1和2为第2天的实验准备细菌培养液。

18.第2天早晨7点灌胃前重复实验步骤3和4。

19.第2和第3天早晨7点,首先为小鼠称重,然后灌胃80μL配方奶(前一天配制)。

20.重复实验步骤6~17。

3.2　处死动物及收集组织样本

1.第4天早晨,记录体重后,根据IACUC政策对小鼠实施安乐死。

2.沿腹腔中线纵向切开,暴露肠道。

3.仔细定位,并切除整个小肠。

4.将小肠放在预置冷PBS的培养皿里。

5.切除回肠末端(约2.5cm)。

6.切下回肠末端的一小片,放在RNA

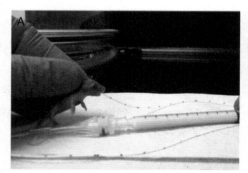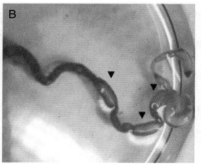

图9.1　(A)4日龄小鼠经由PICC管灌胃。(B)NEC小鼠模型的小肠和结肠。消化道末端大量积气(箭头所示),肠壁薄、脆弱、透明。

later™ 试剂中,准备做转录分析(详见 3.3)。

7.用 10%甲醛经 24 号灌胃针冲洗回肠末端(见注意事项 6)。

8.将组织放在组织盒/包埋盒中,并将其放在预置 10%甲醛的容器中。

9.固定 24h 后,用 70%乙醇代替甲醛。

10.石蜡包埋肠切片,尽可能将切片放平整。

11.将组织切成薄片(5μm),HE 染色后进行组织学评估。

3.3 肠道组织 RNA 提取,cDNA 合成和转录分析

1.每个样本加入 1mL 的 TRIzol™ 试剂。

2.每个试管加一个钢珠,用 Qiagen TissueLyser 研磨混匀样本(每秒振动 50 次,7min)。确保小肠组织被充分研磨混匀。

3.将组织匀浆转移到 1.7mL 微量离心管,每管加 200μL 氯仿。

4.上下颠倒试管混匀 10 次,并在室温孵育 5min。

5.样本 19350×g 离心 15min。

6.匀浆分成 3 层。将最上层转移到新的 1.7mL 微量离心管,加 500μL 异丙醇和 3μL 糖原。轻轻颠倒试管混匀 10 次。

7.样本–20℃下孵育 20min。

8.样本 19350×g 离心 15min。

9.弃置上清液,沉淀物中加 0.5mL 的75%乙醇。

10.样本 19350×g 离心 5min。

11.弃置上清液,沉淀物干燥至少 15min。

12.加 50μL 不含 RNA 酶的超净水,使用分光光度计测 RNA 浓度,之后储存在 –80℃下。

13.根据操作手册,用 QuantiTec 逆转录试剂盒合成 cDNA。

14.根据操作手册,用 IQ SYBR Green Supermix 做 qPCR。引物如下:

Il1b 正向引物:AGTGTGGATCCCAAG-CAATACCC。

Il1b 反向引物:TGTCCTGACCACT-GTTGTTTCCCA。

Cxcl2 正向引物:TCCAGAGCTTGAGTGT-GACG。

Cxcl2 反向引物:CTTCCGTTGAGG-GACAGCAG。

RegIIIg 正向引物:GTACCCTGTCAA-GAGCCTCA。

RegIIIg 反向引物:TGTGGGGAGAAT-GTTCCCT。

RPLO 正向引物:GGCGACCTGGAAGTC-CAACT。

RPLO 反向引物:CCATCAGCACCACAGC-CTTC。

进行 qPCR 反应,起始 95℃变性 3min,之后按以下步骤循环 40 次:95℃解链 10s、55℃退火 10s、72℃延伸 30s。记录溶解曲线,排除引物二聚体形成。

3.4 检测 NEC 样肠道病理损伤

上述 NEC 样肠损伤模型中,C57BL/6 小鼠的死亡率为 30%~50%(见注意事项 7 和 8)。尸检时,小鼠 NEC 模型中可见消化道远端大量积气(见图 9.1B)。肠道积气同时伴有肠壁薄而透明,甚至肠穿孔。显微镜下病理类似 NEC 患者的病理表现(图 9.2A):回肠末端显示肠黏膜轻度至完全破坏。根据疾病严重程度,回肠散在分布各种程度的组织损

伤,轻者为绒毛顶端的轻度损伤,严重者呈现整个肠壁的透壁性坏死。对比阴性对照组,NEC 组的这些组织病理损伤与显著上调的炎症因子和抗菌肽有关, 如 IL–1β、CX-CL2、Reg3g(图 9.2B)。这些组织学和转录模式在 NEC 患儿肠组织中也能被观察到[18,19]。

4　注意事项

1.肠道细菌是从 NEC 患儿切除的肠组织中取得粪便,过夜培养得到的。过夜培养后的细菌离心,弃置上清液,重悬于 50% 甘油后,储存于–80℃下。

2.冻存的细菌避免反复冻融。

3.应该同时培养一个预置 3mL 无菌 LB 的培养管过夜,作为阴性对照,以确保没有细菌污染。

4.不要使用陈旧的犬奶粉和婴儿配方奶。

5.如果小鼠在缺氧舱内表现出窒息,轻轻晃动缺氧舱来刺激小鼠的呼吸反射。如果在缺氧处理后窒息,可以通过挤压小鼠尾巴末端来刺激呼吸反射。

6. NEC 样肠病的小鼠肠道非常脆弱,因此,冲洗肠道时要特别轻柔,避免导致组织进一步损伤。

7.在解剖时要确认小鼠食管完整和肺内是否有配方奶误吸。小鼠食管破裂或气道内误吸配方奶, 将被认为是技术性死亡,应从研究中剔除。

8.在易感小鼠种类中,该 NEC 方案可能会导致死亡率高于 50%,此时需要降低 LPS

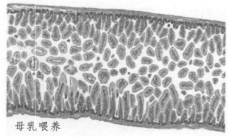
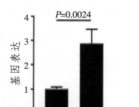
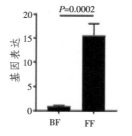
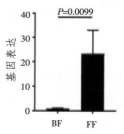

图 9.2 (A)新生小鼠的回肠远端免疫组化,对照组(母乳喂养,BF)和 NEC 组(配方奶喂养,FF)。(B)新生小鼠回肠的 I1b,Cxcl2 and Reg3g 的 mRNA 基因表达,对照组(母乳喂养,BF)和 NEC 组(配方奶喂养,FF)。使用双尾 Student *t* 检验计算统计学差异。

或细菌浓度,从而减轻疾病的严重程度。

致谢

本研究 MG 由美国国立卫生研究院项目 K08DK101608、R03DK111473、R01DK 118568 和 March of Dimes 基金项目 No. 5-FY17-79 资助,获得华盛顿大学儿童研究所和圣路易斯儿童医院,华盛顿大学圣路易斯医学院儿科支持。Belgacem Mihi,Wyatt E. Lanik 和 Qingqing Gong 对本研究亦有贡献。

(崔妍 译 谢克亮 沈悦好 校)

参考文献

1. Tanaka M, Nakayama J (2017) Development of the gut microbiota in infancy and its impact on health in later life. Allergol Int 66:515–522
2. Warner BB, Tarr PI (2016) Necrotizing enterocolitis and preterm infant gut bacteria. Semin Fetal Neonatal Med 21:394–399
3. Mihi B, Good M (2019) Impact of toll-like receptor 4 signaling in necrotizing enterocolitis: the state of the science. Clin Perinatol 46:145–157
4. Neu J, Walker WA (2011) Necrotizing enterocolitis. N Engl J Med 364:255–264
5. Good M, Sodhi CP, Hackam DJ (2014) Evidence-based feeding strategies before and after the development of necrotizing enterocolitis. Expert Rev Clin Immunol 10:875–884
6. Good M, Sodhi CP, Egan CE et al (2015) Breast milk protects against the development of necrotizing enterocolitis through inhibition of toll-like receptor 4 in the intestinal epithelium via activation of the epidermal growth factor receptor. Mucosal Immunol 8:1166–1179
7. Good M, Sodhi CP, Yamaguchi Y et al (2016) The human milk oligosaccharide 2′-fucosyllactose attenuates the severity of experimental necrotising enterocolitis by enhancing mesenteric perfusion in the neonatal intestine. Br J Nutr 116:1175–1187
8. Denning NL, Prince JM (2018) Neonatal intestinal dysbiosis in necrotizing enterocolitis. Mol Med 24:4
9. Watkins DJ, Besner GE (2013) The role of the intestinal microcirculation in necrotizing enterocolitis. Semin Pediatr Surg 22:83–87
10. Yazji I, Sodhi CP, Lee EK et al (2013) Endothelial TLR4 activation impairs intestinal microcirculatory perfusion in necrotizing enterocolitis via eNOS-NO-nitrite signaling. Proc Natl Acad Sci U S A 110(23):9451–9456
11. Sodhi C, Richardson W, Gribar S et al (2008) The development of animal models for the study of necrotizing enterocolitis. Dis Model Mech 1:94–98
12. Sulistyo A, Rahman A, Biouss G et al (2018) Animal models of necrotizing enterocolitis: review of the literature and state of the art. Innov Surg Sci 3:87–92
13. Zhang C, Sherman MP, Prince LS et al (2012) Paneth cell ablation in the presence of Klebsiella pneumoniae induces necrotizing enterocolitis (NEC)-like injury in the small intestine of immature mice. Dis Model Mech 5:522–532
14. Ginzel M, Feng X, Kuebler JF et al (2017) Dextran sodium sulfate (DSS) induces necrotizing enterocolitis-like lesions in neonatal mice. PLoS One 12:e0182732
15. MohanKumar K, Namachivayam K, Cheng F et al (2017) Trinitrobenzene sulfonic acid-induced intestinal injury in neonatal mice activates transcriptional networks similar to those seen in human necrotizing enterocolitis. Pediatr Res 81:99–112
16. MohanKumar K, Kaza N, Jagadeeswaran R et al (2012) Gut mucosal injury in neonates is marked by macrophage infiltration in contrast to pleomorphic infiltrates in adult: evidence from an animal model. Am J Physiol Gastrointest Liver Physiol 303:G93–G102
17. Good M, Sodhi CP, Ozolek JA et al (2014) Lactobacillus rhamnosus HN001 decreases the severity of necrotizing enterocolitis in neonatal mice and preterm piglets: evidence in mice for a role of TLR9. Am J Physiol Gastrointest Liver Physiol 306:G1021–G1032
18. Ballance WA, Dahms BB, Shenker N et al (1990) Pathology of neonatal necrotizing enterocolitis: a ten-year experience. J Pediatr 117:S6–S13
19. MohanKumar K, Namachivayam K, Ho TT et al (2017) Cytokines and growth factors in the developing intestine and during necrotizing enterocolitis. Semin Perinatol 41:52–60

第 **10** 章

全层烫伤合并后续创面及全身细菌感染小鼠模型

Antonio Hernandez, Naeem K. Patil, Julia K. Bohannon

1 概述

尽管应用了局部和全身抗生素治疗,感染仍然是烧伤患者从最初的休克期复苏后,住院时间延长和死亡的最常见因素[1]。烧伤患者感染的易感因素很复杂。众多研究表明严重的烧伤会导致免疫功能障碍,从而增加宿主严重感染的风险[2-4]。皮肤屏障破坏和耐药菌的产生也是导致感染的危险因素[5,6]。2013 年,美国疾病预防控制中心(CDC)列出了 2 种已知最常见的威胁烧伤患者生命的耐药致病微生物——铜绿假单胞菌和金黄色葡萄球菌,因此需要加强对这两者的监控和预防措施[7-9]。模拟临床烧伤后感染和脓毒症的动物模型有助于了解严重烧伤后的免疫功能障碍,针对性研发增强感染抵抗力的治疗方法。

本章介绍一种非常成熟的小鼠烧伤模型[10-13]。在异氟醚麻醉下,小鼠背部皮肤备皮,用 98℃水烫 10s 之后液体复苏,从而构建一个烧伤面积为总体表面积(TBSA)30%~

40%的模型。为了造成烧伤后的创面感染,烧伤后第 4 天将 1×10^6~1×10^8 CFU 的铜绿假单胞菌接种到皮肤创面上。接种 3~6 天后,BALB/c 小鼠会出现感染,并播散至全身循环和脏器[10,11,14]。铜绿假单胞菌是一种高耐药性的院内获得性感染致病菌,特别是在烧伤患者中[15,16]。CDC 将铜绿假单胞菌定义为院内获得性感染最常见的原因之一,同时这种细菌因耐药性极强而受到关注。Williams 团队对加尔维斯顿圣地兄弟会医院的一组儿科烧伤患者进行队列研究,发现 47%的烧伤患儿死亡由脓毒症导致,而 73%的患者脓毒症是由耐药菌感染引起的。在此研究中,64%的耐药菌导致的患儿死亡是由于感染了铜绿假单胞菌[17]。

金黄色葡萄球菌是常见于烧伤患者的革兰阳性致病菌之一[18]。与铜绿假单胞菌类似,金黄色葡萄球菌因极易产生耐药性而被 CDC 认定为高危致病菌[7-9]。之前的研究显示,烧伤后静脉注射金黄色葡萄球菌会导致相应的并发症和死亡[19]。本章介绍的烧伤模型中使用的金黄色葡萄球菌菌株仅接种在创面局部，不会导致血行感染和脓毒症，但是如果静脉注射，则会导致致命的全身感染。既往研究报道，金黄色葡萄球菌是烧伤后脓毒症患者血培养最常见的菌种[20]。

综上所述，本章介绍了一种成熟的全层皮肤烧伤小鼠模型。随后，还介绍了两种临床常见的烧伤后感染模型。很多其他的耐药菌感染也会导致严重烧伤后死亡和并发症，包括不动杆菌、真菌(念珠菌和曲霉菌等)等病原体[20]。虽然本章并未涉及这些致病菌，但它们在烧伤后感染中的致病作用仍值得被重视。

2 实验材料

2.1 烧伤

1.水浴。

2. 40 号刀刃的电动剃须刀

3.烧伤平台:采用能够耐受沸水的硬塑料制作平台(图 10.1)。平台的规格应该根据不同小鼠大小和预设的烧伤面积来调整。理想的平台应该能够容纳 10~12 周龄、25g 左右的小鼠,诱导 30%~40% 的 TBSA 烧伤。体表面积应该根据离体小鼠表皮面积计算,然后根据体重计算的体表面积来确认[21]。

4. 12mL 注射器。

5.无菌生理盐水(NS)。

6.无菌乳酸林格液(LR)。

7. 26G 和 23G 针头。

8. 2×2 英寸的乙醇棉签。

9.麻醉:异氟醚。

10.镇痛:丁丙诺啡。

11.有塑料管道的麻醉机。

12.计时器。

13.纸巾。

14.无菌鼠笼。

2.2 感染

1.铜绿假单胞菌(American Type Culture and Collection,ATCC 19660)。

2.金黄色葡萄球菌(ATCC 25923)。

3.结核菌注射器,0.5mL,27G 针头。

4.胰蛋白酶琼脂平板(根据 Sigma Aldrich #22091 使用说明制备)。

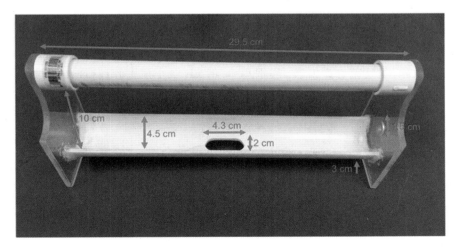

图 10.1　用于小鼠皮肤烧伤模型的平台原型。所有的长度单位为 cm。

5.胰蛋白酶大豆肉汤。

6.培养皿。

7. T 或 L 形的涂菌棒。

8.聚苯乙烯离心管(15mL 和 50mL)。

9.离心机。

10.漩涡振荡器(包括振荡器和底座)。

11.玻璃或塑料烧瓶(125mL)。

12.移液管(100μL,200μL 和 1mL)和无菌管头。

13.细菌培养箱。

3　实验方法

3.1　材料准备

1.脊柱保护:每只小鼠需要 1mL 的0.9% NS。用 2×2 英寸的乙醇棉签消毒无菌 NS 袋的取样口,21g×1.5 英寸无菌针头抽取 NS 至 12mL 注射器。根据小鼠的数目准备适当量的 NS 和注射器。

1.腹腔内液体复苏:每只小鼠需要 2mL 的 LR。用 2×2 英寸的乙醇棉签消毒无菌 LR 袋的取样口,23g×1 英寸无菌针头抽取 LR 至 12mL 注射器。根据小鼠的数目准备适当量的 LR 和注射器。

2.准备丁丙诺啡 0.1mg/kg,吸入带 26g× 10mm 针头的 1mL 结核菌素注射器。根据小鼠的数目准备适当量的丁丙诺啡和注射器。

3.2　麻醉和镇痛准备

1.在烧伤前 30min,颈背部皮下注射丁丙诺啡 0.1mg/kg。

2.将小鼠转入麻醉舱。

3.麻醉机接入氧气流速为 1L/min 的新鲜气体,2.5%异氟醚麻醉小鼠。

3.3　烧伤

1.从麻醉舱取出一只小鼠,俯卧位,小鼠鼻子保持在接头上, 吸入 2.5%异氟醚维持麻醉。

2.剪去小鼠背后的毛。

3.在整个脊柱皮下注射 1mL NS(从颈部到骶尾)。

4.将小鼠仰卧放在烧伤平台,暴露将要烧伤的皮肤(图 10.2)。

5.立即将小鼠鼻子放置在连接麻醉机的接头上, 整个烫伤诱导过程保持吸入 2.5%异氟醚和 1L/min 氧气维持麻醉。

6.保证备皮后的皮肤突出于烧伤平台的小窗上。

7.保证小鼠耳朵在烫伤窗的上面,避免不必要的损伤。保证烫伤窗紧密贴合,防止热水从窗的周边溢出。

8.保证水温>97.0℃并<99.0℃。

9.精确地将小鼠的烫伤窗浸入热水中 10s,计时器计时。

10.时间到后,马上将小鼠移离水浴,纸巾吸干烧伤区的水,避免持续的损伤。

11.乙醇棉签擦拭小鼠腹部。

12.根据 Parkland 烧伤方案,注射 2mL 的 LR 至小鼠腹腔进行液体复苏[22]。

13.小鼠单独分笼饲养,俯卧位,防止烧伤创面污染(见注意事项 1)。

14. 30%~40%的 TBSA 烧伤(图 10.3)。

15.监测小鼠直至其从麻醉中苏醒。

16.再次评估烧伤小鼠,烧伤后 8~12h 或必要时,使用 0.1mL(0.1mg/kg)的丁丙诺啡皮下注射。

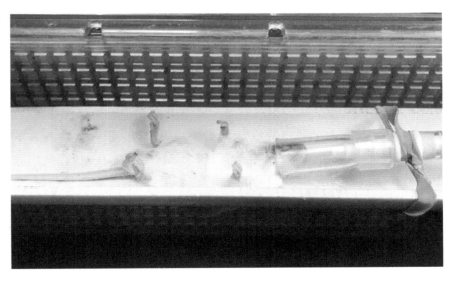

图 10.2　带小鼠和麻醉装置的诱导烧伤平台。

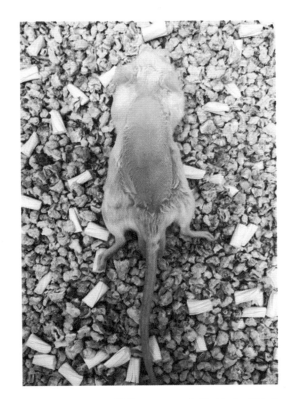

图 10.3　23g,10 周龄 BALB/c 小鼠 30%~40%的 TBSA 烧伤。

3.4　铜绿假单胞菌和金黄色葡萄球菌的培养准备

1.细菌培养前准备:接种前 3 天,解冻复活储存于-80℃下的铜绿假单胞菌和金黄色葡萄球菌菌株。解冻菌种放入烧瓶,烧瓶中加入 30mL 冰冻的 TSA 肉汤培养基。将烧瓶盖旋松,置于摇床,37℃下 200rpm 摇菌 22h(需准确)。

2. 22h 摇菌后,将其分装至 50mL 的锥形管。

3. 4℃下 5000×g 离心 15min。

4.弃置上清液,轻弹试管将沉淀物打散。

5. 30mL 无菌 NS 清洗沉淀物,并振荡混匀重悬。

6. 4℃下 5000×g 离心 15min。

7.弃置上清液,轻弹试管将沉淀物打散。

8.加 2.5mL 无菌 NS 清洗沉淀物,并振荡混匀重悬。得到活菌原液。

9.无菌 NS 阶梯稀释,为涂板做准备。

10^{-2}:9.9mL NS+0.1mL 原液(2.5mL),振荡混匀;

10^{-4}:9.9mL NS+0.1mL 10^{-2} 稀释的培养液,振荡混匀;

10^{-6}:9.9mL NS+0.1mL 10^{-4} 稀释的培养液,振荡混匀;

10^{-8}:9.9mL NS+0.1mL 10^{-6} 稀释的培养液,振荡混匀;

10. 0.1mL 的 10^{-8} 稀释培养液涂板 2 块培养皿(根据说明书的流程制作),完全平涂,置于培养箱。

11. 10min 后,倒置培养皿,培养过夜。

12.第 2 天,2 块培养皿菌落计数,计算平均值。

13.计算原液 CFU:

平均菌落数×稀释倍数(10^8)×10(涂板稀释)=原液 CFU

根据接种的需要适当稀释(见注意事项 2)。

3.5 铜绿假单胞菌烧伤创面感染

1.准备 $1\times10^6\sim1\times10^8$ CFU 的菌液溶于

0.05mL 的无菌 NS 做创面接种。根据上述流程稀释活菌原液(见注意事项 3 和 4)。

2.烧伤后第 4 天(见注意事项 5),用2.5%异氟醚麻醉小鼠。

3.在创面中心用移液管接种菌液,并用管尖均匀涂菌,周围留约 3mm 的空白区域(因为该区域可能不是全层烧伤)。

4.将小鼠置于俯卧位,有利于保持菌液稳定接种,直至小鼠麻醉苏醒。

5.小鼠创面感染及导致全身感染后,活动能力受限,鼠笼内需放置湿润软化的食物来为其补充营养。

6.监测小鼠至其苏醒。

3.6 烧伤后金黄色葡萄球菌全身血行性感染

1. 1×10^8 CFU 的菌液溶于 0.2mL 的 NS 用于静脉注射。稀释方法见上述步骤。

2.烧伤后 4 天(见注意事项 5),振荡混匀菌液,结核菌素注射器抽取 0.2mL 的金黄色葡萄球菌稀释液,在 2.5%异氟醚麻醉下,阴茎静脉注射(图 10.4)[23]。如果是雌鼠,则采用尾静脉注射。

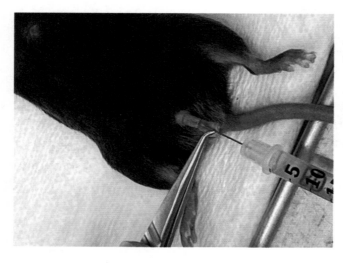

图 10.4 阴茎静脉注射。小鼠在持续吸入异氟醚麻醉下。用镊子轻柔地拉出阴茎,用带 27G 针头的 0.5mL 结核菌素注射器进行阴茎静脉注射。

3.小鼠单独在一个鼠笼,监测至其苏醒。

4　注意事项

1.烧伤后小鼠必须单独分笼饲养,防止其他小鼠咬噬其烧伤创面

2.也可以通过用分光光度仪测算吸光度值计算细菌浓度。

3.进行小鼠烧伤创面铜绿假单胞菌感染模型操作时,接种的菌液浓度应该根据小鼠的大小、品系、烧伤面积以及菌种的致死性选择。由于这个可变性,需要在实际操作时优化至适当的剂量。本方案是根据 25~30g、10~12 周龄雄性 BALB/c 小鼠来制订的。

4.对于非烧伤、免疫完善的小鼠,如果要导致感染,菌株接种负荷需要显著增加。特别是烧伤创面感染模型,本文提到的细菌接种量无法在无烧伤创面上导致局部感染。

5.本文方案是为了在烧伤后第 4 天诱导铜绿假单胞菌和金黄色葡萄球菌感染而制订的。这刚好符合临床在烧伤后第 1 周最易发烧伤创面感染和血行感染的情况,且避开了烧伤后最初的 24~48h[18]。烧伤后感染的时间点可以根据实验需求更改,如果更改感染时间点,那么细菌接种的量也需要相应的更改。

致谢

本研究由 Julia K. Bohannon 的 NIH 基金项目 R01GM121711,Antonio Hernandez 的 NIH 基金项目 K08 GM123345,Naeem K. Patil 的休克学会奖金和 Vanderbilt 奖金资助。

（崔妍 译　谢克亮 沈悦好 校）

参考文献

1. Polk HC (1979) Supportive therapy in burn care. Consensus summary on infection. J Trauma 19:894–896
2. Murphey ED, Sherwood ER, Toliver-Kinsky T, Herndon D (2007) The immunological response and strategies for intervention. In: Total burn care. Saunders Elsevier, Philadelphia, PA, pp 310–324
3. Finnerty CC, Herndon DN, Chinkes DL et al (2007) Serum cytokine differences in severely burned children with and without sepsis. Shock 27:4–9
4. Fitzwater J, Purdue GF, Hunt JL et al (2003) The risk factors and time course of sepsis and organ dysfunction after burn trauma. J Trauma 54:959–966
5. Geyik MF, Aldemir M, Hosoglu S et al (2003) Epidemiology of burn unit infections in children. Am J Infect Control 31:342–346
6. Bang RL, Sharma PN, Sanyal SC et al (2002) Septicaemia after burn injury: a comparative study. Burns 28:746–751
7. Solomon SL, Oliver KB (2014) Antibiotic resistance threats in the United States: stepping back from the brink. Am Fam Physician 89:938–941
8. Allen J (2013) The threat of antibiotic resistance. Geriatr Nurs 34:519–520
9. Hampton T (2013) Report reveals scope of US antibiotic resistance threat. JAMA 310:1661–1663
10. Bohannon JK, Luan L, Hernandez A et al (2016) Role of G-CSF in monophosphoryl lipid A-mediated augmentation of neutrophil functions after burn injury. J Leukoc Biol 99:629–640
11. Bohannon J, Cui W, Cox R et al (2008) Prophylactic treatment with fms-like tyrosine kinase-3 ligand after burn injury enhances global immune responses to infection. J Immunol 180:3038–3048
12. Bohannon J, Cui W, Sherwood E et al (2010) Dendritic cell modification of neutrophil responses to infection after burn injury. J Immunol 185:2847–2853
13. Bohannon JK, Luan L, Hernandez A et al (2015) Role of G-CSF in monophosphoryl lipid A-mediated augmentation of neutrophil functions after burn injury. J Leukoc Biol 99(4):629–640
14. Toliver-Kinsky TE, Cui W, Murphey ED et al (2005) Enhancement of dendritic cell production by fms-like tyrosine kinase-3 ligand increases the resistance of mice to a burn

wound infection. J Immunol 174:404–410

15. Sun HY, Fujitani S, Quintiliani R et al (2011) Pneumonia due to Pseudomonas aeruginosa: part II: antimicrobial resistance, pharmacodynamic concepts, and antibiotic therapy. Chest 139:1172–1185

16. Williams FN, Herndon DN, Hawkins HK et al (2009) The leading causes of death after burn injury in a single pediatric burn center. Crit Care 13:R183

17. Williams FN, Herndon DN, Hawkins HK et al (2009) The leading causes of death after burn injury in a single pediatric burn center. Crit Care 13:R183

18. Church D, Elsayed S, Reid O et al (2006) Burn wound infections. Clin Microbiol Rev 19:403–434

19. Patil NK, Luan L, Bohannon JK et al (2018) Frontline science: anti-PD-L1 protects against infection with common bacterial pathogens after burn injury. J Leukoc Biol 103:23–33

20. Branski LK, Al-Mousawi A, Rivero H et al (2009) Emerging infections in burns. Surg Infect 10:389–397

21. Traber DL, Barrow RE, Herndon D (2001) Animal models of burn injury. In: Souba W, Wilmore D (eds) Surgical research. Academic Press, San Diego, pp 367–377

22. Mehta M, Tudor GJ (2020) Parkland Formula. StatPearls, Treasure Island, FL

23. Nebendahl K, Hauff P (2011) Drug administration. In: Kiessling F, Pichler BJ (eds) Small Animal Imaging: Basics and Practical Guide. Springer, Berlin, pp 93–116

第 11 章

小鼠重症监护病房

Tamara Merz, Sandra Kress, Michael Groger, Peter Radermacher, Oscar McCook

1 概述

1.1 为什么需要小鼠重症监护病房 (MICU)?

20 年前,一位对 ICU 产生过深远影响的学者 Daniel Traber 就曾经指出,没有任何一位重症监护医生会认可不接受复苏的脓毒症患者数据,也不会认可来自 ICU 研究(不包括液体复苏、血压或心率监测)的药物药效学数据[1]。然而,最近的 MQTiPSS 国际专家共识报告称,在 2003—2017 年引用率最高的研究中,超过 70%没有给予动物液体复苏,不足 30%提供了液体复苏,其中只有 3%的研究以某个器官的灌注功能作为复苏的目标[2,3]。尽管如此,早在 1999 年,Daniel Traber 就曾提出"未接受液体复苏、血流动力学监测的脓毒症患者的病理生理和结局是完全不同的"[1]。很多临床前研究的失败[4],都反映了临床前研究与临床实际情况的显著差异,限制了它们的潜在影响和转化价值[3]。2001 年,Hollenberg 团队证实了基础复苏的重要性,发现多菌脓毒症小鼠模型中,

简单地给予液体复苏和抗生素就能够使其 48h 存活率从 0 上升至 46%,这与临床实际情况相近[5,6]。在脓毒症中最常用的复苏液体是生理盐水(0.9%氯化钠),其易导致高氯性代谢性酸中毒[7,8]。最近,平衡盐溶液已经在临床前和临床模型中应用,两类模型均显示其能够减少高氯性代谢性酸中毒、急性肾损伤、炎症和死亡的风险[7,8]。最近的 MQTiPSS 国际专家共识推荐使用等渗的平衡晶体液复苏[3,7,8]。为了推进相关的转化医学,必须尝试更为复杂的动物模型,从而能够尽可能地接近目前 ICU 内的临床情况[4,6]。

在患者遭受危及生命的器官功能衰竭时,ICU 能够通过严密监护、提供强化和专业医疗手段以及器官功能支持来帮助维持生命[9]。例如,根据"脓毒症救治指南"治疗脓毒症患者的基本措施,如麻醉、抗生素、血糖和体温管理、"肺保护性"机械通气、根据需要(目标平均动脉压)进行血流动力学监测、适当的液体复苏和使用血管活性药/正性肌力药[人类达到平均动脉压 65mmHg(1mmHg≈0.133kPa),或者小鼠达到 55mmHg[12]][6]。随着技术进步,已可以使用小鼠模拟 ICU,可以通过小型仪器,如穿刺管、血管内血流探头

和小动物器械通气管路等，建立"小鼠ICU"[6]。

例如，静脉置管能为动物提供深度麻醉、晶体液、儿茶酚胺类药物、稳定的同位素和实验药物；动脉置管能用于反复采集血样（血气分析，是ICU内"患者管理"的必备指标）、监测血压和心率甚至左心室功能（如果连接压力传感器）；膀胱置管便于收集尿液标本。大血管和微血管的血流探头能够提供组织氧供和血流的信息：微血管灌注、毛细血管血红蛋白含量以及氧饱和度[13]。这些信息都被证明与脓毒症的研究相关，例如，目前存在争议的一个问题，器官功能衰竭是与组织缺氧（供氧不足）有关，还是与细胞不能利用氧有关[14,15]。得益于MICU，Merz团队在盲肠结扎穿孔脓毒性休克模型中多次测量血气分析并滴定式使用去甲肾上腺素至MAP≥55mmHg[16]。由此，不仅能够判定动物是脓毒症，而且还满足"脓毒症3.0"指南针对脓毒症休克提出的急性循环衰竭标准：血乳酸>2mmol/L，即使有足够的液体复苏也需要使用[11,16]儿茶酚胺类药物维持MAP的顽固性低血压，从而可以诊断为脓毒性休克。此外，利用大血管和微血管的血流量探头，初步判定肝损伤实际上是由线粒体活性降低引起的，而不是组织氧供不足[16]。

肺保护性机械通气是ICU内一项标准的生命支持策略[15,17]，也是上述实验中维持适当的组织氧供的核心[16]。因此，机械通气是该转化性实验的基本要素。事实上，在机械通气研究中，有一个临床前研究结果非常有意义，为临床实践带来了革新。在大鼠机械通气实验中（45cmH$_2$O气道峰压），发现"吸气末肺过膨胀是呼吸机相关肺损伤（VILI）的主要决定因素"，从而可以"减少潮气量（临床上）并提高ARDS患者的生存率"[18,19]。更重要的是，这项来源于大鼠模型的简单临床实践改进[20]，改善了众多重症患者的结局，比许多大型、昂贵的临床药物实验还要有效[18,19]。

最近的MQTiPPS国际专家共识给出了另外一个建议，就是在临床前研究中加入伴发慢性病的因素[2]。其实，这并不是一个新的概念，学者们早就提出将高龄[21]、基因多样性、性别[22]、伴发疾病、二次打击[23,24]以及慢性暴露[25]等实验因素加入动物建模中[4,26]。一项流行病学研究报道，成年脓毒症患者如果并发慢性疾病，其死亡率将升高3.5倍[27]。

通过在动物模型中实施ICU的监测、治疗和器官支持，可以重现一个被临床前脓毒症模型忽视的关键因素。既往大多数动物实验将死亡作为观察终点，而MICU则纳入了关键的治疗因素，这个巨大的进步为动物研究提供了除急性死亡和康复以外的可能性[6]。尽管MICU会显著增加实验的复杂性，但对于缩小临床前实验和真实患者之间差距却至关重要[6]。

2 实验材料

2.1 用于动物护理的药物和试剂

1.眼药膏。
2.麻醉药物：氯胺酮、咪达唑仑、芬太尼。
3.晶体液：平衡电解质液。
4.胶体液：羟乙基淀粉平衡电解质液。
5.血管活性药：去甲肾上腺素。

2.2 外科设备（图11.1C）

1.手套。

2.棉签。

3.纱布。

4.缝合针线。

5.注射器。

6.三通。

7.置管:静脉置管,左心室置管(1.4F,带压力传感器)。

8.机械通气管和连接管。

9.血流量探头。

10.玻璃毛细管,磁珠,以及血气分析针头帽。

2.3　设备(图 11.1A,B)

1.备皮剃毛器。

2.显微外科器械:外科剪、外科钳、持针器。

3.立体显微镜。

4.速率控制输液泵。

5.闭环温度控制系统(肛温探头,加热垫和有反馈环的温度计)。

6.小动物呼吸机和监护仪。

7.心脏/血压监护器(信号放大器)。

8.血气分析仪。

9.压力-容量模拟信号放大器。

3　实验方法

3.1　外科准备

1.准备操作空间(见图 11.1)。

2.小鼠称重(见注意事项 1)。

3.麻醉舱中七氟醚镇静小鼠(见注意事项 2)。

4.腹腔注射麻醉:氯胺酮 120µg/g,咪达唑仑 1.25µg/g,芬太尼 0.25µg/g(见注意事项3)。

5.手术部位剃毛备皮(见注意事项 4)。

6.使用眼药膏(见注意事项 5)。

7.持续用体温探头测量小鼠肛温。将小鼠放置于连接闭环温度控制系统的加热垫

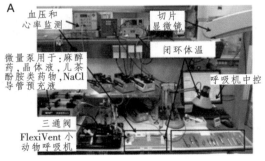

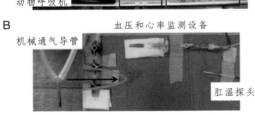

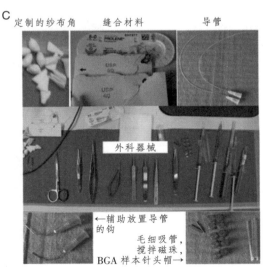

图 11.1　实验用小鼠重症监护病房图示。(A)MICU 的所有设备。左侧的黑色框提示安置小鼠的位置。外科无菌巾下预置加热垫。(B)小鼠操作台放大展示。(C)右侧黑框中外科器械和置管的放大展示。

(见注意事项 6)。

3.2　气管切开(图 11.2)

1.暴露气管:纵行切开气管上皮肤,之后钝性分离肌肉和组织(见注意事项 7,8 和图 11.2A)。

2.气管周围缝合 1 周,先不打结。

3.在气管上轻轻切开一个小切口,置入气管内导管(见注意事项 9,见图 11.2B,C)。

4.拉紧缝线打结,固定导管(见图11.2D),导管连接到呼吸机上。

5.进行肺复张(见注意事项 10 和 3.8)。

6.开始肺保护性机械通气[初始设置:$FiO_2=0.21$,呼吸频率 150 次/分,潮气量 4~6μL/g,吸气/呼气时间=1:2,呼气末压力(PEEP)=3cmH_2O,具体呼吸机设定调节方法见 3.8]。

3.3　右侧颈外静脉穿刺置管(图 11.3)

1.右侧颈外静脉上皮肤切开,钝性分离,暴露大约 7mm 的静脉(见图 11.3A)。

2.准备 2 个结扎:微创血管钳夹起静脉,结扎线从静脉下方绕过,不打结(见注意事项 11,见图 11.3B)。

3.近心端结扎线打一个外科结结扎。

4.弯头外科显微剪在结扎处远端剪开静脉(见注意事项 12)。

5.静脉置入导管 1~2cm(见注意事项13,见图 11.3C~E)。检测是否能够顺畅抽取血液。之后 2 个外科结完成第 2 个结扎(2 个外科结,见图 11.3F)。重新检查通畅性。

6.静脉输注氯胺酮 100~150μg/(g·h),咪达唑仑 0.2~0.3μg/(g·h),芬太尼 1~1.25μg/(g·h)(见注意事项 14)。

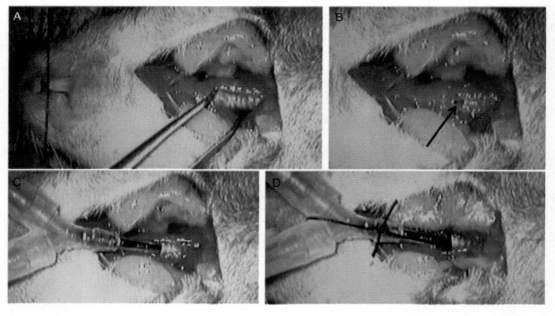

图 11.2　气管内插管。(A)暴露气管;(B)剪开气管(箭头所示);(C)气管内插管;(D)缝线缝合固定导管。

3.4　右侧颈动脉穿刺置管

1.右侧颈动脉外皮肤切开,钝性分离,暴露动脉(见注意事项 15 和 16)。

2.将动脉与迷走神经分离。

3.暴露大约 7mm 的动脉(图 11.4A)。

4.准备 2 个结扎(类似颈静脉置管,图 11.4B,C)。

5.远心端结扎线打一个外科结结扎(见图 11.4B,C)。

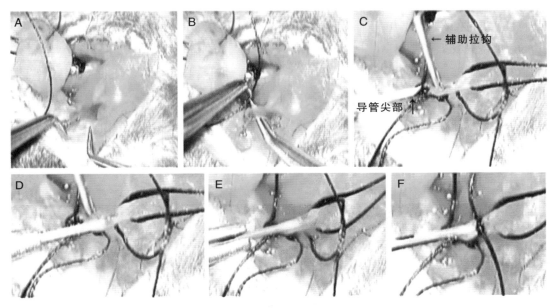

图 11.3　放置颈内静脉导管。(A)暴露颈内静脉;(B)准备结扎;(C)剪开;(D)置入导管;(E)导管放置到位;(F)固定导管。

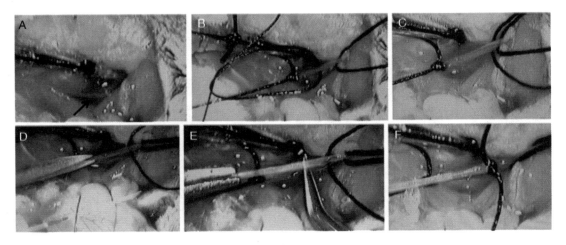

图 11.4　放置右侧颈动脉导管。(A)暴露颈动脉(箭头所示);(B)放置缝线;(C)缝线打结阻断;(D)剪开;(E)置入导管;(F)确认导管放置到位。注:也可以放置带压力和电导传感器的左心导管。

6.将近心端扎紧(靠近心脏),保证动脉阻断(见注意事项17)。

7.用弯头外科显微剪在结扎处远端剪开动脉(图11.4D)。

8.动脉置入导管,穿过结扎部位(见注意事项18和19,图11.4E)。

9.确认导管位置和结扎点,加压打结固定(见注意事项20,图11.4F)。

10.冲洗导管保证畅通。

11.导管连接血流动力学监测仪器。

3.5 膀胱置管(见注意事项21,图11.5)

1.膀胱上腹部正中切口(0.7mm)。

2.膀胱造瘘置管。

3.6 门静脉血流监测(1.5SL)

推荐采用以下步骤(见注意事项22,图11.6):

1.腹部横切口。

2.确认并暴露门静脉(见注意事项23)。

3.门脉旁置入血管周流量监测探头(见注意事项24,见图11.6)。

4.探头连接多通道超声流量探测仪。

3.7 肠系膜上动脉(SMA)流量监测(0.7PSB)

推荐采用以下步骤(图11.7):

1.确认SMA(见注意事项22)。

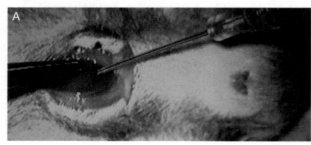
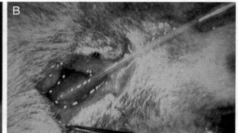

图11.5 放置膀胱导管。(A)暴露膀胱,并造瘘;(B)放置膀胱导管,并确认位置。

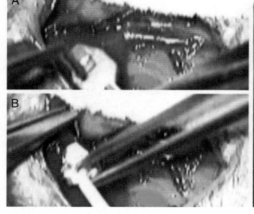
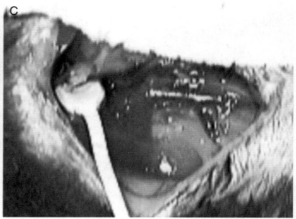

图11.6 放置门脉流量监测探头。(A)暴露门脉;(B)放置流量探头;(C)确认流量探头位置。

2.绕 SMA 准备 2 道结扎线(见颈静脉置管,见图 11.7A)。

3.放置血管周围流量监测探头并连接至多通道超声血流量监测仪。

4.去除结扎用缝线。

5.轻柔地将放置探头的小肠放回腹腔(见注意事项 25)。关于流量监测的更多信息见参考文献[13]。

3.8　患者管理

1.基本的 MICU 设置如图 11.8 所示。

2.在整个实验过程都要保持小鼠全身麻醉,来避免其焦虑,保证其能耐受伤害性刺激。静脉氯胺酮、咪达唑仑和芬太尼可以维持深度镇静。

3.每小时记录一次血流动力学指标、呼吸力学指标、血气、血酸碱度、血糖、血乳酸和体温。

4.血气测定用的 30μL 血液,可以采用玻璃毛细管从动脉导管采集。

5.小鼠经历深度麻醉和(或)创伤时,会表现出寒冷应激[28]。为了防止低温刺激,需要使用受控闭环体温系统来保持小鼠体温。

6. 为了维持血压目标（例如 MAP≥55mmHg）,需要根据情况静脉输注胶体液[10μL/(g·h)] 或去甲肾上腺素平衡盐溶液。实验中应该根据麻醉方式和小鼠种类选择合适的血压目标,本实验中采用 C57BL6 小鼠,根据文献,血压目标为 MAP≥55mmHg[12]。

7.初始机械通气设置:$FiO_2=0.21$,呼吸频率 150 次/分,潮气量 4~6μL/g,吸气/呼气时间=1:2,$PEEP=3cmH_2O$[24,25,29]。根据 ARDS 治疗指南,实验中的机械通气需要根据血气结果进行调整:呼吸频率应维持动脉血二氧化碳分压($PaCO_2$)在 30~40mmHg。PEEP 应该根据动脉血氧分压(PaO_2)调整[24,25,29]。

$PaO_2/FiO_2>300mmHg$:$PEEP=3cmH_2O$;

$PaO_2/FiO_2<300mmHg$:$PEEP=5cmH_2O$;

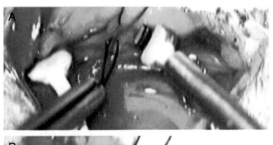
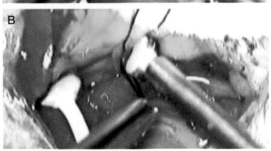
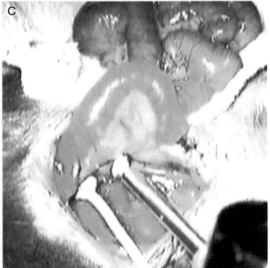

图 11.7　放置肠系膜上动脉流量监测探头。(A)暴露 SMA,预置缝线;(B)放置流量探头;(C)确认流量探头位置,并移除缝线。放回小肠。

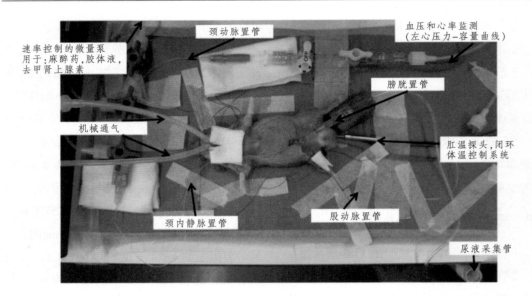

图 11.8 实验用小鼠重症监护病房。膀胱上的切口已缝合。咽喉部位的切口保持开放,用湿纱布覆盖。注:如果颈动脉放置了左心导管,股动脉可以用于采集血样。

$PaO_2/FiO_2 < 200mmHg$:$PEEP=8cmH_2O$。

8.肺复张策略(维持压力 18cmH_2O 达到 5s,每小时至少 1 次)来预防麻醉或者仰卧位导致的肺不张以及后续的肺顺应性下降。另外,根据血浆和尿液的肌酐浓度、结合尿量,就可以计算肌酐清除率,获得肾功能的数据。

4   注意事项

1.小鼠体重对于麻醉药剂量和呼吸机设置至关重要。

2.将 200~300μL 的七氟醚倒在纸巾上,放置于麻醉舱底端,把小鼠放进舱中,等待其镇静入睡。重点是需要一个用透明物质(例如玻璃)制作的麻醉舱,便于观察小鼠的麻醉效果。

3.腹腔注射麻醉药物时需要非常小心,避免刺伤腹腔脏器。最大注射剂量不得超过 $10μL/(g \cdot bw)$。

4.剃毛备皮便于进行外科操作。

5.眼药膏很重要,可以避免眼睛干燥,有时在实验中需要重复使用。

6.在插肛温探头前,请充分润滑探头,防止造成损伤。体温管理对于转化研究至关重要。特别是对于啮齿类动物,易由于麻醉导致寒冷应激。

7.气管切开是进行肺保护性机械通气最便捷的方法。机械通气可以在深麻醉和镇静时,保护动物不会呼吸抑制,从而减少应激。重复肺复张可以预防肺不张。机械通气的管理见 3.8。

8.采用拉开肌肉纤维的方式钝性分离肌肉,而不是直接切开,这样会减少血供丰富的肌肉组织出血。

9.气管切开可以用微创外科剪或 20G 套管针。

10.最初的肺复张能够了解肺基线功能,保证后续适当的机械通气策略。起始肺复张应该和后续反复肺复张的方法一样(见 3.8 步骤 8)。

11.谨慎操作,不要损伤较薄的血管壁。钝性分离组织。不要用镊子夹血管。在创面用注射器滴等张盐水,防止组织干燥。

12.切口的直径不应大于置管的外径。

13.用等张的肝素化 NaCl 溶液预充置管,并连接 1mL 注射器封闭。准备各种型号的置管,选择最合适的型号。

14.静脉麻醉易于控制和调节。但当没有呼吸机时,应该采用前述的腹腔内反复注射麻醉药物和吸入七氟醚达到麻醉效果,因为静脉麻醉容易导致呼吸抑制,没有呼吸机无法管理。不推荐这种方式,因为即使这样,呼吸抑制的风险依然很高。机械通气能够达到更深的麻醉深度,从而减少动物伤害性应激。

15.按照与颈内静脉置管相同的方式准备。但是,左心室导管不是常规的置管,可以放置到颈动脉来检测左心压力–容量曲线,判断左心功能。

16.动脉在肌肉层下,与细小的静脉和迷走神经邻近。操作时要注意不要损伤静脉和神经。

17.动脉充盈而有压力,因此剪开时要确保其阻断。

18.血液这时应该从导管喷出。

19. 1.4F 左心导管 (带压力和电导传感器)需要比常规导管置入的深一些:根据在线压力信号,导管跨主动脉瓣进左心。更多相关的左心置管和监测信息可见 Albuszies 团队文献[13]。

20.在固定到位之前不要放开导管。

21.膀胱置管可以采集尿液和尿液检测。

由于性别解剖差异,直接经尿道导尿实施起来有困难。可以用速干胶在动物侧腹壁固定导管。

22.血流量探头可以用来监测肝脏微血流、毛细血管血红蛋白含量和氧饱和度。

23.用湿棉棒移开小肠。小肠应该被移到小鼠腹部切口附近的皮肤上,放在一块无菌盐水浸湿的无菌纱布上,并用该纱布覆盖防止干燥。

24.结扎线可以用于牵引血管,以便放置血流探头。

25.使用湿润的棉棒。

致谢

本研究获得德国科学基金会 (DFG)支持(PR 和 TM 项目,ID 251293561,CRC 1149),德国 DFG 博士基金支持(PR 项目 "Pulmo Sens" GRK 2203)。

(程宝莉 译　崔妍 刘海迎 校)

参考文献

1. Traber DL (1999) Expired nitric oxide and shock in higher order species. Crit Care Med 27(2):255–256

2. Osuchowski MF, Ayala A, Bahrami S, Bauer M, Boros M, Cavaillon JM, Chaudry IH, Cooper-smith CM, Deutschman CS, Drechsler S, Efron P, Frostell C, Fritsch G, Gozdzik W, Hellman J, Huber-Lang M, Inoue S, Knapp S, Kozlov AV, Libert C, Marshall JC, Moldawer LL, Rademacher P, Redl H, Remick DG, Singer M, Thiemermann C, Wang P, Wiersinga WJ, Xiao X, Zingarelli B (2018) Minimum quality threshold in pre-clinical sepsis studies (MQTiPSS): an international expert consensus initiative for improvement of animal modeling in sepsis. Shock 50(4):377–380

3. Hellman J, Bahrami S, Boros M, Chaudry IH, Fritsch G, Gozdzik W, Inoue S, Rademacher P, Singer M, Osuchowski MF,

Huber-Lang M (2019) Part III: minimum quality threshold in preclinical sepsis studies (MQTiPSS) for fluid resuscitation and antimicrobial therapy endpoints. Shock 51(1):33–43

4. Angus DC, van der Poll T (2013) Severe sepsis and septic shock. N Engl J Med 369 (9):840–851

5. Hollenberg SM, Dumasius A, Easington C, Colilla SA, Neumann A, Parrillo JE (2001) Characterization of a hyperdynamic murine model of resuscitated sepsis using echocardiography. Am J Respir Crit Care Med 164(5):891–895

6. Guillon A, Preau S, Aboab J, Azabou E, Jung B, Silva S, Textoris J, Uhel F, Vodovar D, Zafrani L, de Prost N, Radermacher P (2019) Preclinical septic shock research: why we need an animal ICU. Ann Intensive Care 9(1):66

7. Zhou F, Peng ZY, Bishop JV, Cove ME, Singbartl K, Kellum JA (2014) Effects of fluid resuscitation with 0.9% saline versus a balanced electrolyte solution on acute kidney injury in a rat model of sepsis. Crit Care Med 42(4): e270–e278

8. Semler MW, Kellum JA (2019) Balanced crystalloid solutions. Am J Respir Crit Care Med 199(8):952–960

9. Marshall JC, Bosco L, Adhikari NK, Connolly B, Diaz JV, Dorman T, Fowler RA, Meyfroidt G, Nakagawa S, Pelosi P, Vincent JL, Vollman K, Zimmerman J (2017) What is an intensive care unit? A report of the task force of the world Federation of Societies of intensive and critical care medicine. J Crit Care 37:270–276

10. Dellinger RP, Carlet JM, Masur H, Gerlach H, Calandra T, Cohen J, Gea-Banacloche J, Keh D, Marshall JC, Parker MM, Ramsay G, Zimmerman JL, Vincent JL, Levy MM (2004) Surviving sepsis campaign guidelines for management of severe sepsis and septic shock. Crit Care Med 32(3):858–873

11. Singer M, Deutschman CS, Seymour CW, Shankar-Hari M, Annane D, Bauer M, Bellomo R, Bernard GR, Chiche JD, Coopersmith CM, Hotchkiss RS, Levy MM, Marshall JC, Martin GS, Opal SM, Rubenfeld GD, van der Poll T, Vincent JL, Angus DC (2016) The third international consensus definitions for sepsis and septic shock (Sepsis-3). JAMA 315 (8):801–810

12. Zuurbier CJ, Emons VM, Ince C (2002) Hemodynamics of anesthetized ventilated mouse models: aspects of anesthetics, fluid support, and strain. Am J Physiol Heart Circ Physiol 282(6):H2099–H2105

13. Albuszies G, Radermacher P, Vogt J, Wachter U, Weber S, Schoaff M, Georgieff M, Barth E (2005) Effect of increased cardiac output on hepatic and intestinal microcirculatory blood flow, oxygenation, and metabolism in hyperdynamic murine septic shock. Crit Care Med 33(10):2332–2338

14. Brealey D, Brand M, Hargreaves I, Heales S, Land J, Smolenski R, Davies NA, Cooper CE, Singer M (2002) Association between mitochondrial dysfunction and severity and outcome of septic shock. Lancet 360 (9328):219–223

15. Vincent JL, De Backer D (2013) Circulatory shock. N Engl J Med 369(18):1726–1734

16. Merz T, Vogt JA, Wachter U, Calzia E, Szabo C, Wang R, Radermacher P, McCook O (2017) Impact of hyperglycemia on cystathionine-γ-lyase expression during resuscitated murine septic shock. Intensive Care Med Exp 5(1):30

17. Francis RC, Vaporidi K, Bloch KD, Ichinose F, Zapol WM (2011) Protective and detrimental effects of sodium sulfide and hydrogen sulfide in murine ventilator-induced lung injury. Anesthesiology 115(5):1012–1021

18. Dreyfuss D, Saumon G (1998) Ventilator-induced lung injury: lessons from experimental studies. Am J Respir Crit Care Med 157 (1):294–323

19. de Prost N, Ricard JD, Saumon G, Dreyfuss D (2011) Ventilator-induced lung injury: historical perspectives and clinical implications. Ann Intensive Care 1(1):28

20. Dreyfuss D, Soler P, Basset G, Saumon G (1988) High inflation pressure pulmonary edema. Respective effects of high airway pressure, high tidal volume, and positive end-expiratory pressure. Am Rev Respir Dis 137(5):1159–1164

21. Turnbull IR, Wlzorek JJ, Osborne D, Hotchkiss RS, Coopersmith CM, Buchman TG (2003) Effects of age on mortality and antibiotic efficacy in cecal ligation and puncture. Shock 19(4):310–313

22. Hartmann C, Hafner S, Scheuerle A, Möller P, Huber-Lang M, Jung B, Nubaum B, McCook O, Gröger M, Wagner F, Weber S, Stahl B, Calzia E, Georgieff M, Szabó C, Wang R, Radermacher P, Wagner K (2017) The role of cystathionine-γ-Lyase in blunt chest trauma in cigarette smoke exposed mice. Shock 47(4):491–499

23. Wagner K, Gröger M, McCook O, Scheuerle A, Asfar P, Stahl B, Huber-Lang M, Ignatius A, Jung B, Duechs M, Möller P, Georgieff M, Calzia E, Radermacher P, Wagner F (2015) Blunt chest trauma in mice after cigarette smoke-exposure: effects of mechanical ventilation with 100% O_2. PLoS One 10(7): e0132810

24. Wepler M, Merz T, Wachter U, Vogt J, Calzia E, Scheuerle A, Möller P, Gröger M, Kress S, Fink M, Lukaschewski B, Rumm G, Stahl B, Georgieff M, Huber-Lang M, Torregrossa R, Whiteman M, McCook O, Radermacher P, Hartmann C (2019) The mitochondria-targeted H2S-donor AP39 in a murine model of combined hemorrhagic shock and blunt chest trauma. Shock 52(2):230–239

25. Hartmann C, Gröger M, Noirhomme JP, Scheuerle A, Möller P, Wachter U, Huber-Lang M, Nussbaum B, Jung B, Merz T, McCook O, Kress S, Stahl B, Calzia E, Georgieff M, Radermacher P, Wepler M (2019) In-depth characterization of the effects of cigarette smoke exposure on the acute trauma response and hemorrhage in mice. Shock 51(1):68–77

26. McCook O, Georgieff M, Scheuerle A, Möller P, Thiemermann C, Radermacher P (2012) Erythropoietin in the critically ill: do we ask the right questions? Crit Care 16(5):319

27. Angus DC, Linde-Zwirble WT, Lidicker J, Clermont G, Carcillo J, Pinsky MR (2001) Epidemiology of severe sepsis in the United States: analysis of incidence, outcome, and associated costs of care. Crit Care Med 29(7):1303–1310

28. Iskander KN, Osuchowski MF, Stearns-Kurosawa DJ, Kurosawa S, Stepien D, Valentine C, Remick DG (2013) Sepsis: multiple abnormalities, heterogeneous responses, and evolving understanding. Physiol Rev 93(3):1247–1288

29. Gröger M, Wepler M, Wachter U, Merz T, McCook O, Kress S, Lukaschewski B, Hafner S, Huber-Lang M, Calzia E, Georgieff M, Nagahara N, Szabó C, Radermacher P, Hartmann C (2019) The effects of genetic 3-Mercaptopyruvate Sulfurtransferase deficiency in murine traumatic-hemorrhagic shock. Shock 51(4):472–478

第 **12** 章

BLT 人源化小鼠脓毒症研究模型的建立

Erica L. Heipertz, Wendy E. Walker

1 概述

脓毒症是当今院内死亡的主要原因。尽管经过精心治疗，脓毒症的死亡率仍然很高[1,2]。调节免疫反应的这种新型疗法可以改善治疗策略，从而降低脓毒症的死亡率。由于脓毒症是由涉及多器官系统的复杂病理生理过程引起的，所以体外试验不足以完全重现这种情况。因此需要体内实验模型来研究脓毒症。

小鼠是研究脓毒症最常用的物种。然而，最近的报告引发了关于小鼠模型能否充分再现人类脓毒症这一话题的讨论[3-6]。一项转录组分析表明，脓毒症小鼠与脓毒症患者诱导的基因表达模式存在重大差异[4]。相反，随后的一份报告使用了不同的分析参数，发现两个物种的基因表达模式之间有更好的相关性[3]。不管基因表达模式如何，患有脓毒症的小鼠和人类有许多共同的生理机制以及病理生理学特征[5]，小鼠研究在为了解脓毒症提供信息方面仍有很大潜力。尽管如

此，小鼠和人类的免疫系统之间存在一些内在差异，可能会影响疾病的发病机制，在研发脓毒症新疗法时，要仔细考虑这些差异。

人源化小鼠是一种有价值的工具，其有助于缩小物种间的研究差距。转基因小鼠缺乏能支持人类免疫细胞发育的大多数免疫细胞亚群和表达细胞因子。在 BLT 模型中，使用射线照射 NOD/SCID/IL2Rγ−/−（NSG）系小鼠，并在其肾包膜下注射胎儿肝脏和胸腺的小碎片。随后，向小鼠静脉注射从肝脏分离的 CD34+细胞。该方法可在 12~15 周内用人类细胞重建白细胞室。移植的干细胞产生了几乎所有人类免疫系统的谱系，包括 T 细胞、B 细胞、NK 细胞、单核细胞、巨噬细胞和树突状细胞（DC）[7-9]。胸腺类器官在肾脏中发育，为 T 细胞提供了抗人类 HLA 的场所，这赋予 T 细胞识别人类细胞呈递的抗原的能力，并使得 T 细胞的重组得到改善[7-9]。

CLP 在人源化 BLT 小鼠中诱导脓毒症，与近交系小鼠相似（使用重度 CLP 方案，3天内死亡率为 100%）[10]。相反，未重组的 NSG 系小鼠对 CLP 脓毒症具有抗性[10]。未重

组小鼠拥有控制细菌感染的小鼠的中性粒细胞,但没有巨噬细胞或树突状细胞,也不产生大量细胞因子来应对细菌感染[10]。这些结果与人细胞因子风暴引起脓毒症和 BLT 小鼠中使用 CLP 诱导脓毒症的概念一致。此外,有报道称使用人源化小鼠研究脓毒症,采用 BLT 模型[11,12]和移植脐带血 CD34+细胞的 NSG 小鼠的密切相关模型[11-15],也取得了类似的成功。本章介绍了建立 BLT 人源化小鼠模型的方法。无须肾包膜植入,使用从脐带血而非胎儿肝脏制备的单核细胞进行 CD34+细胞富集,该操作也适用于用脐带血 CD34+淋巴细胞重建 NSG 小鼠模型。

2　实验材料

2.1　实验动物和生物样品

1. 6~10 周龄的 NOD/SCID/IL2Rγ−/−(NSG)雄性和(或)雌性小鼠(见注意事项1)。

2.妊娠中期(17~20 周)胎儿肝脏和胸腺标本(见注意事项 2)。

2.2　分离来自胎儿肝脏的单核细胞

1.生物安全柜。

2.冰桶。

3.无菌培养皿。

4.不含氯化钙或氯化镁的 Dulbecco PBS 缓冲液。

5.含有 1%青霉素−链霉素的 RPMI。

6.消化缓冲液:含有 1%青霉素−链霉素、1U/mL DNase I 和 2mg/mL 胶原酶−分散酶的 RPMI。

7.止血钳。

8.外科剪。

9. 15mL 和 50mL 聚丙烯管。

10. 40μm 细胞过滤器。

11. 1mL 移液管。

12.无菌 1mL 移液管管头,剪掉末端来扩大直径。

13. 37℃水浴锅。

14. Ficoll Paque,无菌,内毒素检测。

15.可承受 400×g 的冷冻离心机,转子可容纳 15mL 和 50mL 试管。

16.血细胞仪载玻片。

2.3　CD34+细胞的磁富集

1.超纯人 CD34 微珠试剂盒(Miltenyi Biotec)。

2. MACS 缓冲液:PBS(pH 值 7.2)0.5%牛血清白蛋白和 2 mM EDTA。

3. MidiMACS 或四色分离器磁铁,带有 MACS 多带(Miltenyi Biotec)(见注意事项3)。

4. LS MACS 柱(Miltenyi Biotec)。

5.可选:人亚铁螯合酶(Fc)阻滞剂、荧光共轭门控抗人 CD34 抗体、FACS 染色缓冲液(PBS,2%胎牛血清)、固定缓冲液(含2%多聚甲醛的 PBS)、圆底 5mL 聚丙烯管和流式细胞仪,用来测定 CD34+细胞纯度(见注意事项4)。

2.4　照射

1. X 线辐射器。

2. Allentown 笼或其他适合辐射器的容器。

2.5　肾包膜植入术

1.无菌培养皿。

2.异氟醚挥发器。

3.异氟醚。

4.乙醇棉签。

5.丁丙诺啡 SR。

6. 0.5cm³ 胰岛素注射器,针头为 28G×1/2 英寸。

7.锐器桶。

8.剃毛器、剃毛器消毒液和润滑剂喷雾。

9.眼睛润滑剂。

10.倍他定外科擦洗剂(聚维酮-碘,7.5%)。

11.含 70%乙醇的 dH₂O(可选,可以使用乙醇棉签)。

12.棉签。

13.两个加温毯(见注意事项 5)。

14.手术单:覆盖手术台的大单(可选)和 25 cm 的小单(无菌)。

15.挤压密封食品包装,剪成 15cm 大小,每片中央剪开一个 2.5cm 的圆孔(见注意事项 6)。

16.无菌手术工具:手术剪、弯钳和直钳(用于切皮和缝皮)。超精密显微解剖钳:锯齿状,有轻微弯曲,尖端宽 0.5mm×长 4"(约10.16cm)(用于提起肾包膜)。4 号 Dumont镊子:0.02mm×0.06mm (用于穿刺肾包膜)。精密弹簧剪刀(用于将肝脏和胸腺组织切成碎片)(见注意事项 7)。

17. PBS(见 2.2)。

18. 0.5mL 注射器。

19.钝针,0.5 英寸,长度20G。

20.带针头的无菌可吸收外科缝线(如涂层 Vicryl,27 英寸,5-0 带 RB-1 17mm 1/2c锥形针头)。

21.装有生理盐水或乳酸林格溶液的50mL 试管。

22.带插入块的加热块,用于 50mL 试管,

设置为 37℃。

23.亚胺培南-西司他丁抗生素溶液(4mg/mL,悬浮于生理盐水或乳酸林格溶液中)。

24.台式珠消毒器(见注意事项 7)。

2.6 尾静脉注射

1.异氟醚机(可选,见注意事项 8)。

2.小鼠固定装置(最佳,见注意事项 8)。

3.带插入块的加热块,用于 50mL 试管,设置为 40℃。

4. 50mL 试管内装有蒸馏水。

5.纸巾。

6.乙醇棉签。

7.平台,高 15~20cm(如塑料盒)。

8. 0.5mL 胰岛素注射器,针头为 28G×1/2 英寸。

9.锐器桶。

10.纱布。

2.7 对小鼠外周血单个核细胞进行染色以验证白细胞重建

1.柳叶刀或肝素化毛细管(微血细胞比容),用来收集血液。

2.肝素化采血管。

3. 1.5mL 微量离心管。

4. Historopaque-1077。

5.冰桶。

6. FACS 染色缓冲液(PBS,2%胎牛血清)。

7.人类 Fc 阻滞剂(可选,见注意事项 9)。

8.抗人 CD45、CD3、CD19 和 CD14 的荧光标记抗体。

9.可选:固定缓冲液(含 2%多聚甲醛的PBS)。

10.圆形底部的 5mL 聚丙烯管。

11.流式细胞仪。

3　实验方法

请注意:胎儿组织标本可能感染人类病原体，可能需要生物安全 2 级处理预防措施。可进行艾滋病毒和乙型肝炎的样本检测以降低这种风险。联系所在机构生物安全委员会，以确定适当的处理程序。

3.1　从胎儿肝脏分离单核细胞

1.准备无菌生物安全柜。

2.从妊娠中期(17~20 周)的胎儿尸体上获取胎儿肝脏样本(见注意事项 2)。

3.切下 1/3 的组织并将其置于含有 PBS 的无菌培养皿中。将该组织与胸腺组织一起放置，用于肾包膜植入。

4.将剩余的肝组织放在有盖培养皿中，培养皿内盛有 2.5mL 含 1%青霉素–链霉素的 RPMI。

5.用剪刀把组织切碎。

6.加入 2.5mL 消化缓冲液。

7.使用 1mL 移液管将组织碎片转移到 50mL 试管中，移液管管头尖端被切断。

8.将样品在 37℃水浴锅中培养 1h 以分离组织。每 5~10min 搅拌一次样品。

9.向样品中再加入 2mL 含 1%青霉素–链霉素的 RPMI。

10.通过置于 50mL 试管顶部的 $40\mu mol/L$ 细胞过滤器过滤样品，后丢弃过滤器。

11.在 15mL 试管中制备 5mL Ficoll-Paque。

12.将细胞悬浮液覆盖在 Ficoll-Paque 的顶部(见注意事项 10)。

13.无制动器，室温下 $400\times g$ 离心样品 30min。

14.从离心机中取出样品。样品应显示为两层，界面处有混浊层。使用 1mL 移液管收集该混浊层(包含单核细胞)，并将细胞置于 50mL 洁净试管中。

15.加入 45mL PBS 洗涤细胞。

16.在室温下(在正常制动下)以 $400\times g$ 离心样品 10min，使细胞形成颗粒。

17.小心地抽吸上清液，并将细胞颗粒重新悬浮在 10mL PBS 中。

18.使用血细胞仪载玻片计数细胞(见注意事项 11)。

19.重复步骤 16。

20.小心抽吸上清液，并将每 10^8 个细胞重新悬浮在 $300\mu L$ MACS 缓冲液中。

21.可选。取 5~10μL 等分试样，用于抗体染色和流式细胞术(见注意事项 4)。

3.2　CD34+细胞的磁富集

1.如上所述，从胎儿肝脏制备单核细胞溶液。

2.准备含有 FcR 阻滞剂和 CD34 微球的 CD34 微球超纯试剂盒 (Miltenyi Biotec)(见注意事项 12)。使用前，将试剂储存在冰上并通过移液管混合。

3.在浓缩过程中，准备 MACS 缓冲液并储存在冰上。

4.每 10^8 个细胞添加 100μL FcR 阻滞剂。

5.每 10^8 个细胞添加 100μL CD34 微珠。

6.将样品充分混合并在 4℃(冰箱)中培养 30min。在此培养过程中，将离心机冷却至 4℃。

7.每 10^8 个细胞加入 5~10mL MACS 缓冲液以洗涤样品。4℃，$300\times g$ 离心 10min。

8.小心地抽吸上清液，并将每 10^8 个细

胞颗粒重新悬浮在 500μL MACS 缓冲液中

9.制备一个 LS 柱以分离样品(见注意事项11)。将其插入连接到 MACS MultiStand 的 MidiMACS 或 QuadroMACS 分离磁体中。确保其被完全推回支架。在 LS 柱下方放置一个 50mL 收集管。通过以下步骤快速工作,要使 LS 柱保持湿润。

10.添加 3mL MACS 缓冲液以制备 LS 柱,让溶液滴入。

11.将细胞悬浮液涂在 LS 柱上,让其滴落。

12.用 3mL MACS 缓冲液洗涤 LS 柱 3 次,允许水滴通过。

13.最终清洗完成后,从磁铁上取下 LS 柱,并将其置于 50mL 收集管上。将 5mL MACS 缓冲液涂抹到 LS 柱上,插入 LS 柱并用力向下推,将富集的 CD34+细胞冲洗出来。

14.使用血细胞仪载玻片计数富集的 CD34+细胞(见注意事项11)。

15. 4℃,300 × g 离心样品。

16.抽吸上清液并将细胞重新悬浮在 PBS 中,浓度为 $2.5×10^6/mL$。

17.可选。取出 5~10μL 等分试样,用于抗体染色和流式细胞术(见注意事项4)。

3.3 小鼠照射

在开始任何动物实验之前,必须获得所在机构 IACUC 的批准,对于美国以外的研究人员,必须获得管理所在地区动物伦理的相关机构的批准。

1.根据制造商的说明预热辐射器(见注意事项13)。

2.将小鼠放在干净的 Allentown 笼中,或放在适合辐射器的约束装置中(见注意事项14)。

3.将笼或约束装置放置在辐射器中。

4.对辐射器进行编程,提供 1~2Gy 的亚致死剂量。

5.将小鼠从辐射器中取出,并将其置于干净的笼中(见注意事项15)。

3.4 肾包膜植入术

1.照射后(同一天),准备对小鼠进行肾包膜植入操作。

2.洗手。穿上手术服、口罩、手术帽和手套。

3.准备区域:用消毒剂清洁手术台,并用手术单覆盖台面 (可选)。为工作台的术前、术中和术后使用划定单独的区域,并在每个区域放置适当的材料。将加温毯预热至 38℃(一个用于术中区域,一个用于术后区域)。预热珠状灭菌器(对用于多只动物的器械进行灭菌)和含有生理盐水或乳酸林格溶液管的加热块(37℃)。准备 15cm 见方的挤压密封包装,并在每件的中心切割一个 2.5cm 的圆圈。在术后区域准备一个恢复室(没有垃圾的空笼子),将其半开半关,置于加温毯上,以便小鼠在恢复意识后感觉温度过高时可自由移动。

4.将小鼠置于精密异氟醚挥发器的腔室中进行麻醉(见注意事项16)。设置氧气流量为 1L/min,3.0%异氟醚用于诱导,然后根据需要将异氟醚调整为 1.0%~2.5%,以维持适当的Ⅲ期平面 2 麻醉(见注意事项17)。应在开始手术前确认足够的麻醉深度(通过监测心率、呼吸频率和对足趾挤压无反应),并在此后每隔 5min 监测一次。

5.称量小鼠体重,将其放置在术前区域,将其鼻子插入异氟醚挥发器的鼻锥中。向小鼠注射丁丙诺啡 SR[0.5~1mg/(kg·bw)]皮下注射;见注意事项 18]。

6.剃除小鼠的左侧毛发,包括覆盖左肾的 2.5cm 见方的区域(见注意事项 19,图 12.1A)。

7.在小鼠眼睛上涂抹兽医用的眼部润滑剂,以防止手术期间眼睛干燥。

8.用倍他定擦洗剂擦洗手术部位。应使用无菌棉签将溶液涂抹在手术区域的中心,然后从中心向外逐渐循环。接下来,用乙醇棉签或蘸有 70%乙醇的棉签重复擦洗。重复整个过程 3 次,交替使用倍他定和乙醇。每次擦洗时使用新的棉签。

9.在加温毯顶部的手术区域准备一块无菌方形手术巾。

10.将小鼠放在手术单上,并将异氟醚挥发器的鼻锥放在其鼻子上,以维持麻醉。将小鼠置于右侧卧位,使手术部位位于顶部。

11.洗手,戴上无菌手术手套。

12.用挤压密封膜覆盖小鼠,将孔定位在手术部位上方(可以隐约看到半透明的手术单,图 12.1B)。确保能看到小鼠的呼吸,并

且呼吸不受手术单的阻碍。重新定位左后肢周围的压具和密封圈,以便于足趾挤压。在开始手术前,进行足趾挤压以确保小鼠对疼痛无反应(见注意事项 17)。

13.使用外科剪在左肾上方的腹部皮肤上切割一个 1cm 长的垂直切口(见图 12.1B)。

14.随后,在下面的腹膜和相关的肌肉组织上切开一个类似的切口。

15.准备肾脏和肝脏碎片。将小片胎儿肝脏和胸腺在皮氏培养皿中按 1:1 的比例混合,并用 PBS 润湿。用微型弹簧剪刀将组织切成小块。将钝针置于 1mL 注射器上,并将 0.5mm³ 的混合组织吸入针中。置于一旁备用。

16.找到左肾。调整肾脏周围的腹膜切口,通过切口轻轻挤出肾脏(图 12.1C)。如果切口尺寸合适,肾脏可以放入孔内,以将器官固定在可触及的位置。

17.在完全暴露肾脏前部后,用细弯镊子轻轻提起肾包膜,并用锋利的直镊子将其

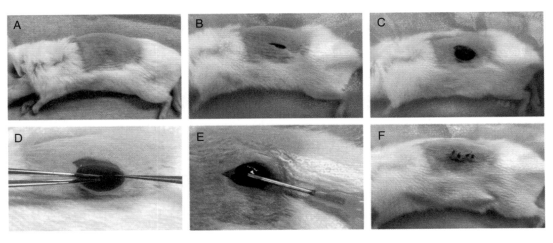

图 12.1 肾包膜植入手术。(A)手术部位备皮。(B)小鼠覆盖着半透明的挤压密封手术单,中间有一个孔。在覆盖肾脏的皮肤和腹膜上开一个 1cm 的切口。(C)肾脏通过切口挤出并固定。(D)轻轻提起肾包膜,并用锋利的镊子将其刺穿形成一个孔。(E)在肾包膜下插入一根钝针并注射组织碎片。(F)分两层缝合伤口。

刺穿,形成一个小孔(图 12.1D)。不要松开肾包膜,否则将很难重新定位小孔。

18.将钝针穿过此孔插入肾包膜下(图 12.1E)并从注射器中释放组织。轻轻取出钝针,不要破坏肾包膜。肾包膜切口保持开放,并会自行愈合。

19.将肾脏放回正常位置。

20.用连续缝合闭合腹膜和相关肌肉的切口。

21.用间断缝合闭合皮肤切口(图 12.1F)。

22.皮下注射预热的生理盐水或乳酸林格溶液(37℃;每 100g 体重注射 5mL)。

23. 腹腔注射一次亚胺培南-西司他丁抗生素[25mg/(kg·bw)],以防止术后早期感染(见注意事项 20 和 21)。

24.将小鼠放在术后区域加温毯顶部的恢复室中。

25.每隔 5min 监控小鼠,直到其恢复意识并正常行走。检查切口是否完整,无出血。如果发生出血,按压直到出血停止。将小鼠放回干净的笼子。将潮湿的食物放在笼底,以提供术后支持。

3.5　注射 CD34+细胞

1.应向小鼠注射从同一尸体供体新鲜肾脏和肝脏碎片中分离的 CD34+细胞。该注射可在肾包膜植入的同一天或第二天(照射后 24h 内)进行。

2.洗手。穿上手术服,戴上口罩和手套。

3.准备工作区:用纸巾盖住盒子,准备加热块、装有 CD34+细胞的冰桶、乙醇棉签和胰岛素注射器。打开加热块并将其设置为 40℃。将 50mL 试管装满水,并将其放入加热块中。

4.尾静脉注射可在异氟醚镇静下进行。

如果要使用此方法,应将动物置于异氟醚装置中。设置为 1L/min 的氧气流量,3.0%异氟醚用于诱导,然后根据需要将异氟醚调整为 1.0%~2.5%,以维持适当的Ⅲ期平面 2 麻醉。应通过监测心率和呼吸频率以及足趾挤压时有无踏板反射来确认麻醉深度。

5.也可以使用固定装置在未经镇静的情况下注射。在这种情况下,通过抓住鼠尾从而固定小鼠并进行操作,轻轻将其放入管状固定装置中。应将尾部摆放到装置背面的开口中。插入前端部位并调整位置,以在不挤压小鼠的情况下牢固地固定小鼠(见注意事项 22)。确保小鼠可以呼吸。

6. 500μL 胰岛素注射器内装入 200μL 容量的(1~5)×10^5 个 CD34+细胞(见注意事项 23)。

7.取 50mL Falcon 温水,将小鼠尾巴放入温水中。大约 30s 应足以扩张血管。

8.将小鼠侧放在平台顶部。如果使用异氟醚,将鼻锥调整到正确的位置。如有必要,用胶带将鼻锥固定到位。

9.找到尾静脉,沿着小鼠尾巴的一侧向下延伸。用手指支撑尾巴。插入针头,使其尽可能与静脉平行。注入细胞(见注意事项 24)。

10.静脉注射后,用纱布按压注射部位 2min 止血。确保出血停止,然后再将小鼠放回笼中。如果使用异氟醚,在将小鼠送回笼子之前,需让其恢复意识。

3.6　手术和注射后的监测

1.在手术后 14 天内每天监测小鼠,以检查其是否保持活动状态,并且未出现术后并发症或感染迹象(见注意事项 20)。对于持续出现疼痛或不适的小鼠,应给予额外剂量的镇痛药（丁丙诺啡 SR，与原始剂量相等，间隔 48~72h）。确保缝线完好无损，伤口正常愈合。

2.检查尾组织是否因静脉注射而受损。如果出现问题，请联系机构兽医寻求建议。

3.伤口充分愈合后，应在 10 天内拆除皮肤缝线。

3.7　对小鼠 PBMC 进行染色以验证重组

1.在组织植入和注射后 12~15 周给小鼠放血。可使用柳叶刀从下颌下静脉采血，或使用肝素化毛细管通过眶后出血采血（详细方案见上文）[16]。

2.将 60~80μL 血液收集到肝素化血液收集管中。

3.将 500μL Histopaque-1077 试剂均分，装入一组 1.5mL 微量离心管中（每只小鼠一个）。

4.将采集的血液铺在 Historopaque-1077 上。

5.在台式离心机中，室温下，400×g 离心试管 2min，无制动。从接口收集 PBMC（见注意事项 25）。

6.添加 500μL FACS 染色缓冲液，并在 650×g 下离心样品 4min。移除上清液并将细胞颗粒重新悬浮在所需体积的 FACS 染色缓冲剂中，通常为 40~90μL（见注意事项26）。将移液管上下移动，轻轻旋转样品以重新悬浮。

7.可选：添加人 FC 阻滞剂（根据制造商说明稀释），并在室温下孵育样品 10min（见注意事项 9）。

8.通过在 FACS 染色缓冲液中加入抗人

CD45、CD19、CD3 和 CD14 的抗体（根据制造商的说明稀释抗体），制备混合型抗体。向试管中加入适当的体积，通常为 5~20μL（见注意事项 26）。

9.将样品在冰上孵育 30min。

10.用 500μL 染色缓冲液洗涤细胞。以 650×g 离心样品 2min。弃置上清液。

11.可选：可通过添加 200μL 固定缓冲液并在冰上孵育 5~10min 来固定细胞。随后，重复上述洗涤步骤。

12.将细胞颗粒重新悬浮在 250μL FACS 缓冲液中。

13.用流式细胞仪分析细胞。创建细胞门和单染色门的详细程序见参考文献 [17]或本书第 17 章。图 12.2 显示了用人类免疫细胞重建 BLT 小鼠的典型结果。

3.8　BLT 人源化小鼠的脓毒症

淋巴隔室重建后，可通过 CLP 在人源化小鼠中诱导脓毒症。研究者也可以使用本书中描述的其他脓毒症模型。图 12.3 显示了接受 CLP 手术的 BLT 小鼠的结果。CLP 手术中结扎 1cm 的盲肠，并用 21G 针头一次性穿刺（CLP 方法的详细信息见之前的文献[17~20]）。CLP 和假手术组小鼠术后均接受 1mL 乳酸林格溶液和抗生素（亚胺培南-西司他丁，25mg/kg），每天 2 次，共 5 天。受 CLP 影响的小鼠表现为快速死亡（图 12.3A），疾病评分升高（嗜睡程度，图 12.3B）和低体温（图 12.3C），而在接受假手术的小鼠中以上情况不存在。还检测到高水平的人血清 IL-6 在受 CLP 影响的小鼠血清中的表达，但未在假手术组小鼠中见到同样情况（图 12.3D）。有趣的是，尽管对人源化小鼠使用了

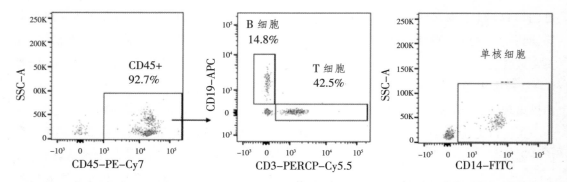

图 12.2 重组 BLT 小鼠中的白细胞群。在肾包膜植入和注射 CD34+细胞 15 周后从 BLT 小鼠获得外周血。在白细胞单重群中筛选人 CD45 阳性细胞(左图)。在 CD45+细胞群中筛选 CD19+B 细胞和 CD3+T 细胞(中间图)以及 CD14+单核细胞(右图)。

抗生素和液体复苏,小鼠的死亡率仍为 100%,这表明其比先前使用的 C57BL/6 小鼠更容易感染脓毒症[17-20]。本研究已获得 El Paso TTUHSC 的 IACUC 批准。

4 注意事项

1.小鼠的性别将影响效率。与雄性小鼠相比,雌性小鼠重建效率更高[21]。然而,为了科学严谨,可以采用两种性别。年轻小鼠(6周)可能表现出最佳的重建效率。

2.肝脏和胸腺样本应取自妊娠中期(17~20 周)胎儿尸体。材料应在收到之日使用。请注意,该材料存在暴露感染人类病原体的风险。应联系所在机构的生物安全办公室,以确定适当的生物安全水平和处理条件。请查看有关胎儿组织转移和使用的当地法规。

3.该方案使用手动磁选机(MidiMACS或QuadroMACS)。也可以使用自动 MACS 细胞分离仪器。请遵循仪器的制造商说明。也可以使用其他分离试剂盒,如 EasySep 人 CD34 阳性选择试剂盒 II(干细胞技术)或 Dynabeads CD34 阳性分离试剂盒(Thermo Fisher Scientific)。

4. CD34+细胞的纯度可通过抗体染色和流式细胞仪测定,使用子目中所述的方案 3.7,从步骤 6 开始,在步骤 8 中用荧光标记的抗人 CD34 抗体替代。

5.手术和术后恢复期间应提供体温支持。合适的选择包括循环热水器垫、红外加温毯或微波加温毯。对于后一种设备,注意不要使其在微波中过热。通常,术中和术后分别使用单独的加温毯。

6.挤压密封食品包装已被证明是无菌的,为小鼠提供了极好的外科手术单,在手术期间覆盖并固定小鼠。也可以使用正方形的标准手术单。

7.在第一次手术开始之前,应使用乙醇清洁手术器械,并用高压灭菌器消毒仪器。可以用乙醇棉签清洁,并在台球灭菌器中重新消毒,然后在其他小鼠身上重复使用。尖端精细的 Dumont 镊子会很快变钝,需要频繁更换。

8.尾静脉注射时可在异氟醚麻醉下镇静小鼠,或在小鼠清醒并固定在固定装置中的情况下进行。

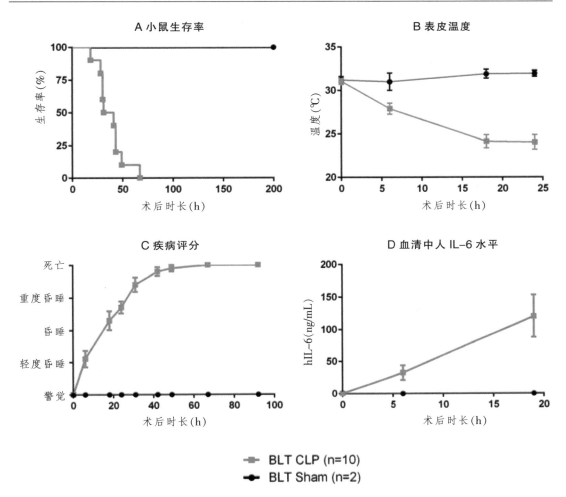

图 12.3　通过 CLP 在 BLT 人源化小鼠中诱导脓毒症。BLT 小鼠接受 CLP 诱导脓毒症或假手术作为对照。监测 (A) 小鼠生存率；(B) 表皮温度，显示体温过低；(C) 疾病评分，例如嗜睡程度；(D) 在术前以及术后 6h 和 18h 采集的血清样品中测定人 IL-6。

9. Fc 阻滞剂将减少抗体与巨噬细胞的非特异性结合。研究发现，在没有 Fc 阻滞的情况下，该方案没有大量非特异性染色，但这可能因使用的抗体而异。

10.当覆盖细胞悬浮液时，以一定角度握住试管，并将移液管尖端置于试管的下壁，刚好位于 Ficoll-Paque 液体的表面。从移液管中缓慢释放细胞悬浮液，形成一个单独的层。小心地拔出移液管并将其放回垂直位置。

11.来自肝脏样本的细胞预期产量为 $(3\sim6)\times10^8$，富集的 CD34+ 细胞预期产量为 $(1\sim2)\times10^7$。每个 LS 柱能够处理最大起始数量的 1×10^9 个细胞，并从该混合物中富集多达 10^8 个磁标记细胞。因此，一个 LS 柱通常足以满足每个样本的要求。

12.该方案遵循制造商关于 CD34+ 富集的说明，但建议研究者检查其试剂盒文件，以了解方案的更新。

13.联系贵机构的生物安全官员，以确

定贵机构使用固定放射源的法规和适当做法。可采用徽章剂量计和辐射剂量计来监测暴露。

14.某些辐射器要求将动物放在Allentown式的笼子里,而其他辐射器则要求将动物放置在饼状固定装置中。检查辐射器的使用说明。

15.一旦小鼠受到辐射,将出现严重免疫缺陷。必须在1天内给予CD34+细胞以开始重组过程,否则其将极易受到环境微生物的感染。照射后必须进行肾包膜和静脉注射CD34+细胞, 以避免杀死这些制剂中的白细胞。

16.该方案使用异氟醚麻醉。如果研究人员没有此装置,可使用其他麻醉剂,如氯胺酮-甲苯噻嗪。氯胺酮是一种受控药物并且可能需要特殊许可证。请联系所在机构兽医以获得建议,并联系当地的监管机构以确定受控物质的许可要求。

17.手术期间,应在Ⅲ期平面2麻醉下对小鼠进行镇静。在这个阶段,小鼠的呼吸频率降低,可能会出现轻微的浅呼吸,但不会喘息,心率降低不明显,对足趾挤压和有害刺激无反应。反应的迹象包括足趾挤压后的踏板反射(拉回下肢)、对有害刺激的身体运动(如割伤皮肤时的抽搐),以及呼吸模式或心率变化等更细微的迹象。对麻醉深度不足的动物应给予较高比例的异氟醚(机器异氟醚设置应逐渐增加)。

18.该方案使用丁丙诺啡缓释剂,因为其注射量少于标准丁丙诺啡,因此可持续缓解疼痛,适用于该大型外科手术。其他镇痛药也可能是合适的,联系所在机构兽医寻求建议。丁丙诺啡是一种受控物质,可能需要

许可证。请联系当地监管机构以确定所在地区的要求。

19.在每次手术开始时,用剃毛器消毒剂和润滑剂喷雾清洁剃毛器(剃毛困难时也需进行同样操作)。它可以帮助在刀片之间增加一层保护层,去除毛发和多余的消毒剂和润滑剂喷雾。剃毛时一定要小心,因为小鼠的皮肤很脆弱,可能会被撕破。通过将小鼠保持在合适的位置,将正在剃毛的区域的皮肤拉起,可以方便地进行剃毛。

20.术后并发症很少见,但可能发生伤口或腹腔感染。为了避免这种情况,术后应提供抗生素。肾包膜植入手术预计会导致术后1~2天的轻度至中度疼痛,表现为嗜睡、邋遢和驼背姿势。如上所述,通过使用丁丙诺啡可以缓解这些症状。如果观察到上述症状恶化,出现更严重的、超出预期的疼痛,或者小鼠出现伤口或腹腔感染迹象[表现为腹部发红和(或)肿胀,和(或)手术伤口渗出液体],应联系机构兽医对其进行评估。

21.也可以在饮用水中加入磺胺嘧啶口服抗生素混悬液 (6.75mL 稀释至 200mL)(机构兽医可以提供建议)。

22.使用固定装置时,应将小鼠固定得足够紧,使其无法移动,但不可妨碍其呼吸。定期检查小鼠以确保其健康。

23. 通常注射 $5×10^5$ 个细胞以实现最大重建。然而,该过程可以用 $1×10^5$ 个细胞完成。在这种情况下,在每只小鼠注射 $200\mu L$ 体积之前,通过添加适当体积的 PBS 将细胞悬浮液的浓度调整为每毫升 $5×10^5$ 个细胞。

24.当针处于正确位置时,注射器可以平稳推动。如果注射器难以推动,则可能不在静脉中,此时应退出针,然后重试。随着尾

静脉注射的重复尝试,应该从尾静脉的远端位置移动到近端位置(更靠近身体),否则注射的溶液将从更近端的孔中流出。如果需要多次尝试,也可以使用对侧尾静脉。调整平台高度和房间照明也有助于更好地观察和注射。在实践中,应该可以在一次或两次尝试后成功注射尾静脉。

25.可能无法在 Historopaque-1077 的界面处看到混浊层,或在后续步骤中看到一个颗粒,因为在这个小血样中存在的淋巴细胞数量较少。从界面区域收集材料并继续进行实验,无论细胞是否可见。

26.细胞通常以 50μL 或 100μL 的最终体积染色。所需的 FACS 染色缓冲液的体积等于最终体积减去将添加的抗体和 Fc 嵌段的量。例如,如果细胞将在 100μL 的最终体积中染色,并且将添加 2.5μL FC 阻滞剂和 20μL 抗体,则应将细胞重新悬浮在 77.5mL FACS 染色缓冲液中。请参阅抗体及 Fc 阻滞剂(如果使用)的产品信息表,以确定合适的体积。应进行滴定以确定用于染色的每种抗体的最佳浓度。人体血液可用于该滴定曲线。

致谢

本研究得到 TTUHSC El Paso 基金的支持。在此感谢 Dinesh Goswami 和 Blake Mireles 在摄影方面的帮助。

(连娜琪 译　谢克亮 刘海迎 校)

参考文献

1. Lagu T, Rothberg MB, Shieh MS et al (2012) Hospitalizations, costs, and outcomes of severe sepsis in the United States 2003 to 2007. Crit Care Med 40:754–761

2. Angus DC, Linde-Zwirble WT, Lidicker J et al (2001) Epidemiology of severe sepsis in the United States: analysis of incidence, outcome, and associated costs of care. Crit Care Med 29:1303–1310

3. Takao K, Miyakawa T (2015) Genomic responses in mouse models greatly mimic human inflammatory diseases. Proc Natl Acad Sci U S A 112:1167–1172

4. Seok J, Warren HS, Cuenca AG et al (2013) Genomic responses in mouse models poorly mimic human inflammatory diseases. Proc Natl Acad Sci U S A 110:3507–3512

5. Osuchowski MF, Remick DG, Lederer JA et al (2014) Abandon the mouse research ship? Not just yet! Shock 41:463–475

6. Remick D (2013) Use of animal models for the study of human disease-a shock society debate. Shock 40:345–346

7. Smith DJ, Lin LJ, Moon H et al (2016) Propagating humanized BLT mice for the study of human immunology and immunotherapy. Stem Cells Dev 25:1863–1873

8. Melkus MW, Estes JD, Padgett-Thomas A et al (2006) Humanized mice mount specific adaptive and innate immune responses to EBV and TSST-1. Nat Med 12:1316–1322

9. Lan P, Tonomura N, Shimizu A et al (2006) Reconstitution of a functional human immune system in immunodeficient mice through combined human fetal thymus/liver and CD34+ cell transplantation. Blood 108:487–492

10. Ye C, Choi JG, Abraham S et al (2012) Human macrophage and dendritic cell-specific silencing of high-mobility group protein B1 ameliorates sepsis in a humanized mouse model. Proc Natl Acad Sci U S A 109:21052–21057

11. Unsinger J, McDonough JS, Shultz LD et al (2009) Sepsis-induced human lymphocyte apoptosis and cytokine production in "humanized" mice. J Leukoc Biol 86:219–227

12. Skirecki T, Kawiak J, Machaj E et al (2015) Early severe impairment of hematopoietic stem and progenitor cells from the bone marrow caused by CLP sepsis and endotoxemia in a humanized mice model. Stem Cell Res Ther 6:142

13. Skirecki T, Drechsler S, Hoser G et al (2019) The fluctuations of leukocytes and circulating cytokines in septic humanized mice vary with outcome. Front Immunol 10:1427

14. Lapko N, Zawadka M, Polosak J et al (2017) Long-term monocyte dysfunction after sepsis in humanized mice is related to persisted activation of macrophage-colony stimulation factor (M-CSF) and demethylation of PU. 1, and

it can be reversed by blocking M-CSF in vitro or by transplanting naive autologous stem cells in vivo. Front Immunol 8:401

15. Laudanski K, Lapko N, Zawadka M et al (2017) The clinical and immunological performance of 28 days survival model of cecal ligation and puncture in humanized mice. PLoS One 12:e0180377

16. Walker WE (2018) Methods to study the innate immune response to sepsis. Methods Mol Biol 1717:189–206

17. Goswami DG, Garcia LF, Dodoo C et al (2021) Evaluating the timeliness and specificity of CD69, CD64 and CD25 as biomarkers of sepsis in MICE. Shock 55:507–518

18. Walker WE, Bozzi AT, Goldstein DR (2012) IRF3 contributes to sepsis pathogenesis in the mouse cecal ligation and puncture model. J Leukoc Biol 92:1261–1268

19. Heipertz EL, Harper J, Walker WE (2017) STING and TRIF contribute to mouse sepsis, depending on severity of the disease model. Shock 47:621–631

20. Heipertz EL, Harper J, Lopez CA et al (2018) Circadian rhythms influence the severity of sepsis in mice via a TLR2-dependent, leukocyte-intrinsic mechanism. J Immunol 201 (1):193–201

21. Notta F, Doulatov S, Dick JE (2010) Engraftment of human hematopoietic stem cells is more efficient in female NOD/SCID/IL-2Rgc-null recipients. Blood, the journal of the American society of. Hematology 115:3704–3707

第 13 章
小鼠脓毒症严重程度评分

Tina S. Mele

1　概述

　　脓毒症是导致住院患者死亡的主要原因,尽管已给予最佳的治疗方案,其死亡率仍高达30%[1]。为进一步了解脓毒症的病理生理学机制,以及在开展临床试验前先对新的治疗方法进行评估,大多数脓毒症临床前研究会利用脓毒症小鼠模型。因此,需要一个可靠、灵敏且特异的评分系统来比较疾病的预后、评估治疗方案的效果以及探索新的诊断生物标志物[2-4]。本章将介绍一种经过验证的,可稳定预测脓毒症、脓毒症休克以及死亡发生发展的小鼠脓毒症评分 (MSS)[5]。MSS 评分的优势在于,其是基于简单观察所得出的评分,因此任何利用脓毒症模型小鼠做研究的实验室均可使用。此外,由于其具有无创的特点,MSS 评分可用于任何研究时限的脓毒症实验。

2　实验材料

2.1　实验动物和材料

　　1.用于建立脓毒症模型的小鼠(见注意

事项 1 和 2)。

　　2.可拆卸盖子的鼠笼。

　　3.依实验条件供应食物和水。

　　4.采用丁丙诺啡(0.1mg/kg)实施镇痛。

　　5.用带有 27G 针头的 3mL 注射器注射丁丙诺啡。

2.2　脓毒症评分

　　1.纸质版或电子版的评分表(表 13.1)。

　　2.电子计时器。

3　实验方法

　　MSS 评分已在多种微生物腹腔内感染脓毒症小鼠模型中得到了验证。而大约有20%的脓毒症住院患者存在腹部感染灶[6]。MSS 评分系统采用了可有效判断脓毒症发病,且易于观察到的小鼠行为学和外观变化指标[7]。MSS 评分通过对 7 个独立的指标进行评估,得出总分,以此来评估脓毒症小鼠的临床情况。实验期间,根据不同间隔时间的 MSS 评分,评估疾病的严重程度及随之而来的死亡风险。依所给予的细菌负荷量或使用的脓毒症模型不同,小鼠病情恶化的时

表 13.1　MSS 评分用于评估粪便诱发的腹膜炎实验模型疾病的严重程度

指标	评分与描述
外观	0.被毛光滑
	1.部分毛发竖起
	2.大部分被毛竖起
	3.有或无竖毛,小鼠"浮肿"
	4.有或无竖毛,小鼠消瘦
意识水平	0.小鼠处于活动状态
	1.小鼠处于活动状态但难以直立
	2.小鼠的活动明显减慢,但尚能正常走动
	3.小鼠活动能力受损,只在受刺激时活动,活动时伴震颤
	4.小鼠活动能力严重受损,受刺激静止不动,可能伴有震颤
自主活动情况	0.可正常活动,小鼠可以完成以下任一活动:吃、喝、爬、跑、打架
	1.活动受到轻度抑制,小鼠可在笼子里移动
	2.活动明显抑制,小鼠静止不动,仅偶尔有象征性的动作
	3.没有活动,小鼠静止不动
	4.没有活动,但小鼠会震颤,特别是后肢
对刺激的反应	0.小鼠对触摸或听觉刺激立即做出反应
	1.对听觉刺激反应迟钝或无反应,对触觉刺激反应强烈(主动逃脱)
	2.对听觉刺激无反应,对触觉刺激反应中等(仅移动几步)
	3.对听觉刺激无反应,对触觉刺激反应微弱(无运动)
	4.对听觉刺激无反应,对触觉刺激几乎没有反应或无反应。被推倒时无法自行站起
眼征	0.睁开状态
	1.眼睛没有完全睁开,可能有分泌物
	2.眼睛至少半闭,可能有分泌物
	3.眼睛半闭或更多,可能有分泌物
	4.闭眼或翻白眼
呼吸频率	0.正常,快速呼吸
	1.呼吸频率轻度减慢(肉眼无法量化)
	2.呼吸频率中度减慢(呼吸频率处于肉眼可量化的上限)
	3.呼吸频率严重减慢(用肉眼可轻松计数,呼吸间隔 0.5s)
	4.呼吸频率极度减慢(呼吸间隔>1s)
呼吸状态	0.正常
	1.短暂的呼吸困难
	2.呼吸困难,没有喘息
	3.间歇性喘息
	4.喘息

间点会有所不同。

3.1 脓毒症严重程度的监测

1.整个实验期间,小鼠可自由获取食物和水,每笼 1~3 只小鼠(见注意事项 3)。

2. 按照相关的脓毒症实验方案建立脓毒症模型。MSS 评分的验证是在粪便诱发的腹膜炎(FIP)模型中进行的(见注意事项 2)。

3.通过观察小鼠的面部表情、姿势、发声和行为变化来评估小鼠的疼痛程度(见注意事项 4)。

4.通过皮下注射丁丙诺啡(0.1mg/kg)实施镇痛。

5.评估以下 7 个指标以获得 MSS 评分,包括自主活动情况、对触摸和听觉刺激的反应、身体姿势、呼吸频率、呼吸状态(用力呼吸或喘息)以及外观(毛发竖起情况)。上述 7 个指标每项的得分均在 0~4 之间(见表 13.1)。

6.诱发脓毒症后 12h 内,每隔 2h 对小鼠评估一次,此后每 1h 评估一次(见注意事项 5)。评估笼内小鼠时,应移除笼盖,以便更好地观察和评估。

7.任何时间点的 MSS 评分>21,或呼吸频率或呼吸状态评分增幅>3 分,则对小鼠实施安乐死。

3.2 脓毒症评分预测死亡率

1.在采用浓度为 90mg/mL 的粪便浆液构建的 FIP 脓毒症模型中,当 MSS 评分≥10 分时,预测小鼠 1h 内的死亡率为 40%,2h 内的死亡率为 75%。此时应根据小鼠的情况决定是否对其实施安乐死。

2.一旦 MSS 评分达到 3 分或更高,其预测 24h 内发生脓毒症休克及死亡的特异性

可达 100%。

4 注意事项

1.本次实验所使用的是 10~12 周龄的小鼠(术前体重 20~25g)。

2. MSS 评分的验证是在 FIP 脓毒症模型中进行的。MSS 评分也可用于其他脓毒症模型,如某些微生物模型,但需要校准评分系统以优化其灵敏度和特异性。本次实验的 FIP 脓毒症模型是通过如下方案诱导的:从安乐死供体小鼠的盲肠收集粪便,称重并将其与无菌生理盐水混合,以获得所需的粪便浓度。使用带有 27G 针头的注射器,每只小鼠腹腔注射 0.5mL 制备的粪便浆液(FS)。依所用 FS 浓度的不同(45mg/mL、90mg/mL 和 180mg/mL),FIP 模型小鼠 24h 的存活率如下:FS 180mg/mL($n=20$)的存活率为 0,FS 90mg/mL($n=200$)的存活率为 25%,FS 45mg/mL($n=20$)的存活率为 40%[5]。

3.实验期间,因为小鼠在应激期间会出现同类相食的行为,所以根据小鼠疾病的严重程度,对小鼠进行隔离,以防止这种行为出现。

4.面部疼痛评估法是 Langford 等描述的一种观察方法[8],即通过观察小鼠的 5 种面部特征,包括眼眶收紧、鼻子隆起、面颊隆起、耳朵和胡须变化,来评估小鼠是否正经受疼痛。

5.评估小鼠的频率应依据特定脓毒症实验模型所引起的脓毒症严重程度而定。本实验中对 FIP 模型小鼠进行监测,于 FIP 诱导后的 0~11h 之间,小鼠评分基本未发生改变。但 FIP 诱导 12h 后,脓毒症小鼠开始表现出呼吸频率降低,呼吸越来越费力等呼吸

状态受损的表现,同时对听觉和触觉刺激反应极小。

(徐艳 译 姜春玲 刘海迎 校)

参考文献

1. Martin GS, Mannino DM, Eaton S et al (2003) The epidemiology of sepsis in the United States from 1979 through 2000. N Engl J Med 348:1546–1554

2. Buras JA, Holzmann B, Sitkovsky M (2005) Animal models of sepsis: setting the stage. Nat Rev Drug Discov 4:854–865

3. Esmon CT (2004) Why do animal models (sometimes) fail to mimic human sepsis? Crit Care Med 32:S219–S222

4. Marshall JC, Reinhart K, International Sepsis F (2009) Biomarkers of sepsis. Crit Care Med 37:2290–2298

5. Shrum B, Anantha RV, Xu SX et al (2014) A robust scoring system to evaluate sepsis severity in an animal model. BMC Res Notes 7:233

6. Vincent JL, Rello J, Marshall J et al (2009) International study of the prevalence and outcomes of infection in intensive care units. JAMA 302:2323–2329

7. Nemzek JA, Hugunin KM, Opp MR (2008) Modeling sepsis in the laboratory: merging sound science with animal well-being. Comp Med 58:120–128

8. Langford DJ, Bailey AL, Chanda ML et al (2010) Coding of facial expressions of pain in the laboratory mouse. Nat Methods 7:447–449

第 14 章

流式细胞术检测肺内 2 型固有淋巴细胞

Hui Xu，Meihong Deng

1 概述

固有淋巴细胞(ILC)家族主要包括ILC1、ILC2 和 ILC3 三个亚群[6]，最近该家族被认定为炎症性疾病中的重要免疫调节剂[1,2]。其中,ILC2 作为 ILC 的一个亚群，在感染、炎症和过敏性疾病中发挥着重要作用[3,4]。作为淋巴细胞的一个亚群,ILC 具有其他淋巴细胞的经典形态。但与其他淋巴细胞不同的是,ILC 不表达其他类型免疫细胞的主要表面分子,如 CD3、CD19、CD56、CD68 和CD205,因此被归为谱系阴性细胞(Lin-)[6]。此外,它们也不能特异性地识别抗原[7]。小鼠体内的ILC2 呈 Lin-、CD117+、CD90+、ST2+表型[8],由于需要多种标志物鉴定 ILC2，检测时通常采用流式细胞术[5,9]。

流式细胞术是一种基于激光的,用于分析单细胞悬浮液中细胞表型的成熟技术。当荧光标记的细胞通过激光束时,荧光物质首先被吸收,然后以不同波长的光谱发射。因流式细胞术可以同时对悬浮细胞的物理和化学特征进行多参数定量分析,其成为检测ILC2 细胞的理想选择。

本章将详细介绍利用流式细胞术检测肺组织内 ILC2 的步骤,包括肺组织收集、单细胞悬液的制备、流式细胞术以及数据的分析。

2 材料

2.1 肺组织收集

1. 8~10 周龄,雄性或雌性 C57BL6 小鼠。

2.手术器械:剪刀、持针器、镊子。

3. PBS:pH 值 7.2 的磷酸盐缓冲液。

2.2 单细胞悬液的制备

1. PBS:pH 值 7.2 的磷酸盐缓冲液,置于 2~8℃冷藏。

2. PEB 缓冲液:制备含有 PBS 缓冲液,pH 值 7.2,同时含有 0.5% BSA 和 2mM EDTA 的溶液。始终使用新制备的缓冲液,并置于 2~8℃冷藏。

3. GentleMACS C 管(Miltenyi Biotec)。

4.肺组织解离试剂盒，小鼠（Miltenyi Biotec）。

5.剪刀。

6.试管旋转仪。

7. 37℃培养箱。

8. Gentle MACS 分离器(Miltenyi Biotec)。

9. 70μm 细胞滤网。

10. 1×红细胞裂解液(Thermo Fisher)。

11.离心机。

2.3　流式细胞术

1. PBS：pH 值 7.2 的磷酸盐缓冲液，置于 2~8℃冷藏。

2.蛋白转运抑制剂混合物(含布雷菲德菌素 A 和莫能菌素)。

3.佛波肉豆蔻醋酸(PMA)。

4.离子霉素。

5.纯化的抗小鼠 CD16/32 抗体(FC 阻断剂)。

6.荧光染料标记的抗体(表 14.1)。

7.含有 4%多聚甲醛的 PBS 溶液。

8.细胞内固定和透化缓冲液试剂盒(eBioscience)。

9.一次能够读取 10 种或更多种荧光的流式细胞仪。

2.4　数据分析

流式细胞数据分析软件。

3　方法

3.1　肺组织收集

1.使用 CO_2 对小鼠实施安乐死后，心脏穿刺采血。

2.使用无菌 PBS 经右心室灌注肺叶，清

表 14.1　流式细胞术中所用的抗体

名称
可固定活性染料 eFluor® 506
抗小鼠 CD45 Alexa Fluor® 700
抗小鼠 CD3e FITC
抗小鼠 CD11b FITC
抗小鼠 CD127 eFluor® 450
抗小鼠 Ly-6A/E(Sca-1)PE
抗小鼠 CD90.2 APC eFluor 780
抗小鼠 CD11c APC-eFluor® 780
抗小鼠 CD117(c-Kit)PE-Cyanine7
抗小鼠 CD25 PE
抗小鼠 Ly-6G(Gr-1)PE-eFluor® 610
抗小鼠 F4/80 PE
抗小鼠 CD11b eFluor® 450
抗小鼠 ST2 PerCP-eFluor® 710
抗小鼠 GATA3 PE-CF594
小鼠 IgG1 κ 同型对照 PE-CF594
抗小鼠 F4/80 APC/Cy7

除红细胞(如之前报道所述[10])。

3. 取出肺组织置于 Gentle MACS C 管里，冰上冷藏。

3.2　单细胞悬液的制备

按照 Miltenyi Biotec 小鼠肺组织解离试剂盒的说明书裂解肺组织。

1.在 Gentle MACS C 管中加入 2.4mL 的缓冲液 S、100μL 的酶 D 和 15μL 的酶 A(肺组织解离试剂盒)，制作酶混合物。

2.将肺组织放入装有酶混合物的 Gentle MACS C 管中，用剪刀剪碎。

3.根据制造商的说明，拧紧 C 管盖子并将其连接到 Gentle MACS 分离器的套管上。

4.运行 Gentle MACS 程序：m_lung_01。

5.程序结束后，从 Gentle MACS 分离器中取出 C 管，并将标本置于试管旋转仪中，

在 37℃下孵育 30min。

6.孵育结束后,将 C 管连接到 Gentle MACS 分离器上,按照制造商的说明运行 Gentle MACS 程序:m_lung_02。

7.程序结束后,将标本重新悬浮在10mL PEB 缓冲液中,并将细胞悬液倒入置于 5 mL 试管顶部的细胞滤网(70μm)中(见注意事项 1)。

8. 用 2.5mL PEB 缓冲液冲洗细胞滤网两次。

9.弃去细胞滤网,将细胞悬液以 300×g 离心 10min,吸出全部上清液。

10.可选。将细胞重悬于 2mL 的 1×红细胞裂解液中,室温下孵育 5min。加入 10mL PEB 缓冲液终止反应,将细胞悬液以 300×g 离心 10min 后,吸出全部上清液。

11.以 100μL 的 PEB 缓冲液重悬细胞,并立即对细胞进行抗体染色。

3.3 抗体染色和流式细胞术

1.为了阻断 GATA-3 的分泌,用 PMA(10ng/mL)、含布雷菲德菌素 A 和莫能菌素的蛋白转运抑制剂(1μL/mL)和离子霉素(500ng/mL),于 37℃刺激细胞 3h。PMA 和离子霉素的刺激可激活细胞,而蛋白转运抑制剂可阻止蛋白转运至细胞外(见注意事项2)。

2.为了设置补偿,需准备一管未染色的细胞,并用实验中所涉及的每种荧光染料做单一抗体染色。实验标本则需加入所有抗体进行染色(见表14.1),以检测ILC2。

3.以 2.5mL PBS 缓冲液洗涤细胞,将细胞悬液以 500×g 离心 5min。

4.吸出上清液,将细胞重悬在 100μL 的 PBS 缓冲液中。

5.加入可固定活性染料,避光,4℃下孵育细胞 20min(见注意事项 3)。

6.以 2.5mL PBS 缓冲液洗涤细胞,500×g 离心 5min。

7.吸出上清液,将细胞重悬在 100μL 的 PBS 缓冲液中。

8.加入纯化的抗小鼠 CD16/CD32(每个试管 1μL),4℃下孵育细胞 10min,以阻断 Fc 受体(见注意事项 4)。

9.加入抗小鼠 CD45、谱系标记物(Lin,包括 CD11b、CD3e、CD45R、NK1.1)、抗小鼠 CD90.2、抗小鼠 ST2、抗小鼠 Sca-1、抗小鼠 CD117(c-Kit)、抗小鼠 CD127 和抗小鼠CD25 荧光染料标记的抗体,避光,4℃孵育细胞 30min(见注意事项 5)。

10.用 2.5mL PBS 缓冲液洗涤细胞,500×g 离心 5min。

11.吸出上清液,将细胞重悬于 100μL 的 PBS 缓冲液中。

12.使用细胞内固定和透化缓冲液试剂盒,加入 100μL IC 固定缓冲液,避光,室温下孵育细胞 30min。

13.使用细胞内固定和透化缓冲液试剂盒,用 2mL 1×透化缓冲液洗涤细胞,细胞悬液以 500×g 离心 5min。

14.吸出上清液,将细胞重悬于 100μL 的 1×透化缓冲液中。

15.用 2mL 1×缓冲液洗涤细胞,以500×g 离心 5min。

16.吸出上清液,将细胞重悬于 100μL 1×透化缓冲液中。

17.加入荧光染料标记的抗小鼠 GATA-3 或同型匹配的对照抗体,避光,室温下孵育细胞 40min。

18.使用 2mL 1×透化缓冲液洗涤细胞,

500×g 离心 5min。

19.吸出上清液,将细胞重悬于 100μL 1× 透化缓冲液中,立即处理细胞以采集数据。

20.通过流式细胞仪测定未染色和单染的样本,手动或自动调整补偿(见注意事项6)。

21.利用流式细胞仪获取实验标本数据。

3.4　数据分析

1.使用流式细胞仪分析软件进行数据分析。

2.为了鉴定肺组织中特定的髓系细胞亚群,首先根据 FSC-A:SSC-A 点图的分布对白细胞进行门控(图 14.1)。

3.随后,基于 FSC-H:FSC:W 点图的分布对单细胞进行门控(见图 14.1)。

4.下一步,对活细胞进行门控。此步骤是通过排除被活性染料染色的细胞来实现的(见图 14.1)。

5.之后,对表达 CD45 的细胞进行门控(见图 14.1)。

6.为了进一步分析 ILC2 的表型,可比较 Lin、CD90、GATA-3、CD117、ST2、CD127、CD25 和 Sca-1 的表达情况。具有 CD45+/Lin/CD90.2+/ST2+/Sca-1+/GATA-3+/CD117+/CD127+/CD25+ 表型的细胞被确定为 ILC2(见图 14.1)。

4　注意事项

1.此步骤后,肺组织可能未被完全裂解。若发生这种情况,可将样品置于试管旋转仪中,于 37℃下再孵育 15min。孵育结束后,将

C 管连接到 Gentle MACS 分离器上,运行 Gentle MACS 程序:m_lung_02。

2.在培养细胞中加入蛋白转运抑制剂(含布雷菲德菌素 A 和莫能菌素)会使细胞内分泌的蛋白蓄积,蛋白蓄积后才能通过细胞内染色和流式细胞仪检测到。

3.分析时可利用活性染料排除死细胞。但必须确保选择的是在固定后依然可以被读取的活性染料,例如可固定活性染料 eFluor® 506。

4.存在于巨噬细胞、树突状细胞和 B 细胞上的 Fc 受体可以与荧光染料标记的抗体非特异性结合,而加入抗小鼠 CD16/CD32 则可阻断这种非特异性的结合。

5.应该对每种抗体进行滴定,以确定流式细胞术的最佳浓度。表 14.1 提供了一组鉴定 ILC2 效果较好的抗体的详细信息,但也可以使用其他荧光染料。选择荧光染料时,请注意哪些荧光染料能够在读取样品时与流式细胞仪良好配合(详情可咨询仪器制造商)。弱表达的抗原最好与强荧光信号的荧光染料结合。

6.荧光染料的发射光谱有时会重叠。因此,对于大多数流式细胞仪,需要采用数字处理方法对这种信号的重叠进行校正。这可通过手动或自动的方法完成(通过操作机器的软件)。流式细胞仪以及软件分析包的制造商可以提供有关此操作的更多信息。

致谢

本研究得到美国国立卫生研究院下述基金的支持:R01AI152044(MD)。

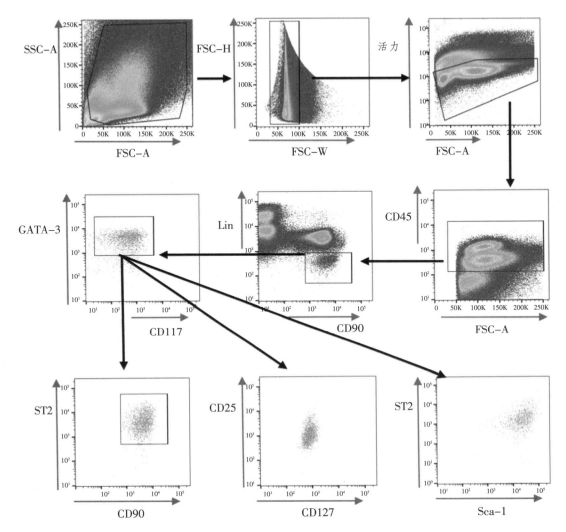

图 14.1　流式细胞术对肺组织 ILC2 设门的点图示意图。对白细胞和单细胞设门后，对活 CD45+/Lin−/CD90.2+亚群设门，分析 GATA−3、CD117、ST2、CD127、CD25 和 Sca−1 的表达。表型为 CD45+/Lin−/CD90.2+/ST2+/Sca−1+/GATA−3+/CD117+/CD127+/CD25 的细胞被确定为 ILC2。

（徐艳 译　姜春玲 刘海迎 校）

参考文献

1. Germain RN, Huang Y (2019) ILC2s—resident lymphocytes pre-adapted to a specific tissue or migratory effectors that adapt to where they move? Curr Opin Immunol 56:76–81

2. Krabbendam L, Bal SM, Spits H et al (2018) New insights into the function, development, and plasticity of type 2 innate lymphoid cells. Immunol Rev 286:74–85

3. Mindt BC, Fritz JH, Duerr CU (2018) Group 2 innate lymphoid cells in pulmonary immunity and tissue homeostasis. Front Immunol 9:840

4. Lai D, Tang J, Chen L et al (2018) Group 2 innate lymphoid cells protect lung endothelial cells from pyroptosis in sepsis. Cell Death Dis 9:369

5. Xu H, Xu J, Xu L et al (2018) Interleukin-33 contributes to ILC2 activation and early inflammation-associated lung injury during

abdominal sepsis. Immunol Cell Biol 96:935–947

6. Spits H, Artis D, Colonna M et al (2013) Innate lymphoid cells--a proposal for uniform nomenclature. Nat Rev Immunol 13:145–149

7. Spits H, Di Santo JP (2011) The expanding family of innate lymphoid cells: regulators and effectors of immunity and tissue remodeling. Nat Immunol 12:21–27

8. Artis D, Spits H (2015) The biology of innate lymphoid cells. Nature 517:293–301

9. Xu J, Guardado J, Hoffman R et al (2017) IL33-mediated ILC2 activation and neutrophil IL5 production in the lung response after severe trauma: a reverse translation study from a human cohort to a mouse trauma model. PLoS Med 14:e1002365

10. Arlt MJ, Born W, Fuchs B (2012) Improved visualization of lung metastases at single cell resolution in mice by combined in-situ perfusion of lung tissue and X-Gal staining of lacZ-tagged tumor cells. J Vis Exp 66:e4162

第 15 章

脓毒症期间肠道通透性的测定

Takehiko Oami，Craig M. Coopersmith

1　概述

　　肠道被认为是危重疾病的"发动机"，部分原因在于其屏障的破坏既可驱动炎症反应，又可散播已失调的炎症反应[1]。肠道的高通透性导致原本仅存在于肠道管腔内的微生物、微生物产物及其他分子发生易位[2]。研究显示，通过药物干预或遗传调控来改善肠道的通透性可提高脓毒症小鼠的生存率，表明肠道渗漏在人类脓毒症[3,4]发病过程中的潜在重要意义。在脓毒症临床前模型中，可以通过准确测量肠道通透性来评估肠道的屏障功能。

　　肠道屏障部分通过紧密连接蛋白的表达来维持其半通透性状态，紧密连接蛋白的表达量和功能状态决定肠道通透性[5]的增加或降低。肠道通透性主要由 3 种通路介导，包括 2 种依赖性紧密连接（孔隙和渗漏）和 1 种非依赖性紧密连接（非限制）。孔隙通路主要以电荷依赖的方式运输大小不超过 6Å 的小分子，例如，水、营养物质和离子等[6,7]。相比之下，渗漏通路可非选择性地运输小于 100Å 的物质，如抗原和脂多糖[5]等。而因细胞

凋亡及上皮细胞损伤而形成的非限制性通路[8]，则允许大分子和微生物自由通过（图 15.1）。

　　口服荧光素异硫氰酸酯–4kDa 右旋糖酐（FD4；28Å）后测量其在血液中的浓度，是测量肠道通透性的常用方法，该方法主要用于评估渗漏通路。而口服肌酐（6Å）和异硫氰酸 B–70kDa 右旋糖酐（罗丹明 70：120Å）则主要为评估孔隙和非限制性通路[9]提供更多信息。该方法的优点在于，可在体内完成通透性的测量。然而，这种方法无法确定肠道通透性发生改变的具体节段。外翻肠囊模型作为一种离体技术，则可以分节段地确定肠道通透性增高[10,11]的原因。本章将对这两种评估肠道屏障功能的互补方法进行详细的介绍。

2　实验材料

2.1　肠道通透性的测量（体内）

　　1.荧光标记染料：FD4（22mg/mL）和罗丹明 70（16mg/mL）。

　　2.肌酐（40mg/mL）。

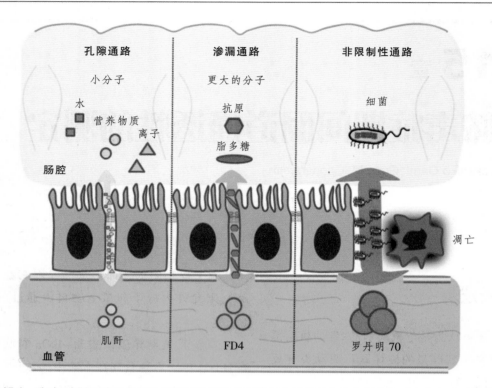

图 15.1 孔隙、渗漏和非限制性通路根据物质的分子特征和病理状况决定哪些物质会发生渗透易位。孔隙通路(<6Å)依电荷和分子大小来选择性的转运小分子物质,如水、营养物质和离子。可通过给小鼠灌胃肌酐(6Å)并检测血中肌酐的存在情况,评估孔隙通路的作用;大分子,如抗原和脂多糖则非选择性地通过渗漏通路(<100Å),可以用 FD4(28Å)测定。与紧密连接所介导的孔隙和渗漏通路不同,非限制性通路与紧密连接无关,但与细胞凋亡或上皮细胞损伤有关,允许包括完整细菌在内的较大物质通过。非限制性通路可以通过罗丹明 70(120Å)检测。

3.灌胃针。

4.乙二胺四乙酸(EDTA)采血管。

5. 96 孔板。

6. PBS 缓冲液。

7.血清肌酐检测试剂盒。

8.荧光读板机。

2.2 外翻肠囊模型(离体)

与上一节重复的部分不再赘述。

1.荧光标记染料:FD4(100μg/mL)。

2.冰 Krebs-Henseleit 碳酸氢盐缓冲液
(KHBB):pH 值 7.4,所需试剂为 6.9g/L 氯化

钠、2.1g/L 碳酸氢钠、0.35g/L 氯化钾、0.145g/L 硫酸镁、0.145g/L 磷酸二氢钾、0.175g/L 二水氯化钙和 2g/L 葡萄糖。

3.丝线(4-0)。

4.手术器械(镊子、剪刀和钳子)。

5.带温度控制的水浴箱。

6.氧气。

3 实验方法

3.1 肠道通透性的测量(体内)

1.无菌 PBS 中加入 22mg/mL 的 FD4、

16mg/mL 的罗丹明 70 和 40mg/mL 的肌酐。准备好后,以箔纸包裹(见注意事项 1)。

2.取上述肌酐、FD-4 和罗丹明 70 混合溶液 0.5mL,用 20 号灌胃针给小鼠灌胃,5h 后进行通透性的测量(图 15.2)(见注意事项 2~4)。

3.处死小鼠时采血,保存于 EDTA 采血管中并充分混匀,以防凝固。

4.血液于 4℃、10 000rpm 离心 5min。

5.收集血浆。

6.使用 PBS 按照 1:2 的比例稀释血浆(50μL 血浆+50μL PBS)并置于冰上。

7.按标准顺序准备稀释的染料。

8.将稀释的血浆样品和标准品 50μL 加入 96 孔板中,需设置复孔。

9.使用激发波长为 485nm 和 530nm 以及发射波长为 528nm 和 645nm 的荧光读板机,测定 FD4 和罗丹明 70 的浓度。

10.使用血清肌酐检测试剂盒,按照制造商的检测说明书测量肌酐浓度(见注意事项 5)。

3.2　外翻肠囊模型(离体)(图 15.3)

1. KHBB 中加入 100μg/mL 的 FD4(见注意事项 6)。准备好后,以箔纸包裹。

2.沿腹中线打开小鼠腹腔取出肠道,用低温 KHBB 溶液冲洗肠腔后,将组织浸入缓冲液中(见注意事项 7 和 8)。

3.以 4-0 丝线结扎缝合肠管的一端。

4.将连接有 1mL 注射器的灌胃针尖端朝着线结的方向小心插入肠管中,然后将线结推向灌胃针的另一侧,小心翻转肠道。将灌胃针留在囊内,之后用另一条丝线将外翻的肠囊固定在灌胃针上(见注意事项 9 和 10)。

5.向肠囊中注入 1mL(小肠)或 0.5mL(结肠)的 KHBB,使其膨胀(见注意事项 7~9)。

6.准备 37℃ 的恒温水浴,并通入 100% 的氧气。

7.将外翻肠囊置入含 100μg/mL FD4 的 KHBB 溶液的烧杯中 30min。

8.于孵育开始和结束时各从烧杯中收

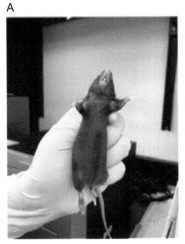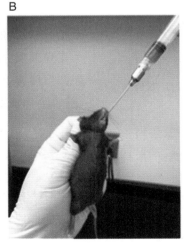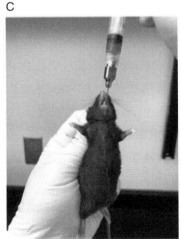

图 15.2　小鼠麻醉后,将其颈部伸直(A),以便将灌胃针通过咽部顺利插入食管(B),然后通过灌胃针将染料注入胃中(C)。

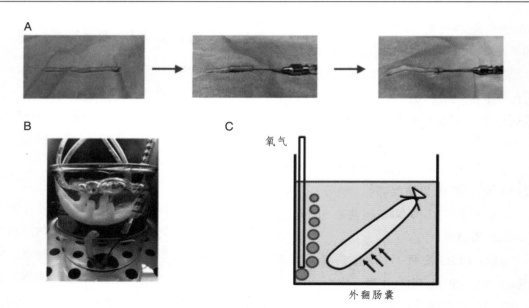

图 15.3 空肠节段一端用 4-0 丝线缝合(A)。使用灌胃针翻转后，结扎外翻肠囊的另一端，使分子可以在孵育过程中经黏膜转移。将膨胀的肠囊置于 37℃，纯氧，含有 FD4 的 HBSS 中 30min(B)。(C)显示了肠囊、氧气和水浴之间的位置关系。箭头代表 FD4 穿过外翻黏膜的预期方向。

集 1mL 缓冲液样本，以分别测定孵育开始及结束时黏膜侧的 FD4 浓度。

9. 30min 后，取出肠囊，清洗肠囊外部，以免收集的样品被烧杯内的溶液污染。收集肠囊内液体后，测量每段肠囊的长度与直径，以便后续准确计算清除率。

10. 将上述标本以 8945×g 离心 5min，收集上清液(见注意事项 11)。

11. 以 PBS 按 1:2 比例稀释后，用荧光读板机按照上述方法(见实验方法部分 3.1，步骤 9)测定 FD4 的浓度。

12. 通透性即为如下公式计算所得出的 FD4 从黏膜侧到浆膜侧的清除率，单位为 nL/(min·cm²)：

$$FD4 \ 清除率 =$$

$$\frac{浆膜侧 \ FD4 \ 浓度 \times 囊内注入体积}{黏膜侧 \ FD4 \ 浓度 \times 黏膜表面积 \times 30min}$$

$$黏膜表面积 = \pi \times 囊的长度 \times 囊的直径$$

4 注意事项

1. 可以使用 FD40(分子量为 40kDa)代替 FD4。虽然 FD40 分子量大于 FD4，但仍可用于测量渗漏通路。

2. 灌胃过程中使用钝性针头可导致小鼠消化道黏膜损伤，使染料直接吸收入血。为避免其发生，应在操作过程中麻醉小鼠。但深度镇静会减少小鼠的吞咽动作，增加反流风险，因此需要仔细调控麻醉深度。

3. 为优化口腔灌胃效果，应将小鼠颈部伸直，这样灌胃针可以很容易地经过咽部进入食管。

4. 对于脓毒症模型，推荐灌胃和采血之间的间隔时间为 5h，而针对小鼠结肠炎模型的研究则选择了间隔 3h 采血[9]。增加脓毒症检测时间的原因与危重疾病状态下肠道蠕动能力降低有关。

5.灌胃后肌酐浓度显著高于内源性肌酐的浓度,因此,内源性肌酐对测量结果的影响可以忽略不计。

6.外翻肠囊模型可同时测量 FD4 和肌酐。

7.应根据研究兴趣或目的确定拟检测的肠段。测量通透性时,通常准备 10cm 长的空肠、回肠和结肠[11]。

8.若外翻肠囊存在小洞,会降低肠道通透性检测的准确性。因此,在分离肠管周围的脂肪和系膜时,应谨慎操作,以免损伤肠道。

9.将液体注入结扎的肠腔后,若外翻肠囊出现渗漏,则应终止实验,并选取另一段肠囊,以获得一致的结果。

10.虽然在计算最终结果的公式中考虑了肠道的长度,但选取的肠道长度越长,便越难以用 KHBB 使肠道膨胀,并将因此影响测量的准确性。测定肠道通透性时,若无法注入所计划的全部体积,则可以按照实际注入的体积来计算通透性。

11.为了将黏液和上皮细胞分离,从外翻肠囊收集的标本应在测量荧光强度之前离心。

致谢

所有作者均声明无相关利益冲突。本研究得到美国国立卫生研究院下述基金的支持:GM072808、AA027396、GM104323、GM113228。

（徐艳 译 姜春玲 刘海迎 校）

参考文献

1. Meng M, Klingensmith NJ, Coopersmith CM (2017) New insights into the gut as the driver of critical illness and organ failure. Curr Opin Crit Care 23:143–148

2. Mittal R, Coopersmith CM (2014) Redefining the gut as the motor of critical illness. Trends Mol Med 20:214–223

3. Lorentz CA, Liang Z, Meng M et al (2017) Myosin light chain kinase knockout improves gut barrier function and confers a survival advantage in polymicrobial sepsis. Mol Med 23:155–165

4. Clark JA, Clark AT, Hotchkiss RS et al (2008) Epidermal growth factor treatment decreases mortality and is associated with improved gut integrity in sepsis. Shock 30:36–42

5. Turner JR (2009) Intestinal mucosal barrier function in health and disease. Nat Rev Immunol 9:799–809

6. Garcia-Hernandez V, Quiros M, Nusrat A (2017) Intestinal epithelial claudins: expression and regulation in homeostasis and inflammation. Ann N Y Acad Sci 1397:66–79

7. Tsukita S, Tanaka H, Tamura A (2019) The Claudins: from tight junctions to biological systems. Trends Biochem Sci 44:141–152

8. Odenwald MA, Turner JR (2017) The intestinal epithelial barrier: a therapeutic target? Nat Rev Gastroenterol Hepatol 14:9–21

9. Tsai PY, Zhang B, He WQ et al (2017) IL-22 upregulates epithelial Claudin-2 to drive diarrhea and enteric pathogen clearance. Cell Host Microbe 21:671–681. e4

10. Alam MA, Al-Jenoobi FI, Al-Mohizea AM (2012) Everted gut sac model as a tool in pharmaceutical research: limitations and applications. J Pharm Pharmacol 64:326–336

11. Yoseph BP, Klingensmith NJ, Liang Z et al (2016) Mechanisms of intestinal barrier dysfunction in sepsis. Shock 46:52–59

第 16 章

脓毒症生物标志物

Yachana Kataria，Daniel Remick

1 概述

1.1 脓毒症

　　脓毒症的致死机制一直不甚清楚。基础研究领域的科学家们不了解该疾病的免疫病理学，临床医生则很难治愈该类患者。据估计，全球每年有 3150 万例患者罹患脓毒症，其中有 530 万例患者因此死亡，脓毒症所造成的影响令人震惊。虽然拯救脓毒症运动制订了一系列治疗护理方案，但患者死亡率仅小幅下降[1,2]。一项对脓毒症近 20 年来治疗的 Meta 分析显示，脓毒症患者的死亡率虽随时间缓慢下降，但并没有统计学意义[3]。患者死亡的风险在脓毒症感染 1 个月后仍持续存在，因为大约 40% 的脓毒症患者将在患病后 1 年内死亡[4,5]。

　　从免疫和生理反应的视角来看，脓毒症是一种具有高度异质性的临床疾病。1992年脓毒症的概念首次被提出，即脓毒症是一种 SIRS[6]。如果患者存在疑似感染并符合 SIRS 4 个标准中的 2 个，即可被诊断为脓毒症。对于脓毒症采取这种非特异性的诊断标准是非常必要的，因为可以在实验室检测结果出来之前快速将患者纳入临床研究。但缺乏特异性的诊断标准常导致患者在多项指标上存在巨大的差异，如促炎细胞因子的浓度、白细胞类型的变化、生理反应及脏器受损情况。且上述各项均可能随时间发生变化[7]。2016 年的脓毒症定义指出，脓毒症是指因感染引起宿主反应失调而导致的危及生命的器官功能障碍[8]。

　　鉴于脓毒症带来的巨大影响，若有实验室检测或生物标志物可以准确诊断脓毒症，患者的诊疗将可能获得明显改善。本章回顾了目前推荐的脓毒症生物标志物。

2 脓毒症生物标志物

2.1 生物标志物概述

　　美国国立卫生研究院生物标志物定义工作组将生物标志物定义为"客观地测量和评估正常生物过程、致病过程或药物干预反应特征的指标"。根据这一定义，生物标志物被视为疾病易感性、测量生物反应、识别早期疾病状态和不同表征类型疾病状态的潜在指标。生物标志物是帮助诊断、提供风险分层或监测疾病的工具。实际上,生物标志物并非疾病的病因,某些情况下其只是作为疾病的替代指标。一项生物标志物可以有多个用途。过去的 30 年中,已提出多个脓毒症生物标志物,用于脓毒症的诊断、预后评估及指导抗生素的使用。虽然已有多个生物标志物被提出,但关于 IL-6、C 反应蛋白(CRP)和降钙素原(PCT)的研究最为广泛。因此,本研究查阅并分析了新近关于这些生物标志物在脓毒症的临床诊断、预后评估和指导抗生素治疗方面的研究报道。有关脓毒症生物标志物的详尽综述也可通过其他文献进行查阅[9-11]。

2.2 IL-6 的生物学基础

IL-6 是一种促炎和抗炎性细胞因子,调节机体的免疫反应与造血功能,在炎症反应中发挥着重要作用。IL-6 由 184 个氨基酸组成,分子量为 21~26kDa,其基因位于第 7 号染色体上[12,13]。IL-6 受体存在于多种细胞上,如 B 淋巴细胞、T 淋巴细胞以及单核/巨噬细胞。IL-6 可刺激 T 淋巴细胞、B 淋巴细胞以及参与细胞增殖和分化的其他细胞,并增强这些细胞的功能[14]。正常情况下血清 IL-6 浓度低于 5pg/mL。相比之下,有报道脓毒症患者 IL-6 浓度可大于 500pg/mL[15]。IL-6 还可诱导肝脏中急性期蛋白(如 CRP)的合成。

2.3 C 反应蛋白的生物学基础

CRP 是在细胞因子(如 IL-6)的刺激下由肝脏细胞合成的,是一种被广泛用于非感染性炎性疾病监测的急性期反应蛋白。作为一种诊断标志物,CRP 在脓毒症发病时上升缓慢;与之相比,IL-6 常在内毒素刺激[16,17]后

36h 左右达到峰值。CRP 的半衰期约为 19h。脓毒症患者血清 CRP 浓度升高与器官衰竭和死亡风险增加相关(36% 对 21%,P<0.05)[18]。正常生理状态下,CRP 水平低于 5μg/mL。然而,在炎症反应[19]期间,其水平可高达 500μg/mL。

2.4 降钙素原的生物学基础

PCT 是一种由 116 个肽段构成的降钙素前肽,参与钙稳态调节。生理情况下,PCT 由甲状腺 C 细胞合成。而在脓毒症时,PCT 则由甲状腺外神经内分泌组织合成。与 CRP 一样,PCT 也是一种急性期蛋白,在创伤、大手术和胰腺炎炎症刺激下,PCT 水平升高。与 CRP 不同的是,PCT 升高也常见于肾功能受损时,因此在存在肾脏疾病时,其特异性较低[20]。正常生理状态下,PCT 水平低于 0.1ng/mL。PCT 的半衰期为 24h,因此其检测时间窗较长。

2.5 脓毒症诊断的生物标志物

诊断感染的金标准是微生物培养。但只有 30%~40% 的脓毒症患者微生物培养呈阳性,并不总是能在血液[8]中检测到微生物。由于需要一定的孵育时间,微生物培养周期通常在一天以上。这也突显了找到准确性更高及成本效益更好的生物标志物的重要意义。脓毒症的临床表现也不具有特异性(如心动过速、白细胞计数升高、发热等),这些体征和症状在其他疾病中也很常见。因此,在评估 IL-6、CRP 和 PCT 的诊断能力时,必须评估这些检测指标的特异性,这将有助于明确脓毒症的诊断。

IL-6 在血液中出现得较 CRP 或 PCT 早[21]。研究显示,感染发生时血清 IL-6 水平

可在 1h 内升高，2h 内达到峰值 [22]。相比之下，当机体发生细菌感染时，血清 PCT 水平通常在 3~6h 之间开始上升，8~24h 之间达到峰值。CRP 在脓毒症初始时上升缓慢，通常在 12~24h 之间明显升高，并在 36h 左右达到峰值[17]。PCT 所具有的上升较早的特点使其成为诊断生物标志物的良好候选指标。此外，已有研究证明 PCT 水平不会像 CRP 升高得那么久。

研究显示，脓毒症发生后 IL-6 水平率先上升，其对脓毒症早期诊断的敏感性和特异性大于其他细胞因子[23]。此外，IL-6 水平也与死亡率相关，IL-6 水平的上升与脓毒症患者死亡风险增高呈正相关[24]。值得注意的是，在感染早期，机体暴露于细菌产物的刺激后，IL-6 水平会先降低[25]。一些 Meta 分析也对 IL-6 在诊断方面的准确性进行了评估[26-28]。一项旨在评估 IL-6 在鉴别脓毒症和非感染性 SIRS 中作用的 Meta 分析指出，IL-6 的受试者操作特征（ROC）曲线下面积为 0.80，具有中等的诊断效能[28]。其敏感性为 0.68（95% CI：0.65~0.70），特异性为 0.73（95% CI：0.71~0.76）。最近的一项 Meta 分析结果显示，IL-6 对于重症感染患者的诊断具有相似的敏感性和特异性[29]。

相较于 IL-6 和 PCT，CRP 仍然是目前应用最广泛且最易实施的检测。在 ICU 患者中，CRP 在临界值为 7.9mg/L 时的诊断敏感性和特异性分别为 71.8% 和 66.6%。然而，CRP 并非脓毒症的特异性标志物，因而不是理想的生物标志物。一项 Meta 分析对 IL-6、PCT 和 CRP 在鉴别脓毒症和非感染性 SIRS 中的作用进行了评估，发现它们的曲线下面积分别为 0.80、0.83 和 0.71，提示 IL-6 和

PCT 比 CRP[26]具有更好的诊断价值。

当比较 PCT 和 CRP 的诊断准确性时，需要在其敏感性和特异性之间进行权衡。近期一项研究对疑似细菌性脓毒症患者使用"脓毒症 3.0"的标准进行诊断，同时评估 PCT 与 CRP 的诊断准确性。研究发现，CRP（临界值：20mg/L）的敏感性为 88.4%（95% CI：85.8~91.1），远高于 PCT（临界值 2.0ng/mL）32.1%（95% CI：28.3~36.0）的敏感性[30]。相比之下，PCT 的特异性则更高[97.4%（95% CI：96.5~98.4）对 14.4%（95% CI：12.2~16.5）][30]。该研究还利用了线性判别式分析的方法，评估了一项包括 PCT、CRP 和乳酸在内的综合评分的诊断性能。该综合评分的曲线下面积（AUC）高达 0.85（95% CI：0.83~0.89）[30]，初步看来该综合评分可能很有潜力，但其在门诊、急诊科或重症监护病房的实施上具有明显的局限性。

在不同临床背景下，PCT 和 CRP 的诊断性能表现出不同的特点。有研究发现，CRP 对于慢性阻塞性肺疾病急性加重期患者或疑似获得性肺炎[31,32]患者是一种较好的生物标志物。而 PCT 则可以鉴别细菌性肺炎和非感染性肺部疾病[33,34]。PCT 水平在非感染性炎症疾病时也会升高，如甲状腺癌、心脏手术后和心脏骤停[20,35]后。由于 PCT 水平在慢性肾病患者中也会升高，对于该类患者[36]若使用 PCT 进行诊断，应采用不同的临界值。

一项包含了 59 项研究的系统性综述评价了脓毒症生物标志物鉴别感染类型（特别是细菌感染和非细菌感染）的能力，发现这些研究均不够理想[37]。在该研究评估的所有生物标志物中，CRP 和 PCT 在细菌感染的

患者中往往高于非细菌感染患者。该研究发现 CRP 的敏感性和特异性分别为 61.2%~100% 和 26%~100%。PCT 鉴别细菌感染的敏感性和特异性分别为 38%~97% 和 31%~100%[37]。其他研究提示，低水平的 PCT 可用于排除菌血症，尤其是 ICU 内的患者[34,38]。

PCT 对新生儿细菌性感染[39,40]具有很高的阴性预测价值。然而，由于生理性增加，PCT 在出生后的前 48h 内缺乏特异性。母体先兆子痫与呼吸窘迫综合征[41]等围生期因素也使 PCT 的解读变得更为复杂。一些小型研究报道，CRP 在新生儿脓毒症[42]中的诊断性能与 PCT 相当。近期一项随机对照研究报道，相对于标准治疗方案[43]，采用 PCT 指导抗生素使用时长可使新生儿感染率降低。

2.6　脓毒症预后的生物标志物

据报道，IL-6、CRP 和 PCT 也与患者预后有关，更确切地说，根据生物标志物可以判断疾病的严重程度，有助于对患者进行风险分层。最初，有研究报道脓毒症患者的 IL-6 水平与死亡率相关[44,45]，同时其他研究发现 ICU 患者的死亡率也与 IL-6 水平相关[45,46]。但在另一项研究中，将患者根据 IL-6 水平进行分层，以接受免疫调节治疗，结果并未发现各组之间的死亡率具有统计学差异[16]。此外，还有研究发现 IL-6 水平与 SIRS 患者的快速序贯器官功能衰竭评分（qSOFA）呈正相关[47,48]。以上研究提示，对于脓毒症患者，IL-6 有可能作为判断预后的生物标志物发挥一定作用。

CRP 水平的升高也与脓毒症患者长期不良预后和死亡相关。例如，ICU 患者的 CRP 水平≥0.1g/L，相较于 CRP 浓度<0.01g/L[18]，更容易发生器官功能障碍。该项研究还发现，48h 后 CRP 水平开始下降的患者死亡率为 15.4%，而 48h 后 CRP 水平仍>0.1g/L 的患者死亡率为 60.9%[18]。另一项有关 CRP 对临床疑似脓毒症患者预后预测价值的研究发现，血清 CRP 水平是死亡的独立预测因子，其校正比值比（OR）为 2.0（95%CI：1.3~2.1）[19]。

也有部分研究发现，血清 PCT 水平与脓毒症的严重程度和器官功能障碍的严重程度相关。一项纳入 234 例 ICU 脓毒症患者的队列研究发现，PCT 水平>0.85ng/mL 的患者死亡率显著升高（45%对 26%）[49]。另一项研究发现，急诊患者就诊时血清 PCT 水平预测 30 天内死亡率的 AUC 为 0.686（95%CI：0.613~0.752），敏感性和特异性分别为 0.96（95%CI：0.90~0.98）和 0.73（95%CI：0.52~0.88）[50]。最近的一项 Meta 分析结果显示，患者 PCT 水平的升高与更高的死亡风险有关。作者利用随机效应模型[51]分析得出 PCT 增高者的总体相对风险为 2.60（95%CI：2.05~3.30）。由于高死亡风险的患者 PCT 水平可能处于持续升高状态，作者还评价了 PCT 未得到清除在预测脓毒症死亡率方面的作用，总体相对风险为 3.05（95%CI：2.35~3.95）。曲线下的总面积为 0.79（95%CI：0.75~0.83），敏感性和特异性分别为 0.72%（95%CI：0.58~0.82）和 0.77%（95%CI：0.55~0.90）。总体分析表明，未被清除的 PCT 与脓毒症患者的死亡率相关。Karlsson 等的研究则发现，PCT 水平在最初 72h 内的变化而非初始浓度与死亡率相关[52]。更确切地说，PCT 水平在 72h 内下降>50% 的患者较 PCT 水平下降<50% 的患者死亡率更低。这些发现也得到了其他小规模研究的证实。最近，美国一

项多中心前瞻性研究发现，至发病第 4 天 PCT 水平未能下降 80% 是 28 天死亡的独立预测因子[风险比（RR）1.95；95%CI：1.18~3.30][56]。

仅少数研究同时评估了 CRP 和 PCT，鉴于其研究规模较小，对其研究结果的解读宜谨慎。Ryu 等针对罹患严重脓毒症的危重症患者，评估了 PCT 和 CRP 预测该类患者预后的临床价值，发现 PCT 和 CRP 在预测 28 天死亡率方面意义相仿[57]。此外，该研究还提出 CRP 在预测这些患者预后方面的价值与 PCT 的价值相当。与之不同的是，Hoeboer 等的研究发现，PCT 在预测危重患者死亡与感染性休克的发生方面优于 CRP[58]。

2.7 抗生素的应用指导

整个治疗过程生物标志物水平的变化可以反映患者能否从恰当的抗生素治疗中获益，即是否可以提前停用抗生素。因确保疗效的同时避免不必要的抗生素应用十分重要，所以有研究提出这些生物标志物可以指导抗生素使用，即所谓的抗生素临床管理。随着广谱抗生素在临床上的应用增加，抗生素耐药已成为日益严峻的公共卫生问题。研究表明早期恰当的抗生素治疗可改善脓毒症患者的预后。

PCT 一直被广泛用于抗生素管理的研究，并已证明血清 PCT 水平会随着脓毒症病情的缓解和抗生素治疗而降低[52,59,60]。目前，基于 PCT 水平指导抗生素治疗的研究人群包括下呼吸道感染、严重脓毒症、尿路感染、术后感染、脑膜炎以及急性心力衰竭合并二重感染（即肺炎）的患者[61]。利用 PCT 指导抗生素使用已在呼吸道感染和脓毒症患者的治疗中获得了强有力的研究证据，但在其他

疾病中的研究尚不充分。

来自荷兰的一项大型随机对照研究评估了利用 PCT 指导 ICU 患者抗生素治疗的效果。结果发现，PCT 指导使疑似细菌感染[34]的危重患者的抗菌治疗时间缩短了 2 天。该研究还进一步发现，缩短抗生素治疗时间可降低患者 28 天死亡率（25% 对 20%；P=0.0122）。然而，另外一项随机对照研究却发现，对于严重脓毒症或脓毒症休克患者，PCT 指导虽然减少了抗菌药物的使用，但并未显著降低患者的死亡率[62]。

近期，Schuetz 等开展了一项 Cochrane 系统评价，纳入了 26 项探讨 PCT 指导下的抗生素治疗对急性呼吸道感染患者死亡率影响的随机对照研究[63-65]。发现在 PCT 指导下，抗生素的使用时间缩短了 2.4 天[5.7 天（抗生素指导）对 8.1 天（无抗生素指导）；95%CI：-2.71~-2.15]。此外，还发现了两组患者死亡率方面的显著差异（校正后的 OR 为 0.83；95% CI：0.70~0.99）。另一项仅纳入 4 项研究、共 679 名患者的 Meta 分析，评估了 PCT 指导慢性阻塞性肺疾病急性加重期治疗的效果。分析发现，以 PCT 指导的治疗，显著减少了抗生素的使用，同时并不增加死亡率[66]。然而，Andriolo 等开展的另一项 Meta 分析，纳入了 10 项随机对照试验、1215 名受试者，对 PCT 指导治疗成人脓毒症、严重脓毒症或脓毒症休克的有效性和安全性进行了评估，却并未发现明确的证据来"支持使用 PCT 指导抗菌治疗以最大限度地降低脓毒症患者的死亡率、机械通气、临床严重程度、再感染或抗菌治疗的持续时间"[67]。虽然对死亡率的影响尚未达成共识，但强有力的证据表明 PCT 确实减少了抗菌治疗的天

数。这些不一致的研究结果可能源于利用 PCT 指导抗生素管理方面尚缺乏共识，以及在 PCT 的最佳临界值方面亦未达成共识。

迄今为止，还没有研究评估 IL-6 在抗生素管理中的作用。评估 CRP 在指导抗生素治疗中的作用的研究也很有限。Schmit 等的研究发现，在治疗的最初 2 天，CRP 水平的变化可以帮助评估脓毒症患者对抗菌药物治疗的反应[68-70]。此外，有研究发现，对肺炎治疗反应较好的脓毒症患者 CRP 水平更低[69,71]，反之亦然。最近，一项 Meta 分析结果显示，利用 CRP 来指导抗生素治疗可减少门诊成人患者和住院新生儿患者[72]的抗生素使用。两组患者的推荐临界值不同。对于门诊成年患者，停止或开始治疗的 CRP 临界值分别为 20mg/L 和 100mg/L。相比之下，建议新生儿停止抗生素治疗的 CRP 水平为 <10mg/L。Olivera 等则研究了 PCT 和 CRP 在 ICU 脓毒症患者抗生素管理中的作用，发现两者在指导抗生素治疗[70]方面具有相似的特征。

2.8　生物标志物在脓毒症动物模型中的价值

生物标志物也已被用于预测脓毒症动物模型的死亡率。无论是小鼠还是大鼠[73]，应用最广泛的脓毒症动物模型是 CLP 模型。2002 年的一篇论文详细描述了在脓毒症发生的前 6h 内，如何根据测得的血浆 IL-6 水平预测随后的早期死亡率[74]。这一发现在后来的研究中也得到了证实。可利用血浆 IL-6 水平，将小鼠分为高死亡率组和低死亡率组。基于这种分层，干预措施仅在高死亡率组[78]中有效。

血浆 IL-6 水平与脓毒症小鼠表型相关，其在[79]死亡率较高的小鼠中更高。值得注意的是，尽管抗生素对 IL-6[80]水平较低的小鼠有效，但对于 IL-6 水平极高的小鼠（>14 000pg/mL），使用抗生素也不会降低其死亡率。

3　结束语

脓毒症是一种复杂的临床病症，受累患者的表现呈高度异质性。脓毒症的理想生物标志物应具备高灵敏度和高特异性，并可通过短周期的全自动技术获得。生物标志物还应易于解读、创伤最小。

肌钙蛋白水平的升高可被广泛用于诊断心脏疾病发作，但目前尚未发现与肌钙蛋白价值相当的，可用于诊断脓毒症的生物标志物。脓毒症的生物标志物远未完善，还需开展大量工作以准确阐明其生物异质性的进程。脓毒症的生物标志物主要有 3 种不同的应用方法，包括疾病的诊断、判断预后以及指导抗生素治疗。IL-6、CRP 和 PCT 不能单独用于疾病的诊断、判断预后或指导抗生素使用；相反，其运用必须与整个临床表现相结合。该 3 种生物标志物均没有足够的敏感性和特异性。其中，PCT 可能比 CRP 和 IL-6 更具特异性且能更好地判断预后。而在抗生素管理方面，有部分证据建议使用 PCT 指导抗生素管理。但再次强调，当患者存在脓毒症相关症状时，需关注其临床状态和病情进展情况。

综上，关于这些生物标志物的价值，各项研究仍存在不一致以及异质性的结果，这些研究结果依感染的严重程度和类型而不同。迄今为止，大多数研究都因样本量小、医疗环境不同、检测方法不同和临界值不同而存在一定的局限性,这使得研究结果难以比较。PCT 作为一检测指标并未广泛应用,其与 CRP 检测相比费用昂贵。这些不同的因素造成了研究结果的异质性。尽管将这些生物标志物联合使用的概念尚未得到广泛的研究,但联合使用可提高其性能的理念具有一定的合理性。一些研究已对生物标志物的组合进行了探索,结果显示该方式很有潜力,但需要进一步的研究证明[30,81]。迄今为止的各项研究结果,也反映了脓毒症的复杂性。

无论存在何种局限性,这些生物标志物依然具有临床应用价值。不同感染患者的临床表现和感染部位不同,因此用于指导治疗的生物标志物的水平也会有所不同。脓毒症的病理生理变化复杂,整体临床表现的重要性不言而喻。虽然为一种极为复杂的疾病找到灵丹妙药仍不太可能,但已有研究正在评估新的、更有希望的候选生物标志物。

致谢

本研究由美国国立卫生研究院提供部分资助(T32GM86308、R01GM117519 和 R01HLHM86308-06)。

(徐艳 译　姜春玲 李静 校)

参考文献

1. Levy MM, Rhodes A, Phillips GS et al (2014) Surviving Sepsis Campaign: association between performance metrics and outcomes in a 7.5-year study. Crit Care Med 40:1623–1633
2. Fleischmann C, Scherag A, Adhikari NK et al (2016) Assessment of global incidence and mortality of hospital-treated sepsis. Current estimates and limitations. Am J Respir Crit Care Med 193:259–272
3. Stevenson EK, Rubenstein AR, Radin GT et al (2014) Two decades of mortality trends among patients with severe sepsis: a comparative meta-analysis. Crit Care Med 42:625
4. Rhee C, Dantes R, Epstein L et al (2017) Incidence and trends of sepsis in US hospitals using clinical vs. claims data, 2009-2014. JAMA 318:1241–1249
5. Medicine PIJNEJo \ (2014) A randomized trial of protocol-based care for early septic shock N Engl J Med 370:1683–1693
6. Physicians ACoC,Med SoCCMCCCJCC (1992) American College of Chest Physicians/Society of Critical Care Medicine Consensus Conference: definitions for sepsis and organ failure and guidelines for the use of innovative therapies in sepsis. Crit Care Med 20:864–874
7. Stortz JA, Murphy TJ, Raymond SL et al (2018) Evidence for persistent immune suppression in patients who develop chronic critical illness after sepsis. Shock 49:249–258
8. Singer M, Deutschman CS, Seymour CW et al (2016) The third international consensus definitions for sepsis and septic shock (Sepsis-3). JAMA 315:801–810
9. van Engelen TS, Wiersinga WJ, Scicluna BP et al (2018) Biomarkers in sepsis. Critical Care Clinics 34:139–152
10. Prucha M, Bellingan G, Zazula R (2015) Sepsis biomarkers. Clin Chim Acta 440:97–103
11. Pierrakos C, Vincent J-L (2010) Sepsis biomarkers: a review. Crit Care 14:R15
12. Sibbing D, Koch W, Massberg S et al (2011) No association of paraoxonase-1 Q192R genotypes with platelet response to clopidogrel and risk of stent thrombosis after coronary stenting. Eur Heart J 32:1605–1613
13. Hirano T (1991) Interleukin 6 (IL-6) and its receptor: their role in plasma cell neoplasias. Int J Cell Cloning 9:166–184
14. Sims JE, Smith DE (2010) The IL-1 family: regulators of immunity. Nat Rev Immunol 10:89
15. Bloos F, Reinhart K (2014) Rapid diagnosis of sepsis. Virulence 5:154–160
16. Reinhart K, Menges T, Gardlund B et al (2001) Randomized, placebo-controlled trial of the anti-tumor necrosis factor antibody fragment afelimomab in hyperinflammatory response during severe sepsis: The RAMSES Study. Crit Care Med 29:765–769
17. Shehabi Y, Seppelt IJCC (2008) Pro/Con debate: is procalcitonin useful for guiding antibiotic decision making in critically ill patients? Crit Care 12:211
18. Lobo SM, Lobo FR, Bota DP et al (2003)

C-reactive protein levels correlate with mortality and organ failure in critically Ill patientsa. Chest 123:2043–2049

19. Yamamoto S, Yamazaki S, Shimizu T et al (2015) Prognostic utility of serum CRP levels in combination with CURB-65 in patients with clinically suspected sepsis: a decision curve analysis. PLoS One 5:e007049

20. Reinhart K, Karzai W, Meisner MJ (2000) Procalcitonin as a marker of the systemic inflammatory response to infection. Intensive Care Med 26:1193–1200

21. Dahaba A, Metzler HJ (2009) Procalcitonin's role in the sepsis cascade. Is procalcitonin a sepsis marker or mediator? Minerva Anestesiol 75:447–452

22. Song M, Kellum JA (2005) Interleukin-6. Crit Care Med 33:S463–S465

23. Feng M, Sun T, Zhao Y et al (2016) Detection of serum Interleukin-6/10/18 levels in sepsis and its clinical significance. J Clin Lab Anal 30:1037–1043

24. Mera S, Tatulescu D, Cismaru C et al (2011) Multiplex cytokine profiling in patients with sepsis. APMIS 119:155–163

25. Jekarl DW, Lee S-Y, Lee J et al (2013) Procalcitonin as a diagnostic marker and IL-6 as a prognostic marker for sepsis. Diagn Microbiol Infect Dis 75:342–347

26. Ma L, Zhang H, Y-l Y et al (2016) Role of interleukin-6 to differentiate sepsis from non-infectious systemic inflammatory response syndrome. Cytokine 88:126–135

27. Liu Y, Hou J-H, Li Q et al (2016) Biomarkers for diagnosis of sepsis in patients with systemic inflammatory response syndrome: a systematic review and meta-analysis. Springerplus 5:2091

28. Hou T, Huang D, Zeng R et al (2015) Accuracy of serum interleukin (IL)-6 in sepsis diagnosis: a systematic review and meta-analysis. Int J Clin Exp Med 8:15238

29. Iwase S, Nakada T-A, Hattori N et al (2018) Interleukin-6 as a diagnostic marker for infection in critically ill patients: A systematic review and meta-analysis. Am J Emerg Med 37 (2):260–265

30. Ljungström L, Pernestig A-K, Jacobsson G et al (2017) Diagnostic accuracy of procalcitonin, neutrophil-lymphocyte count ratio, C-reactive protein, and lactate in patients with suspected bacterial sepsis. PLoS One 12: e0181704

31. Daniels JM, Schoorl M, Snijders D et al (2010) Procalcitonin vs C-reactive protein as predictive markers of response to antibiotic therapy in acute exacerbations of COPD. Chest 138:1108–1115

32. Gaïni S, Koldkjær OG, Pedersen C, Pedersen SS (2006) Procalcitonin, lipopolysaccharide-binding protein, interleukin-6 and C-reactive protein in community-acquired infections and sepsis: a prospective study. Crit Care 10:R53

33. Schuetz P, Kutz A, Grolimund E et al (2014) Excluding infection through procalcitonin testing improves outcomes of congestive heart failure patients presenting with acute respiratory symptoms: results from the randomized ProHOSP trial. Int J Cardiol 175:464–472

34. de Jong E, van Oers JA, Beishuizen A et al (2016) Efficacy and safety of procalcitonin guidance in reducing the duration of antibiotic treatment in critically ill patients: a randomised, controlled, open-label trial. Lancet Infect Dis 16:819–827

35. Schuetz P, Affolter B, Hunziker S et al (2010) Serum procalcitonin C-reactive protein and white blood cell levels following hypothermia after cardiac arrest: a retrospective cohort study. Eur J Clin Invest 40:376–381

36. Grace E, Turner RM (2014) Use of procalcitonin in patients with various degrees of chronic kidney disease including renal replacement therapy. Clin Infect Dis 59:1761–1767

37. Kapasi AJ, Dittrich S, González IJ et al (2016) Host biomarkers for distinguishing bacterial from non-bacterial causes of acute febrile illness: a comprehensive review. PLoS One 11: e0160278

38. Hoeboer SH, van der Geest PJ, Nieboer D et al (2015) The diagnostic accuracy of procalcitonin for bacteraemia: a systematic review and meta-analysis. Clin Microbiol Infect 21:474–481

39. Van Rossum A, Wulkan RW, Oudesluys-Murphy AM (2004) Procalcitonin as an early marker of infection in neonates and children. Lancet Infect Dis 4:620–630

40. Vouloumanou EK, Plessa E, Karageorgopoulos DE et al (2011) Serum procalcitonin as a diagnostic marker for neonatal sepsis: a systematic review and meta-analysis. Intensive Care Med 37:747–762

41. Chiesa C, Pellegrini G, Panero A et al (2003) C-reactive protein, interleukin-6, and procalcitonin in the immediate postnatal period: influence of illness severity, risk status, antenatal and perinatal complications, and infection. Clin Chem 49:60–68

42. Boraey N, Sheneef A, Mohammad MAA et al (2012) Procalcitonin and C-reactive protein as diagnostic markers of neonatal sepsis. Ginekol Pol 6:e14

43. Stocker M, van Herk W, el Helou S et al (2017) Procalcitonin-guided decision making for duration of antibiotic therapy in neonates with suspected early-onset sepsis: a multicen-

tre, randomised controlled trial (NeoPIns). Lancet 390:871–881

44. Hack CE, De Groot ER, Felt-Bersma R et al (1989) Increased plasma levels of interleukin-6 in sepsis. Blood 74:1704–1710

45. Waage A, Brandtzaeg P, Halstensen A et al (1989) The complex pattern of cytokines in serum from patients with meningococcal septic shock. Association between interleukin 6, interleukin 1, and fatal outcome. J Exp Med 169:333–338

46. Friedland JS, Porter JC, Daryanani S et al (1996) Plasma proinflammatory cytokine concentrations, Acute Physiology and Chronic Health Evaluation (APACHE) III scores and survival in patients in an intensive care unit. Crit Care Med 24:1775–1781

47. Oda S, Hirasawa H, Shiga H et al (2005) Sequential measurement of IL-6 blood levels in patients with systemic inflammatory response syndrome (SIRS)/sepsis. Cytokine 29:169–175

48. Mat-Nor MB, Ralib AM, Abdulah NZ et al (2016) The diagnostic ability of procalcitonin and interleukin-6 to differentiate infectious from noninfectious systemic inflammatory response syndrome and to predict mortality. J Crit Care 33:245–251

49. Giamarellos-Bourboulis E, Tsangaris I, Kanni T et al (2011) Procalcitonin as an early indicator of outcome in sepsis: a prospective observational study. J Hosp Infect 77:58–63

50. Peschanski N, Chenevier-Gobeaux C, Mzabi L et al (2016) Prognostic value of PCT in septic emergency patients. Ann Intensive Care 6:47

51. Liu D, Su L, Han G et al (2015) Prognostic value of procalcitonin in adult patients with sepsis: a systematic review and meta-analysis. PLoS One 10:e0129450

52. Karlsson S, Heikkinen M, Pettilä V et al (2010) Predictive value of procalcitonin decrease in patients with severe sepsis: a prospective observational study. Crit Care 14:R205

53. Kutz A, Mueller B, Schuetz PJCC (2015) Prognostic value of procalcitonin in respiratory tract infections across clinical settings. Crit Care 19:P65

54. Ruiz-Rodríguez J, Caballero J, Ruiz-Sanmartin A et al (2012) Usefulness of procalcitonin clearance as a prognostic biomarker in septic shock. A prospective pilot study. Med Intensiva 36:475–480

55. Pieralli F, Vannucchi V, Mancini A et al (2015) Procalcitonin kinetics in the first 72 hours predicts 30-day mortality in severely ill septic patients admitted to an intermediate care unit. J Clin Med Res 7:706

56. Schuetz P, Birkhahn R, Sherwin R et al (2017) Serial procalcitonin predicts mortality in severe sepsis patients: results from the multicenter procalcitonin monitoring sepsis (MOSES) study. Crit Care Med 45:781

57. Ryu J-A, Yang JH, Lee D et al (2015) Clinical usefulness of procalcitonin and C-reactive protein as outcome predictors in critically ill patients with severe sepsis and septic Shock. PLoS One 10:e0138150

58. Hoeboer S, Groeneveld ABJ (2013) Changes in circulating procalcitonin versus C-reactive protein in predicting evolution of infectious disease in febrile, critically ill patients. PLoS One 17:30

59. Schuetz P, Maurer P, Punjabi V et al (2013) Procalcitonin decrease over 72 hours in US critical care units predicts fatal outcome in sepsis patients. Crit Care 17:R115

60. Christ-Crain M, Jaccard-Stolz D, Bingisser R et al (2004) Effect of procalcitonin-guided treatment on antibiotic use and outcome in lower respiratory tract infections: cluster-randomised, single-blinded intervention trial. Lancet 363:600–607

61. Sager R, Kutz A, Mueller B et al (2017) Procalcitonin-guided diagnosis and antibiotic stewardship revisited. BMC Med 15:15

62. Bloos F, Trips E, Nierhaus A et al (2016) Effect of sodium selenite administration and procalcitonin-guided therapy on mortality in patients with severe sepsis or septic shock: a randomized clinical trial. JAMA Intern Med 176:1266–1276

63. Schuetz P, Muller B, Christ-Crain M et al (2013) Procalcitonin to initiate or discontinue antibiotics in acute respiratory tract infections. Cochrane Database Syst Rev 8:1297–1371

64. Schuetz P, Wirz Y, Sager R et al (2018) Effect of procalcitonin-guided antibiotic treatment on mortality in acute respiratory infections: a patient level meta-analysis. Lancet Infect Dis 18:95–107

65. Schuetz P, Bretscher C, Bernasconi L et al (2017) Overview of procalcitonin assays and procalcitonin-guided protocols for the management of patients with infections and sepsis. Expert Rev Mol Diagn 17:593–601

66. Lin C, Pang Q (2018) Meta-analysis and systematic review of procalcitonin-guided treatment in acute exacerbation of chronic obstructive pulmonary disease. Clin Respir J 12:10–15

67. Andriolo BN, \Andriolo RB, Salomao R et al (2017) Effectiveness and safety of procalcitonin evaluation for reducing mortality in adults with sepsis, severe sepsis or septic shock Cochrane Database Syst Rev 1(1):CD010959

68. Schmit X, Vincent JLJI (2008) The time course

of blood C-reactive protein concentrations in relation to the response to initial antimicrobial therapy in patients with sepsis. Infection 36:213–219

69. Lisboa T, Seligman R, Diaz E et al (2008) C-reactive protein correlates with bacterial load and appropriate antibiotic therapy in suspected ventilator-associated pneumonia. Crit Care Med 36:166–171

70. Oliveira CF, Botoni FA, Oliveira CR et al (2013) Procalcitonin versus C-reactive protein for guiding antibiotic therapy in sepsis: a randomized trial. Crit Care Med 41:2336–2343

71. Bruns AH, Oosterheert JJ, Hak E et al (2008) Usefulness of consecutive CRP measurements in follow-up of treatment for severe CAP. Crit Care 11:R92

72. Petel D, Winters N, Gore GC et al (2018) Use of C-reactive protein to tailor antibiotic use: a systematic review and meta-analysis. BMJ Open 8:e022133

73. Osuchowski MF, Ayala A, Bahrami S et al (2018) Minimum quality threshold in pre-clinical sepsis studies (MQTiPSS): an international expert consensus initiative for improvement of animal modeling in sepsis. Shock 50:377–380

74. Remick DG, Bolgos GR, Siddiqui J et al (2002) Six at six: interleukin-6 measured 6 h after the initiation of sepsis predicts mortality over 3 days. Shock 17:463–467

75. Craciun FL, Iskander KN, Chiswick EL et al (2014) Early murine polymicrobial sepsis predominantly causes renal injury. Shock 41:97–103

76. Craciun FL, Schuller ER, Remick DG (2010) Early enhanced local neutrophil recruitment in peritonitis-induced sepsis improves bacterial clearance and survival. J Immunol 185:6930–6938

77. Osuchowski MF, Welch K, Siddiqui J et al (2006) Circulating cytokine/inhibitor profiles reshape the understanding of the SIRS/CARS continuum in sepsis and predict mortality. J Immunol 177:1967–1974

78. Osuchowski MF, Connett J, Welch K et al (2009) Stratification is the key: inflammatory biomarkers accurately direct immunomodulatory therapy in experimental sepsis*. Crit Care Med 37(5):1567–1573

79. Seymour CW, Kerti SJ, Lewis AJ et al (2019) Murine sepsis phenotypes and differential treatment effects in a randomized trial of prompt antibiotics and fluids. Crit Care 23:384

80. Turnbull IR, Javadi P, Buchman TG et al (2004) Antibiotics improve survival in sepsis independent of injury severity but do not change mortality in mice with markedly elevated interleukin 6 levels. Shock 21:121–125

81. Yang Y, Xie J, Guo F et al (2016) Combination of C-reactive protein, procalcitonin and sepsis-related organ failure score for the diagnosis of sepsis in critical patients. Ann Intensive Care 6:51

第 17 章

脓毒症小鼠血细胞表面生物标志物的检测

Dinesh G. Goswami，Wendy E. Walker

1 概述

对生物液体（血液、血清、尿液等）中的生物标记物进行分析是一种诊断疾病状况和病理学的微创方法。生物标记物的定量已被用作预测、诊断、监测和治疗包括脑损伤、癌症和阿尔茨海默病在内的许多疾病的手段[1-4]。体液循环中的白细胞是免疫系统的主要组成部分。中性粒细胞和单核细胞会迅速渗入损伤、炎症和感染部位[5,6]。脓毒症改变了血液中的白细胞数量与种类，并对白细胞进行激活。免疫失调状态随后出现，包括持续炎症和免疫抑制[7-10]。这导致多种细胞表面标记物在脓毒症中出现非常态的表达。因此，测量这些细胞表面生物标记物的变化是诊断脓毒症的潜在方法。在已纳入研究的用于脓毒症诊断的细胞表面生物标记物中，CD69、CD64 和 CD25 等已经显示出了有前景的研究结果[11-25]。

流式细胞仪是分析血细胞的有力工具。流式细胞仪可以快速分析大量细胞，从多细胞群中区分出单细胞，并检测异质细胞群中特定和罕见的细胞类型。而除了检测特定细胞群的存在外，流式细胞仪还可以评估细胞的激活状态[26]。随着对细胞表面标记物与基础生物学的关系越来越了解，以及新抗体的开发，流式细胞仪的使用范围不断扩大。流式细胞术成为生物标记物发现、临床疗效评价和常规检验中非常有价值的工具。抗体染色可以在肝素化或置于 EDTA 管的全血中进行，这是一种简单而直接的检测方法。染色和流式细胞分析可在 2h 内完成，这使其能够快速周转。然而，血液染色定位生物标记物也面临着一些问题。例如，血液储存和样本处理可能会影响对生物标记物表达的分析，细胞的绝对计数变化可能会混淆对于数据的解读[27]。因此，血液生物标志物检测的标准化非常重要。谨慎的操作和适当的对照组对于保证研究的有效性和科学性也非常重要。

本章介绍了一种简单、快速的用抗体染色全血细胞的方法，并给出了一个利用 CD69、CD64 和 CD25 等生物标记物的例子。

虽然该方案使用的是小鼠血液,但该操作方法与人类血液样本一致(使用人血抗体和 Fc 阻断剂),并且该方法可用于脓毒症和其他医学疾病的临床研究。

2　实验材料

2.1　全血染色

1.乙二胺四乙酸-钾(EDTA-K)采血管。

2.染色缓冲液:2%的 FBS 溶于 PBS 缓冲液(冷藏,在制备后 1 周内使用)。

3.可选:鼠 Fc 阻断剂(见注意事项 1)。

4.特定细胞表面标记物的荧光标记抗体。

5. 1×流式细胞仪(BD FACS)溶解液(Becton Dickinson):蒸馏水(dH$_2$O)和 10× BDFACS 溶解液以 9:1 的比例混合。

6. 20μL、200μL 和 1mL 移液管。

7.移液管头。

8.冰桶(装满冰块)。

9. 1.5mL 微量离心管。

10.台式微型离心机。

11.涡旋混合器。

12.生物安全柜。

2.2　染色补偿微珠(可选)

1.补偿微珠(确保选择的微球试剂与使用的抗体相匹配)。

2.染色缓冲液(见 2.1)。

3.特定细胞表面标记物的荧光标记抗体。

4.每种目标抗体的同型对照(用同一荧光标记)。

5. 20μL、200μL 和 1mL 移液管。

6.移液管头。

7.冰桶(装满冰块)。

8. 1.5mL 微量离心管。

9.台式微型离心机。

10.涡旋混合器。

2.3　流式细胞术及其分析

1.流式细胞仪。

2. 5mL 圆底聚苯乙烯管。

3.可调节移液管或 1mL 移液管及移液管头。

4. 10%的消毒剂溶于 dH$_2$O。

5.可选:10% Contrad 溶液溶于 dH$_2$O。

6. dH$_2$O。

7. FACS 分析软件。

3　操作方法

3.1　全血染色

1.准备好抗体染色方案,详细说明将添加到每个试管中的样本和抗体。还应包括适当的对照组,如未染色对照、单一染色对照、同型对照和荧光减一(FMO)对照,以说明自体荧光、特异性和补偿(见注意事项 2)。表 17.1 中提供了一个示例,表 17.2 中讨论了各种对照组的目的。

2.在低温染色缓冲液中以适当稀释度制备工作混合抗体。工作液中应当含有 10 倍最终含量的抗体(见注意事项 3)。准备足够的工作液供 5μL 管抽取,还需制备额外的 5μL,以应对移液过程中的损失。以同样的方式制备 FMO 工作液,用染色缓冲液替换相关抗体。制备后在冰上保存直到使用。

示例:用抗 CD69、抗 CD64 和抗 CD25(均在 1/200 最终稀释浓度时使用)对 9 个样

表 17.1　样本染色方案

样本	Fc 阻断剂	CD69	CD64	CD25	同型抗体 (CD69)	同型抗体 (CD64)	同型抗体 (CD25)
1 未染色	+						
2 CD69 单独染色	+	+					
3 CD64 单独染色	+		+				
4 CD25 单独染色	+			+			
5 CD69 同型染色	+				+		
6 CD64 同型染色	+					+	
7 CD25 同型染色	+						+
8 CD69 FMO	+		+	+			
9 CD64 FMO	+	+		+			
10 CD25 FMO	+	+	+				
11 全染色样本(每种血液样本加入额外样本)	+	+	+	+			

表 17.2　染色对照/试剂及其用途

样本	目的
未染色对照	阴性对照:定义背景自体荧光信号。
单染色对照	阳性对照:定义每个抗体的特定信号。可用于执行和验证补偿。
同型染色对照	阴性对照:同型抗体(与试验中使用的抗体有相同的荧光结合)有助于区分非特异性抗体结合和目标抗体染色。
荧光减一对照	阴性对照:有助于确定特定抗体的背景信号,并设置阳性细胞的判定标准值。
补偿珠	可用于补偿,以代替未染色和单染色对照。
Fc 阻断剂	阻断抗体与 Fc 受体的非特异性结合。这种反应剂对于防止非特异性结合非常重要,但可能会抑制针对 Fc 受体抗体与 Fc 受体的真正结合。

品进行染色,制备以下工作剂。

抗 CD69(1/20):2.5μL;

抗 CD64(1/20):2.5μL;

抗 CD25(1/20):2.5μL;

染色缓冲液:42.5μL;

最终体积:50μL。

3.对于每种抗体,制备一种 10 倍最终浓度的单染色工作液,用于单染色对照(见注意事项 3)。制备最终体积 10μL。以同样的方式为每个抗体制备同型对照。制备后在冰上保存直到使用。

示例:制备抗 CD69 的单染色工作液(在 1/200 最终稀释浓度时使用)。

抗 CD69(1/20):0.5μL。

染色缓冲液:9.5μL;

最终体积:10μL。

4.从脓毒症小鼠中获取血样,并在 K2–EDTA 管中留对照样本(见注意事项 4~7)。

5.根据染色方案,为一组 1.5 mL 微量离心管贴上标签。将 44μL 全血转移到对应的试管中(见注意事项 8)。对于单一染色和同型对照,选择预期显示阳性信号的血样。

6.向每个试管中添加 1μL 小鼠 Fc 阻断剂,轻轻摇匀,并在室温下培养 5min(见注意事项 1)。

7.在对应的试管中加入 5μL 工作抗体混合物,并在对应的试管中加入 5μL 单染色、同型对照和 FMO 工作液。向未染色对照试管中添加 5μL 染色缓冲液。轻轻摇匀。

8.室温下,在黑暗环境中培养 30min(见注意事项 9)。

9.培养后,每个样品添加 1mL 1×FACS 溶解液,溶解红细胞并固定细胞(见注意事项 10)。

10.摇匀并在室温下黑暗环境中培养 10min。

11. 500×g 离心 5min,去除尽可能多的上清液,同时保留细胞颗粒。

12.加入 1mL 染色缓冲液清洗细胞,摇匀,500×g 离心 5min,去除尽可能多的上清液,同时保留细胞颗粒。

13.向残余细胞颗粒中加入 250μL 染色缓冲液,轻摇使其悬浮。

3.2 染色补偿微珠

通过使用与不同荧光结合的多个抗体对样品进行染色来测量每个样品多个生物标记物的实验需要进行补偿。当这些荧光物质在其发射光谱(例如,FITC 和 PE)方面有重叠时,有必要应用信号补偿来检测单个生物标记物。为了计算这种补偿,需要一个未染色的样本和一个单染色的样本,这些单染色的样本需要能表达各个抗体良好的阳性

信号。在某些情况下,单染色样本可以作为补偿对照。然而,为了达到补偿目的,最好使用补偿微珠,特别是当一个或多个生物标记物在白细胞上弱表达时。补偿微珠包括与抗体亲和结合的微珠(这些微珠涂有识别物种特异性抗体轻链的抗体),以及不与抗体结合的微珠。选择补偿微珠时,确保它们与所用抗体相匹配(基于抗体产生的物种和抗体的亚型)。下面介绍一种用于补偿对照的微珠染色方案。

1.标记一组微离心管,一个用于未染色微珠对照,一个用于各个荧光。

2.将 10μL 的微珠等分到每个试管中。

3.向每个试管中添加 35μL 染色缓冲液。

4.准备 10 倍最终浓度的单染色抗体,如 3.1 步骤 3 所示。(如果在准备中剩有工作液,则可再次用于微珠染色,但应在制备后 1 天内使用。)

5.在对应的试管中加入 5μL 单抗体工作液,并混合摇匀。

6.避光环境中,冰上培养 15~30min。

7.用 500μL 染色缓冲液清洗,500×g 离心 2min。在保留微珠的同时,尽可能多地去除液体。

8.加入 250μL 染色缓冲液,摇匀重悬。

3.3 流式细胞术

1.轻轻摇匀血液和微珠样本,并将其转移至 5mL 圆底聚苯乙烯管中。

2.预热流式细胞仪并启动流体。

3.确保机器已校准,并已通过每日性能检查(按照流式细胞仪的说明操作)。

4.在采集软件中设置实验。设置机器以读取 FSC-A、FSC-H、SSC-A 以及实验所用荧光,FSC 和 SSC 的读数应为线性刻度,而

荧光的读数应为对数刻度。

5.调整 FSC 和 SSC 振幅,以实现白细胞群的良好分离(图 17.1A)。调整每个荧光的振幅,以实现阳性和阴性细胞的良好分离(图 17.1C~E,见注意事项 11)。

6.为未染色样本和单染色样本创建补偿对照。在机器上用这些样品进行实验并记录数据。通常足以收集 1000 条数据。调整数据门以收集微粒（基于 FSC 与 SSC 散射）,并调整补偿门以分离每个荧光的阳性和阴性总体。操作机器计算补偿(见注意事项 12)。

7.通过流式细胞仪运行样本并记录数据(使用前轻轻摇匀每个试管)。通常,每个样本收集 10 000 条数据。然而,在查找罕见数据时,可能会收集较多的数据（例如,50 000）,而在样本材料有限时,可能会收集较少的数据(例如,1000)。

8.以可被分析软件读取的格式导出数据文件(针对 FlowJo 的 fcs 格式)。

9. 根据制造商的说明清洁和消毒流式

细胞仪。通常需要 10%漂白剂、5%抗坏血酸和 dH₂O 在机器中各运行 5min。关闭液流。关闭机器。

3.4 FACS 数据分析

1.打开分析软件并加载流式细胞仪文件。

2.打开第一个样本,创建 FSC-A 与 SSC-A 的关系图(见图 17.1A)。

3.在目标白细胞群周围创建一个门(见图 17.1 和注意事项 13)。

4.将该门应用于所有样品(见注意事项 14)。

5.打开一个样本的门控白细胞并创建 FSC-H 与 FSC-A 的图表(见图 17.1B)。为单染色样本创建一个门。请注意,具有高 FSC-A:FSC-H 比率的细胞是双细胞（两个细胞粘在一起）,这些细胞通常被排除在分析之外。

6.将该门应用于所有样品(见注意事项 14)。

7.决定是否选择阳性和阴性细胞,或比

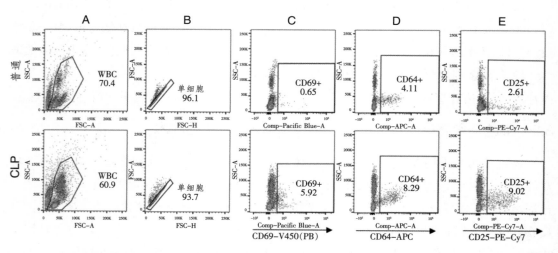

图 17.1 对普通和 CLP(术后 18h)小鼠全血中的 CD69、CD64 和 CD25 生物标记物染色。CLP 小鼠有更多的 CD69、CD64 和 CD25 阳性细胞。全血用 V450 抗小鼠 CD69、APC 抗小鼠 CD64 和 PE-Cy7 抗小鼠 CD25 抗体染色。此处展示了(A)细胞门,(B)单染色门,(C)CD69 阳性门,(D)CD64 阳性门,(E)CD25 阳性门的示意图。

较生物标记物的平均或中位荧光强度。前者适用于脓毒症致病的明确、独立的人群,后者适用于整个人群患病比例提高(根据数据分布选择平均值或中位数)。

8.筛选阳性细胞群:在单染色中,为每个荧光创建图表。在每个生物标记物阳性的细胞周围画一个方框(根据与该抗体结合的荧光)。这将展示每个生物标记物阳性细胞的比例(见图 17.1C~E)。将此门应用于所有样本。将单染色对照与未染色和同型染色对照进行比较。前者应显示信号,而后两者不显示。同样,将完全染色的样品与 FMO 对照(无目标抗体)进行比较,前者应显示信号,而后者则不显示。如有必要,调整门(见注意事项 15)。

9.也可以使用软件计算目标荧光的平均荧光强度。将统计数据应用于所有样本。

3.5　预期结果

图 17.1 为 CD69、CD64 和 CD25 生物标记物染色的 FACS 图示例。该研究已获得位于 El Paso 的 TTUHSC 的 IACUC 批准。根据之前的报道[28-32],对一只雌性 C57BL/6J 小鼠进行 CLP,并在术后 3h 给予乳酸林格溶液(1mL 皮下注射)和西司他(25mg/kg 皮下注射)。在 CLP 术后 18h,从一只未处理的雌性 C57BL/6J 小鼠身上采集血样。与未处理小鼠相比,在 CLP 小鼠中观察到生物标记物阳性细胞扫描百分比增加(见图 17.1C~E)。值得注意的是,之前的研究发现 CD69 和 CD64 是快速检测小鼠脓毒症的有价值的生物标记物[32]。然而,在接受假手术[32]的小鼠中,CD64 和 CD25 也在术后早期上升。这项研究表明,小鼠模型是研究和验证脓毒症生物

标志物的有效工具[32]。

3.6　疑难解答

尽管该方案较简单,但有几个步骤可能会出错,并且可能会混淆分析。表 17.3 展示了实验和数据分析中的问题解决办法。

4　注意事项

1. Fc 阻断剂将减少抗体与表达 Fc 受体的细胞(如 B 细胞和单核细胞)的非特异性结合,然而,这种试剂可能会减少检测 Fc 受体的抗体(如 CD64)的真实染色。在本方案中,观察到用 Fc 阻断剂处理的样品和未处理的样品之间的染色信号几乎没有差异。然而,对于其他抗体,加入 Fc 阻断剂以获得有效结果是至关重要的。同型对照有助于区分真实染色和非特异性结合,并且该方案可在使用和不使用 Fc 阻断剂的情况下进行测试,以确定是否应使用。

2.研究者制订方案后,可能不需要在随后的重复实验中进行所有对照试验,前提是流式细胞仪使用相同的设置,并且对机器定期校准。

3.应滴定每种抗体,以确定最佳染色用抗体的适当浓度/稀释度。这可以通过连续稀释抗体和检测已知表达相关细胞表面抗原/标记物的细胞的染色来实现。建议研究者阅读产品说明书,或与制造商联系,以获取关于每种特定抗体的更多信息。抗体溶液可在染色操作前 1 天制备。

4.用手术刀刺穿小鼠下颌下静脉,或用肝素化毛细管从后眶静脉采集血样。后一种技术已在前文中详细描述[33]。虽然一些

表 17.3　生物标记物染色和 FACS 分析的问题解决办法

问题	可能的解释	解决办法
没有观察到与抗体有关的信号	• 血样中的细胞未表达生物标记物 • 使用了不匹配的抗体稀释 • 抗体试剂不合格 • 该荧光的电压水平在流式细胞仪上设置过低 • 染色时出现技术错误(未添加抗体或未添加正确的抗体)	• 使用已知可表达抗原的细胞群检测并滴定抗体 • 使用补偿微珠检测抗体。如果此处未观察到信号,则抗体试剂可能不合格 • 调整流式细胞仪上该荧光团的电压 • 重复染色以检验技术错误的可能性
在同型对照中观察到信号	• Fc 表达细胞或死亡细胞的非特异性结合	• 使用 Fc 阻断剂减少表达 Fc 受体的细胞的非特异性结合 • 使用活性染料排除死细胞(确保试剂与固定细胞相匹配)
单染色样本在两个荧光通道中出现信号	• 荧光未正确补偿 • 荧光互斥 • 串联荧光染料降解为母体染料(例如,PE–Cy7 降解为 PE)	• 调整补偿 • 如果需要,选择不同的荧光物质或在独立试管中测量两种生物标记物 • 使用稳定固色剂保留串联染料,或选择非串联染料
一个单染色样本会导致"扩散",例如,第二个通道中背景信号加宽	• 这是某些荧光 (如 PE 和 PERCP–Cy5.5)的补偿产物	• 为一个或两个抗体选择不同的荧光,或在分离的试管中进行生物标记物染色
机器无法计算补偿	• 样本产生的信号不足以计算补偿。抗体不合格,或细胞不表达抗原 • 培养补偿对照时出现技术错误(未添加抗体或未添加正确抗体)	• 染色补偿微珠。确保其结合到正在使用的抗体亚型。如果流式细胞仪分析中未观察到信号,则抗体试剂可能不合格。如果观察到信号,微珠可用于补偿设置 • 重复染色以解决技术错误的可能性
通过流式细胞仪检测样本时，未观察到任何实验数据	• 细胞沉入管底 • 机器堵塞 • 细胞在操作过程中丢失	• 在通过流式细胞仪悬浮细胞之前,立即轻轻摇匀样品 • 通过运行补偿微珠来测试机器。如果未得到实验数据，则机器可能堵塞。可按照制造商的说明清洁机器。良好的维护 (包括每次使用后清洁机器)将最大限度地减少堵塞

(待续)

表 17.3(续)

问题	可能的解释	解决办法
		• 如果微珠显示信号,但样本没有,则细胞可能已经丢失(可以通过将样本涂片于血细胞计数板来测试)。再次测试方案,清洗时注意不要破坏和吸吮细胞颗粒(离心后快速去除上清液,并在底部留下小容量缓冲液,以免破坏细胞颗粒)
		• 另外,不要让细胞溶解太久,这会导致产生不溶性细胞颗粒
染色管中观察到不溶性团块	• 在溶解/固定步骤中,细胞受到损伤	• 不要通过流式细胞仪检测此样本,因其可能堵塞机器
	• 细胞间黏附导致细胞堆积	• 缩短溶解/固定步骤
	• 试管中存在碎屑	• 向 FACS 缓冲液中添加 EDTA 以防止细胞聚集
		• 确保使用干净的试管
通过流式细胞仪运行样本时,仅观察到非常小的实验数据	• FSC:SSC 电压设置过低	• 调整 FSC:SSC 设置
	• 细胞在加工过程中被破坏,仅存在少量残余	• 在染色之前和之后,将样本涂片于血细胞计数板,以确定样本中是否存在白细胞。如果在处理过程中细胞被破坏,可能需要调整对样品的处理。注意不要过于用力地摇匀细胞,不要在高重力摇匀,也不要长时间溶解血样
	• 染色缓冲液与细菌接触	
	• 小鼠白细胞计数非常低	
		• 测试染色缓冲液的混浊度,并在流式细胞仪上读取,以查看缓冲液中是否存在细菌(它们将被读取为小实验数据)。如果需要,更换缓冲液
研究者不确定如何设置阳性细胞的门	• 对照可用于解决此问题	• 将全染色的样品与 FMO 样品进行比较,将未染色的样品与单染色的样品进行比较,以确定在何处设置门

IACUC 可能首选下颌下径路,但眶后采血技术可以更好地控制采血量。当由资深研究人员在恰当的麻醉(异氟醚和丙美卡因滴眼液)下进行采血时,眶后出血不会给小鼠造成太大的不适感。对一只小鼠可以连续采血,前提是两周内采血量的总和小于小鼠总血容量的 10%或小于小鼠体重的 1%。建议在左眼和右眼之间交替进行连续采血。

5.血液样本具有潜在传染性,因此应穿戴适当的个人防护装备,并在操作时采取预防措施。对血样应按照所在机构的相关法规/指南进行处理。虽然使用来自共生细菌

(如 CLP)的脓毒症小鼠模型时,这种风险很小,但当使用人类血液以及其他病原体时,则可能需要加强预防措施。咨询所在机构生物安全委员会以获得指导。

6.其他抗凝剂在特殊情况下可能更有效。本方案中只使用了 K2-EDTA,但一项先前的报告证明肝素能更好地保护细胞表面标记物的表达。然而,使用肝素可能使总细胞计数显著减少。因此,在比较样本时,抗凝剂使用保持一致非常重要。

7.染色前储存血液可能导致细胞群比例和特征的改变。血液中不同的细胞群有不同的半衰期。此外,血液储存的时间和温度可能会导致其生化性质的变化(如 pH 值、血气、氨基酸、碳水化合物和脂质的变化),而这些变化会导致血细胞功能的改变。因此,每次研究都需要优化血液储存的时间和储存温度,并且样本之间应保持一致。

8. 样本分析可以缩小检测范围以检测较小的血样本,也可以放大检测范围以寻找罕见实验数据。使用 22.5~90μL 的血样本进行染色,未出现任何实验问题。而对所有其他样本体积和试剂应相应地进行标记。

9.在某些情况下可能需要更长的培养期,尤其是对于低水平表达的抗原。

10.该方案使用 BD FACS 溶解液。根据制造商的说明,可使用其他溶解试剂。该方案可能不适用于某些红细胞难以溶解的血液系统疾病(如骨髓纤维化、镰状细胞贫血、地中海贫血和球形红细胞增多症)。如果采血时血液未与抗凝血剂正确混合、血液储存时间过长或试剂混合不当,则可能发生不完全溶解。

11.要确定最佳设置,可以从一个或多个染色样本中"获取"少量实验数据,但不要"记录"它们。

12.使用 BD FACSDiva 软件,可以调试机器自动计算最佳补偿设置,对于其他软件,则可能需要手动调整补偿。在这种情况下,为显示重叠荧光的每对通道创建一个图表。逐渐增加补偿比例,直到每个荧光仅产生该荧光的信号,而相反通道中的信号相当于背景水平。不要过度补偿。

13.在图 17.1 所示的示例中,绘制了包含所有主要血液白细胞群的门。然而,可以根据其 FSC:SSC 散射选择特定的细胞类型(如淋巴细胞、单核细胞和中性粒细胞)[32]。作者之前的文章介绍过一个例子。注意,FSC 和 SSC 水平极低的实验数据代表血小板和红细胞,这些通常排除在分析之外。

14.查看所有样本,确保门控有效,必要时进行调整。理想情况下,所有样本的细胞门和单重态门应相同。

15.门的设置应确保该荧光的未染色对照、同型对照和 FMO 对照没有阳性细胞检出。单染色样品应产生对应生物标记物的信号,而不产生其他生物标记物的信号。理想情况下,每个生物标记物的门对于所有样本都是相同的。

致谢

本研究得到美国危重病医学会(SCCM)的资助和位于埃尔帕索的得克萨斯理工大学健康科学中心(Texas Tech University Health Sciences Center)向 Wendy Walker 颁发的启动基金的支持。

(张丽娜 译   崔妍 李静 校)

参考文献

1. Rohlwink UK, Figaji AA (2014) Biomarkers of brain injury in cerebral infections. Clin Chem 60:823–834
2. Van Giau V, An SS (2016) Emergence of exosomal miRNAs as a diagnostic biomarker for Alzheimer's disease. J Neurol Sci 360:141–152
3. Marrugo-Ramirez J, Mir M, Samitier J (2018) Blood-based cancer biomarkers in liquid biopsy: a promising non-invasive alternative to tissue biopsy. Int J Mol Sci 19:2877
4. An M, Gao Y (2015) Urinary biomarkers of brain diseases. Genomics Proteomics Bioinformatics 13:345–354
5. Kolaczkowska E, Kubes P (2013) Neutrophil recruitment and function in health and inflammation. Nat Rev Immunol 13:159–175
6. Shi C, Pamer EG (2011) Monocyte recruitment during infection and inflammation. Nat Rev Immunol 11:762–774
7. Delano MJ, Ward PA (2016) The immune system's role in sepsis progression, resolution, and long-term outcome. Immunol Rev 274:330–353
8. Ayala A, Chaudry IH (1996) Immune dysfunction in murine polymicrobial sepsis: mediators, macrophages, lymphocytes and apoptosis. Shock 6(Suppl 1):S27–S38
9. Gentile LF, Cuenca AG, Efron PA et al (2012) Persistent inflammation and immunosuppression: a common syndrome and new horizon for surgical intensive care. J Trauma Acute Care Surg 72:1491–1501
10. Ward NS, Casserly B, Ayala A (2008) The compensatory anti-inflammatory response syndrome (CARS) in critically ill patients. Clin Chest Med 29:617–625, viii
11. Cid J, Aguinaco R, Sanchez R et al (2010) Neutrophil CD64 expression as marker of bacterial infection: a systematic review and meta-analysis. J Infect 60:313–319
12. de Jong E, de Lange DW, Beishuizen A et al (2016) Neutrophil CD64 expression as a longitudinal biomarker for severe disease and acute infection in critically ill patients. Int J Lab Hematol 38:576–584
13. Dimoula A, Pradier O, Kassengera Z et al (2014) Serial determinations of neutrophil CD64 expression for the diagnosis and monitoring of sepsis in critically ill patients. Clin Infect Dis 58:820–829
14. Lam HS, Cheung HM, Poon TC et al (2013) Neutrophil CD64 for daily surveillance of systemic infection and necrotizing enterocolitis in preterm infants. Clin Chem 59:1753–1760
15. Rogina P, Stubljar D, Lejko-Zupanc T et al (2015) Expression of CD64 on neutrophils (CD64 index): diagnostic accuracy of CD64 index to predict sepsis in critically ill patients. Clin Chem Lab Med 53:e89–e91
16. Hirsh M, Mahamid E, Bashenko Y et al (2001) Overexpression of the high-affinity Fcgamma receptor (CD64) is associated with leukocyte dysfunction in sepsis. Shock 16:102–108
17. Leng FY, Liu JL, Liu ZJ et al (2013) Increased proportion of CD4(+)CD25(+)Foxp3(+) regulatory T cells during early-stage sepsis in ICU patients. J Microbiol Immunol Infect 46:338–344
18. Siqueira-Batista R, Gomes AP, Azevedo SF et al (2012) CD4+CD25+ T lymphocytes and regulation of the immune system: perspectives for a pathophysiological understanding of sepsis. Rev Bras Ter Intensiva 24:294–301
19. Chen K, Zhou QX, Shan HW et al (2015) Prognostic value of CD4(+)CD25(+) Tregs as a valuable biomarker for patients with sepsis in ICU. World J Emerg Med 6:40–43
20. Boomer JS, Shuherk-Shaffer J, Hotchkiss RS et al (2012) A prospective analysis of lymphocyte phenotype and function over the course of acute sepsis. Crit Care 16:R112
21. Schwulst SJ, Muenzer JT, Chang KC et al (2008) Lymphocyte phenotyping to distinguish septic from nonseptic critical illness. J Am Coll Surg 206:335–342
22. Zhang Y, Li W, Zhou Y et al (2017) Detection of sepsis in patient blood samples using CD64 expression in a microfluidic cell separation device. Analyst 143:241–249
23. Zhang Y, Zhou Y, Li W et al (2018) Multiparameter affinity microchip for early sepsis diagnosis based on CD64 and CD69 expression and cell capture. Anal Chem 90:7204–7211
24. Zhou Y, Zhang Y, Johnson A et al (2019) Combined CD25, CD64, and CD69 biomarker panel for flow cytometry diagnosis of sepsis. Talanta 191:216–221
25. Zhou Y, Zhang Y, Johnson A et al (2019) Detection of culture-negative sepsis in clinical blood samples using a microfluidic assay for combined CD64 and CD69 cell capture. Anal Chim Acta 1062:110–117
26. Spijkerman R, Hesselink L, Hellebrekers P et al (2019) Automated flow cytometry enables high performance point-of-care analysis of leukocyte phenotypes. J Immunol Methods 474:112646
27. Diks AM, Bonroy C, Teodosio C et al (2019) Impact of blood storage and sample handling on quality of high dimensional flow cytometric data in multicenter clinical research. J Immunol Methods 475:112616
28. Heipertz EL, Harper J, Goswami DG et al

(2021) IRF3 signaling within the mouse stroma influences sepsis pathogenesis. J Immunol 206(2):398–409

29. Heipertz EL, Harper J, Lopez CA et al (2018) Circadian rhythms influence the severity of sepsis in mice via a TLR2-dependent, leukocyte-intrinsic mechanism. J Immunol 201(1):193–201

30. Heipertz EL, Harper J, Walker WE (2017) STING and TRIF contribute to mouse sepsis, depending on severity of the disease model. Shock 47:621–631

31. Walker WE, Bozzi AT, Goldstein DR (2012) IRF3 contributes to sepsis pathogenesis in the mouse cecal ligation and puncture model. J Leukoc Biol 92:1261–1268

32. Goswami DG, Garcia LF, Dodoo C et al (2021) Evaluating the timeliness and specificity of CD69, CD64 and CD25 as biomarkers of sepsis in MICE. Shock 55:507–518

33. Walker WE (2018) Methods to study the innate immune response to sepsis. Tharakan B in: traumatic and ischemic injury: methods and protocols. Springer New York, New York, NY, pp 189–206

第 18 章

脓毒症诊断的微流式芯片

Yun Zhou, Yijia Yang, Dimitri Pappas

1 概述

微流式技术正在成为点床旁快速目标导向(POC)分析的有力工具,特别是在细胞分离[1]中。随着近 20 年微流式技术的繁荣,微流控设备中的物理分离在细胞分离中发挥着关键作用[2]。与台式离心设备相比,这些方法具有样本需求量少、分析时间短、分离效果好等优点[3]。亲和力分离,即亲和力分子在可用于识别特定细胞类型的情况下,是最具选择性的方法,尤其是在细胞物理差异太小而无法检测时[2]。任何分子,包括抗体[4,5]、核酸适体[6]和肽[7],只要能与细胞表面的膜结合分子发生特异性结合,就可以用作微流式技术中的亲和捕获分子[2]。

本实验室基于细胞表面亲和捕获[8,9](图 18.1),提出了用于脓毒症诊断的单参数和多参数微流式芯片。在这种方法中,抗体被包覆在蛋白质修饰的通道表面,通过氢结合捕获所需的细胞。捕获图像是在倒置的辐射荧光显微镜下获得的(图 18.2)。抗体保留目标白细胞,而其他背景细胞则被作为废物洗去。许多因素影响受体–配体结合,包括受体数量、受体和配体之间的亲和力、键形成/解离率、受体扩散率、牵张流体力和接触面积[2]。因此,选择合适的亲和配体对于获得最高的捕获效率和捕获纯度至关重要。本实验在单参数芯片中使用了抗 CD64,在多参数芯片中使用了抗 CD25、抗 CD64 和抗 CD69,以用于早期脓毒症检测。通常认为 CD64 是 IgG Fc 片段的高亲和力受体,而有报道称 CD64 在脓毒症患者的中性粒细胞和单核细胞表面高表达[10]。此外,CD25 和 CD69 也在脓毒症患者的淋巴细胞上高表达[10]。因此,与常规单参数分析相比,多参数芯片能够获得更全面的结果。通过一项详细的临床研究,研究使用人类血液样本,以验证这些脓毒症诊断方法的有效性。发现与其他常用的生物标记物,如 CRP 和 PCT 相比,CD64 是一种更好的脓毒症检测生物标记物。此外,多参数芯片的诊断准确率为 98%。将研究结果与临床血培养检测结果进行比较。研究表明,该方法不仅能够检测培养阳性患者,而且能够检测培养阴性患者[9]。

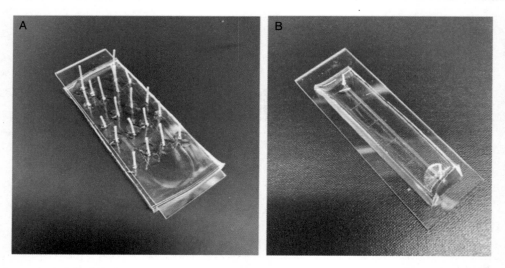

图 18.1   (A)多参数微流式芯片。在通道表面不同的亲和力区域覆盖抗 CD25、抗 CD64 和抗 CD69,以捕获靶细胞。(B)单参数人字形微流式芯片。通道表面用抗 CD64 进行修饰,主要捕获中性粒细胞。

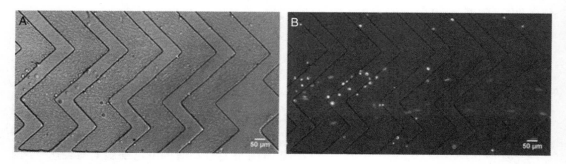

图 18.2   (A)白光和(B)荧光下的人字形芯片图像。(B)中的白点是被捕获的细胞,模糊的直线表示移动的细胞。

2   实验材料

应在室温下制备所有溶液。溶液和试剂的储存如下所示。在处置生物危险废物前应在高压灭菌器中进行处理。对于所有生物危险废物和普通废物应按照当地废物处理法规进行处理。

2.1   微流式芯片制造

1.通道掩模:微流式通道应使用 Adobe Illustrator 或类似软件设计，然后在掩模(20000 dpi 激光打印机透明度)上打印。

2. 100mm 硅晶片(University Wafer)。

3.负性光刻胶 SU-82025(Micro Chem)。

4. SU-82025 显影剂(Micro Chem)。

5. 1H、1H、2H、2H-全氟辛基三氯硅烷(Alfa Aesar)。

6. 聚二甲基硅氧烷(PDMS)：SLY-GARDTM184 硅胶胶基。

7. PDMS 固化剂：SLYGARD™ 184 硅胶胶基固化剂。

8. 30 号(聚四氟乙烯)试管(PTFE)。

9. 玻璃盘。

10. 称量舟皿。

11. 标尺。

12. 真空干燥器。

13. 氧等离子房。

14. 热板 2 块。

15. 烤箱。

16. 通风柜。

17. 带真空泵旋转镀膜机(最大离心力 1358×g)。

18. 紫外线照明器。

19. 100mm 石英盘。

2.2 微流式芯片检测

1. 用去离子水溶解血样。

2. T50 缓冲液：10mM Tris-HCl,50mM NaCl,pH 值 8.0。在量筒中制备 500mL 去离子水。称量 1.567g Tris-HCl 和 2.922g NaCl，然后转移到量筒中。向量筒中加入去离子水，使其达到 1L。室温下储存。

3. 生物素化 BSA：生物素 BSA 1mg/mL 溶于 T50 缓冲液。准备 5mg 生物素 BSA。将固体溶解在 10mL 离心管中的 5mL T50 缓冲液中(见注意事项 1)。储存在冰箱中(-20℃)。

4. 中性抗生物素蛋白：在 10mL 离心管中准备 10mL T50 缓冲液。称取 10mg 中性抗生物素蛋白并转至 T50 缓冲液中。使用

前，必须使用 T50 缓冲液将 1.0mg/mL 溶液稀释至 0.2mg/mL(见注意事项 2)。储存在冰箱中(-20℃)。

5. 磷酸盐缓冲盐水：1×PBS,不含钙镁；Corning Cellgro。室温下储存。

6. 3% BSA PBS 缓冲液：准备 1.5g 牛血清白蛋白(Sigma-Aldrich),并在 50mL 离心管中溶解于 50mL PBS 中 (见注意事项 3)。4℃下储存。使用前在水浴中加热至 37℃。

7. 10×浓缩盐水缓冲液：80g/L 10×氯化钠溶液，在 50mL 离心管中准备 50mL 去离子水。称取 4g NaCl 并溶于去离子水中。室温下储存。

8. 1mL 注射器。

9. 29 号 PTFE 管。

10. 注射泵。

11. 血细胞计数器。

12. 微量离心管。

13. 移液管和移液管头。

14. 外径 300mm 的熔融石英毛细管，填充固化黏合剂，以堵塞侧通道(用于多参数检测)。

15. 水浴装置。

16. 荧光显微镜，与电脑连接进行数据采集。

2.3 抗原和结合物

1. 抗人 CD25 生物素，0.5mg/mL,克隆 BC96。准备 5μL 抗 CD25,然后用 45μL PBS 稀释用于芯片表面修饰(1:9)。4℃下储存。

2. 生物素小鼠抗人 CD64,克隆 10,在2mL 中进行 100 次试验。4℃下储存。

3. 抗人 CD69 生物素，克隆 FN50,0.5mg/mL。准备 5μL 抗 CD69,然后用 45μL PBS 稀释，用于芯片表面修饰(1:9)。4℃下储存。(见注

意事项 4))。

4. Hoechst 33342,三盐酸盐,三水合物,1mg/mL。

3　方法

3.1　硅片加工

1.将热板预热至95℃,烤箱预热至200℃。

2.打开紫外线灯。

3.用气流轻轻清除硅片表面的灰尘(见注意事项 5)。

4.将硅片放入旋涂机中。

5.将负性光刻胶 SU-82025(Micro Chem)涂散在硅片表面(见注意事项 6)。

6.依次打开真空泵、氮气源和旋涂机。硅片表面经过 6s 500rpm 和 30s 1000rpm 旋转,以形成均匀分布的 40μm 厚光刻胶层。

7.关闭氮气源和真空泵。

8.在 95℃的热板上加热硅片 5min。

9.将晶片安装在紫外线照明系统中,并将其上的遮罩放下(见注意事项 7)。将石英盘放在遮罩上,将其固定好。然后将整个装置置于紫外线室中。关上房门。

10.打开紫外线灯 10s。

11.在 95℃热板上加热硅片 5min。如果聚合物在紫外线下固化,此时将看到芯片设计的模糊轮廓。

12.在通风柜中,用 SU-8 显影剂在玻璃盘中清洗硅片。清洗时,将硅片放入玻璃盘中,倒入刚好足够的显影剂覆盖硅片表面。旋转摇晃培养皿 3min,使显影剂冲洗掉未固化的聚合物。将显影剂作为危险废物处理丢弃。

13.添加足够的异丙醇,刚好覆盖硅片表面。旋转以冲洗掉残留的显影剂。乙醇溶解显影剂时会变得浑浊。丢弃乙醇。重复步骤 11 和 12。硅片应该有闪亮、反光的表面,芯片设计将在其上完成(图 18.3A)。

14.使用烤箱在 200℃下加热硅片 10min。

15.将硅片放入真空干燥器中。向真空干燥器中加入 3~4 滴 1H、1H、2H、2H 全氟辛基三氯氢硅,并将硅片置于真空环境下过夜(>12h),以使表面疏水。完成上述步骤后,硅片已经可用。硅片可多次使用,使用时应检查通道是否有磨损,以确定何时需要更换新硅片。

3.2　单参数人字形芯片制造

1.将热板预热至 120℃,烤箱预热至 80℃。

2.在称量舟皿中称量 8g PDMS(见注意事项 8)。计算所需 PDMS 固化剂的质量。PDMS 与 PDMS 固化剂的比例为 10:1(见注意事项 9)。将固化剂添加到 PDMS 中。搅拌至完全混合。

3.将称量舟皿置于真空干燥器中 20min,以去除气泡。

4.在硅片表面上用低黏性胶带制作一个方形坝区域(方形区域内需包括所有通道特征)(图 18.3B)。

5.将混合物倒入方形坝区域中(见注意事项 10)。依照步骤 13 保存过量 PDMS 混合物。将硅片置于 120℃的加热板上至少 40min。

6.从硅片上剥下 PDMS 片。将 PDMS 片切割为 6cm×2cm 的矩形(包括所有通道特征)。丢弃没有通道功能的 PDMS。

7.在 PDMS 片上打孔标记通道特征指示的入口和出口。用胶带清洁 PDMS 片表面。

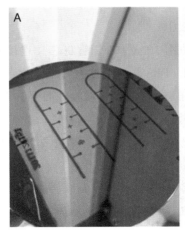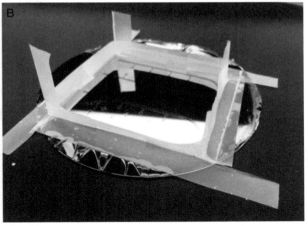

图 18.3　(A)异丙醇清洗后含有通道特征的硅片。(B)用于 PDMS 混合加载的硅片表面带有低黏性胶带的方形坝区域。

8.将玻璃片和 PDMS 片放入氧气等离子体发生器中。打开真空泵 3min。然后将氧气引入室中 90s。预热 30s,然后调整为高强度,持续 1min(见注意事项 11)。

9.小心地将 PDMS 片连接到玻璃片上。去除两层之间的气泡。PDMS 和玻璃将不可逆地结合在一起。

10.将合成片置于温度为 80℃的烘箱中 5min。

11.将 2cm 长的 30 号 PTFE 管插入步骤 6 中入口和出口的孔中。

12.再将合成片置于温度为 80℃的烘箱中 5min。

13.用称量舟皿中剩余的过量 PDMS 混合物密封所有入口和出口的底部(见注意事项 12)。将芯片置于烘箱中 10min。芯片即可使用。

3.3　多参数双层芯片制造

1.控制(阀)层片的制造程序与单参数人字形芯片相同。见 3.2 步骤 1~6。PDMS 与 PDMS 固化剂的比例为 5:1。

2.将热板加热至 70℃。

3.对于流式通道层:在称量舟皿中称量 5g PDMS。PDMS 与固化剂的比例为 25:1。经计算后向 PDMS 中添加固化剂(约 0.2g)。搅拌直至完全混合。

4.将称量舟皿在干燥器中干燥 20min。

5.将流式通道层晶片放入旋涂器中。

6.将 PDMS 和固化剂混合物倒入晶片中间位置。

7.依次打开真空泵、氮气源和旋转涂层开关。参考制造商说明。

8.以 2000rpm 旋涂晶片表面 30s。

9.将晶片置于热板上,在 70℃精确温度下加热 30min(见注意事项 13)。

10.将第二块热板加热至 120℃。

11.将控制层片置于流式通道层顶部,然后在 120℃的热板上加热至少 2h(见注意事项 14)。

12.轻轻地将 PDMS 片(6cm×2cm)从晶片上切下。

13. 依照 3.2 步骤 7~13 操作。

14. 得到可使用的晶片。

3.4　单芯片检测参数

1. 将足量的去离子水装入通道,以检查是否有泄漏(见注意事项 15)。使用前将通道风干(见注意事项 16)。

2. 将 8μL 生物素 BSA 注入通道。在室温下培养 45min。

3. 去除生物素 BSA。用 T50 缓冲液冲洗通道。

4. 将 8μL 中性抗生物素蛋白注入通道。在室温下培养 15min。

5. 移除中性抗生物素蛋白。依次用 T50 缓冲液和去离子水冲洗通道。

6. 风干芯片,将其在 4℃下储存(见注意事项 17)。

7. 将 8μL 抗 CD64 注射到通道中。在室温下培养 20min。

8. 准备 100μL 血样。加热到室温。旋转将其搅匀。

9. 溶血:加入 900μL 去离子水,搅拌30s,添加 110μL 10×NaCl 缓冲液。1358×g 离心 5min 后,弃置上清液。

10. 用 PBS 将血样重新悬浮,最终体积为 1000μL。

11. 添加 1.4μL Hoechst。室温下在黑暗中培养 20min。

12. 1358×g 离心 5min 后,弃置上清液。

13. 样品重新加入 PBS 中,最终体积为 1000μL。

14. 重复步骤 12 和 13 三次,以清除多余的 Hoechst 和细胞碎片(见注意事项 18)。

15. 最后一次洗涤后,将样品重新悬浮在含 3% BSA 的 PBS 缓冲液中,最终体积为 100μL(见注意事项 19)。此时,样本已可用于芯片检测。

16. 使用 10cm PTFE 管将芯片连接到含 3% BSA 的 PBS 缓冲液注射器上。用含 3% BSA 的 PBS 缓冲液填充芯片。打开白光灯、荧光灯、控制显微镜的电脑软件。在显微镜下检查整个通道并去除气泡(见注意事项 20)。

17. 将 80~90μL 的溶血血样注入新的注射器。将样品注射器插入与芯片相连的 PTEF 管(见注意事项 21)。

18. 将样品注射器放在注射泵上。将流速设置为 0.6mL/h,持续至整个通道充满血样。停泵。

19. 再次在显微镜下检查整个通道。确保没有气泡、细胞群集和非特异性结合。

20. 启动注射泵,流速 0.06mL/h。持续 20min,等待芯片捕获细胞。

21. 在等待芯片捕获细胞的同时,将血细胞计数器放在显微镜下。获取 10~20μL 血样并加入血细胞计数器。拍摄照片以计数细胞。

22. 20min 后,将流速保持在 0.06mL/h。开始在白光和荧光灯下拍摄整个通道的图像。移动的细胞看起来像一条直线,而捕获的细胞则是白点(见图 18.2B)。

23. 停泵。关闭白光灯和荧光灯。将注射器丢弃在锋利物容器桶中。将离心瓶、移液管头和所有血液污染废物作为生物危险废物处理。

3.5　多参数芯片检测

1. 将空气泵入主控制阀以堵塞侧通道(图 18.4)。将足量的去离子水装入主通道,以检查是否有泄漏。使用前将通道风干(见

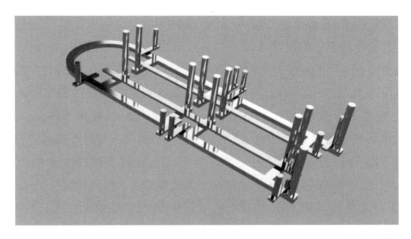

图 18.4　多参数芯片通道结构的仿真模型。此设计有两个独立的层。底层包含 1 个主通道和 8 个侧通道(白色),顶层包含 2 个主阀和 8 个侧阀(黄色)。主阀用于控制 8 个侧通道,以进行主通道的生物素 BSA 和中性抗生物素蛋白修饰。8 个侧阀用于将主通道分为 4 个不同区域,以进行不同的抗体表面修饰。

注意事项 15 和 16)。保持空气流动,直到第一层和第二层完成修饰。

2.将 10μL 生物素 BSA 注入主通道。在室温下培养 45min。

3.去除生物素 BSA。用 T50 缓冲液冲洗通道。

4.将 10μL 中性抗生物素蛋白注入主通道。在室温下培养 15min。

5.除去中性抗生物素蛋白。依次用 T50 缓冲液和去离子水冲洗通道。并停止气流。

6.风干芯片,在 4℃下保存(见注意事项 17)。

7.将空气泵入 8 个侧控制阀,将主通道分为 4 个区域(见图 18.4)。

8.将 5μL 抗 CD64、抗 CD69 和抗 CD25 注入 3 个不同区域,如图 18.4 所示。最后一个区域留作空白对照。在室温下培养 20min。

9.血样制备步骤与单参数芯片检测相同(见 3.4 步骤 8~15)。

10.芯片和血样准备好后,用毛细管堵塞侧通道。液流只通过主通道。然后,按照单参数芯片检测所述的相同程序进行操作(见 3.4 步骤 16~24)。

4　注意事项

1.为了获得更准确的浓度,可以制备更多生物素化 BSA 并储存,以备将来使用。在 10mL 离心管中准备 5mL T50 缓冲液,添加 5mg 生物素 BSA 并溶解。将该溶液等分为 500μL,放入 10 个微量离心管中。立即使用的溶液可储存在 4℃下,而其他溶液则应储存在-20℃的冰箱中。

2.制备溶液的浓度为 1mg/mL。出于与注意事项 1 所述相同的原因,可以制备更多溶液,并将其储存以备将来使用。例如,可以制备 10mL 中性抗生物素蛋白溶液,并等分为 1mL 放入 10 个微量离心管中。如上所述,将多余的离心管储存在冰箱中(-20℃)。使用前将每根离心管加热至室温。将储存的中性抗生物素蛋白溶液转移至 10mL 离心管中,并添加 4mL T50 缓冲液。中性抗生物素蛋白溶液的最终浓度应为 0.2mg/mL。再次等分为 5 份 1000μL 溶液置于 5 个微量离心管中。立即使用的溶液可在 4℃下储存,其他溶液应储存在冰箱(−20℃)中。

3. BSA 在室温下很难溶解在 PBS 中,即使在涡流作用下也很难溶解。因此,通常在添加 BSA 和 PBS 后,将离心管置于 37℃的水浴中 20min。随后,将溶液在 4℃下储存。

4. 在装入芯片之前需要用 PBS 以 1:9 的比例稀释抗 CD25 和抗 CD69。市售的抗 CD64 可以直接使用。

5. 硅片具有光敏性。使用前请关闭所有光源。

6. 旋涂前检查真空指数。指数必须高于 20 (或仪器说明书中规定的值)。如果低于 20,则需将硅片的位置调整到硅片台的中间。SU−82025 必须从硅片中间分散开来。

7. 掩模包含通道功能。在这项研究中使用了 4 个掩模:多参数芯片的流式层、多参数芯片的阀层、人字形芯片的通道层和人字形芯片的人字形层。多参数芯片的流式层和阀层需要两个单独的晶片。它们都是用本文描述的程序制作的。人字形芯片的通道也是用这种方法制作的。然而,在完成通道层之后,该晶片包含的直沟道需要再次用于带人字形掩模的人字形结构的制造。人字形层的制造也遵循此程序。直通道和人字形结构需要精确匹配。

8. PDMS 的质量应控制在 7~9g。如果质量超过 9g,则很难在以下步骤中打孔。如果质量<7g,则很难插入入口和出口。

9. PDMS 和 PDMS 固化剂的比例需要严格控制在 10:1。固化剂过多会导致 RDMS 变软。如果使用的固化剂太少,PDMS 则会很难固化。

10. 确保混合物中没有气泡。如果第一次尝试时无法清除混合物中的所有气泡,请将包含混合物的晶片再次放入干燥器中。

11. 完成氧等离子体后,应缓慢打开真空室,以避免灰尘附着在玻璃和 PDMS 片上。

12. 密封步骤需要在烘箱中完成,烘箱需要保持在足够高的温度(最低温度为80℃),以便 PDMS 快速固化。

13. 加热时间应正好为 30min。时间过短可能导致通道坍塌,时间过长将使流式层难以成功结合到控制层。

14. 将与 PDMS 片相同规格的金属片放在装置顶部,以提供额外压力。

15. 如果入口和出口有泄漏,用 PDMS 混合物密封入口和出口底部。将芯片置于烘箱中 10min,然后再次测试。如果入口和出口堵塞,则丢弃芯片。

16. 也可以将芯片放入烘箱中快速烘干。但是,在表面修饰之前,应确保芯片已恢复到室温。

17. 修饰过程在 3 层层积中进行。第 1 层和第 2 层 (生物素 BSA 和中性抗生物素蛋白)对于所有芯片设计都是相同的。第 3 层(抗体)则基于实验目的设计。经生物素 BSA 和中性抗生物素蛋白修饰的芯片在冰箱中最多可储存 5 天。抗体则需要在实验前才进入通道。

18. 3 次洗涤通常足以去除所有未结合的细胞。然而,如果得到大量的细胞颗粒,则可能需要增加洗涤的次数。此外,如果细胞颗粒的体积很小,则可能需要减少洗涤的次数。

19. 含 3% BSA 的 PBS 缓冲液应储存在

冰箱中。该缓冲液在使用前应在 37℃的水浴中预热。

20.用力推以清除通道和 PTFE 管中的所有气泡。

21.此步骤容易引入气泡。气泡可能会阻塞通道,然后影响捕获。因此,应切断缓冲注射器和 PTFE 管的连接部分,而不是将注射器从管中拔出。此外,PTFE 管的接入口需要始终低于芯片水平。

致谢

本研究得到 CH 基金会的资助。

（张丽娜 译　崔妍 李静 校）

参考文献

1. Zhang Y, Zhou Y, Li W et al (2018) Multiparameter affinity microchip for early sepsis diagnosis based on CD64 and CD69 expression and cell capture. Anal Chem 90:7204–7211

2. Zhang Y, Lyons V, Pappas D (2018) Fundamentals of affinity cell separations. Electrophoresis 39:732–741

3. Zhou Y, Dong Z, Andarge H et al (2020) Nanoparticle modification of microfluidic cell separation for cancer cell detection and isolation. Analyst 145:257–267

4. Gupta A, Chaudhary VK (2003) Whole-blood agglutination assay for on-site detection of human immunodeficiency virus infection. J Clin Microbiol 41:2814–2821

5. Yüce M, Ullah N, Budak H (2015) Trends in aptamer selection methods and applications. Analyst 140:5379–5399

6. Zhao Y, Xu D, Tan W (2017) Aptamer-functionalized nano/micro-materials for clinical diagnosis: isolation, release and bioanalysis of circulating tumor cells. Integr Biol 9:188–205

7. Song Y, Tian T, Shi Y et al (2017) Enrichment and single-cell analysis of circulating tumor cells. Chem Sci 8:1736–1751

8. Zhang Y, Li W, Zhou Y et al (2018) Detection of sepsis using CD64 expression in a microfluidic cell separation device. Analyst 143:241–249

9. Zhou Y, Zhang Y, Johnson A et al (2019) Detection of culture-negative sepsis in clinical blood samples using a microfluidic assay for combined CD64 and CD69 cell capture. Anal Chim Acta 1062:110–117

10. Zhou Y, Zhang Y, Johnson A et al (2019) Combined CD25, CD64, and CD69 biomarker panel for flow cytometry diagnosis of sepsis. Talanta 191:216–221

第 19 章

脓毒症研究中啮齿动物的镇痛和人道终点

Christine A. Boehm, Jean A. Nemzek

1 概述

为了寻找更好的诊断和治疗脓毒症的手段,研究人员非常依赖于动物模型来重现患者所经历的复杂的免疫和生理反应。而绝大多数临床前研究采用外科或非外科啮齿动物模型[1]。为了优化其临床相关性,啮齿动物模型通常包含共病,并用于研究极端终点,包括多器官衰竭和生存率。疾病本身的严重性,以及建立这些模型所用的方法可能会引起对动物伦理的大量关注。越来越多的证据表明,无法缓解的疼痛和痛苦可能会影响从动物模型中获得的研究结果[2],这进一步增加了解决动物福利问题的必要性。因此,在脓毒症啮齿动物模型中,迫切需要实用的缓解疼痛和痛苦的方法,包括使用镇痛药、辅助治疗和人道终点[3-6]。

2 对手术诱发脓毒症的啮齿类动物的镇痛

镇痛是一种减轻疼痛的措施。其与麻醉不同,麻醉是一种可控的、可逆的意识丧失,使患者无法对疼痛做出反应。镇痛药也不同于镇静药,镇静药会使动物意识不到周围环境而昏昏欲睡。

镇痛的最终目的是抑制疼痛感。控制好疼痛可降低发病率[2]。此外,未经治疗的疼痛可以抑制免疫系统,从而引入其他实验变量[7,8]。然而,在脓毒症模型中,镇痛可能被视为一个混杂因素,尤其是在文献中未报道麻醉和镇痛方案的情况下[9,10]。

2.1 监管方面的担忧

许多监管机构已将啮齿动物研究中的镇痛药使用作为兽医护理的标准,将"使用镇痛药"或"对不使用镇痛药进行科学论证"作为机构 IACUC 的责任要求。在美国,大多数 IACUC 将根据美国农业部(USDA)的标准对实验啮齿动物进行分类。虽然这些分类最初是用于小鼠和大鼠以外的物种,但其作为一个实用的分类标准,许多 IACUC 已经将其扩展到小鼠和大鼠。美国农业部疼痛分类如下所述。

IACUC 将大多数脓毒症手术归类为 D 类,无镇痛药的脓毒症手术归类为 E 类。

任何接受美国国立卫生研究院动物研究基金的机构必须向实验动物福利办公室(OLAW)报备,且必须遵守相关人道主义治疗和使用实验动物的公共服务政策。本政策规定:"除非 IACUC 另有批准,否则可能对动物造成短暂或轻微疼痛或痛苦的操作应在适当的镇静、镇痛或麻醉下进行"。

此外,《实验动物管理和使用指南》是 OLAW 和 AAALAC 公司的指导文件之一,该指南引用了《美国政府在测试、研究和训练中使用和护理脊椎动物的原则》(指南第 12 页):"在合理的科学实践过程中,动物不适、疼痛和痛苦是不可取的,需要避免或尽量减少。除非相反的结论得到证实,否则科研人员应考虑到导致人类疼痛或痛苦的操作极有可能导致其他动物疼痛或痛苦。对于可能产生短暂或轻微疼痛感或焦虑的动物,应在适当的镇静、镇痛或麻醉下进行操作。"[11,12]可见,监管机构希望研究人员和 IACUC 尽可能减少实验动物的疼痛和痛苦。

其他国家有类似的伦理监督,例如,英国的动物福利伦理审查机构(AWERB)规定:研究人员必须遵守其所在地的伦理规范和指南。

- 类别 B:可用于繁殖菌落和制订实验方案。
- 类别 C:实验性操作只会引起短暂的疼痛或痛苦。
- 类别 D:可通过镇痛药、麻醉药和其他方法缓解实验引起的疼痛或痛苦。
- 类别 E:实验引起的疼痛或痛苦难以缓解时,需要对无法缓解的疼痛或痛苦进行科学的解释。

2.2　现行的建议

尽管在脓毒症模型中使用镇痛药一直存在争议,但在过去十年中,研究人员的观点已开始与监管机构统一。目前普遍认为在大多数啮齿类脓毒症动物模型中,应使用镇痛药[13]。最近,一个国际专家小组召开会议,讨论脓毒症模型的最佳建立方法。该研究小组得出结论,所有脓毒症外科模型[1]均应考虑使用镇痛药,包括 CLP、CASP 和纤维蛋白凝块植入等啮齿动物模型。此外,上述国际专家组建议,非手术模型(内毒素、盲肠内容物和接种)应根据具体情况考虑使用镇痛药[1]。用药时间可能因模型和机构要求而异,但对于外科模型,通常建议至少 2 天,并根据需要给予额外的镇痛药。然而,不仅要考虑模型的外科处理部分,还要考虑与脓毒性疾病损伤本身相关的疼痛。术后早期腹膜炎或局部脓肿等情况可能导致持续疼痛,应考虑给予额外镇痛。

在一些罕见的例子里,镇痛药可能会干扰科学研究。在这种情况下,当地 IACUC 需要进行强有力的科学论证,并可能要求进行试点研究以确定干扰的程度。也可以设计一项对照组同时进行镇痛药治疗的研究,并且根据研究目标,可能会使模型更符合人类患者临床情况。当考虑停用特定镇痛药时,应尝试所有替代治疗方式,包括其他类别的药物、给药途径和管理方法来减轻动物紧张度。

疼痛缓解治疗在疼痛刺激之前开始时最有效,可防止组织过敏,减少所需的麻醉药量,并减少随后的镇痛药量。因此,机构指南通常要求提前使用镇痛药。

2.3 镇痛剂的选择

镇痛药分为许多不同的类别,包括非甾体抗炎药(NSAID)、局部镇痛药和阿片类药物。理想情况下,镇痛方案应该是多模式的,通过使用多种不同机制的镇痛剂进行治疗来实现。

2.3.1 非甾体抗炎药

这类镇痛药在脓毒症研究模型中并不常用。由于其对前列腺素合成的抗炎作用[14],NSAID可显著抑制脓毒症模型中免疫反应的影响。此外,NSAID具有潜在的胃肠毒性、血小板功能改变作用和肾毒性[15,16]。脓毒症动物的脱水和衰弱可能会加剧这些不良反应的影响。因此,很少推荐NASID用于脓毒症模型动物的镇痛,但其已在临床前研究中被用于脓毒症的治疗。

2.3.2 局部镇痛药

作为多模式麻醉的一部分,缝合后可在皮肤切口上涂抹或滴几滴局部镇痛药,如利多卡因和丁哌卡因的50:50混合物,以提供即时的切口疼痛控制。利多卡因在5min内即可起作用,但作用时间很短(0.5~1h),而丁哌卡因则需要30min才能发挥镇痛作用,但能持续12h。在不进行系统性镇痛是科学合理的少数情况下,通常认为局部镇痛能在最小化系统性副作用的情况下,提供痛苦缓解作用[17]。相关研究还描述了通过渗透泵持续给予局部止痛药,但这种持续应用会显著抑制炎症反应,这将与脓毒症模型相混淆[18]。

2.3.3 阿片类药物

脓毒症模型中最重要的多模式镇痛是应用阿片类止痛药。一般来说,选择正确的剂量并在正确的时间给予阿片类药物可以缓解术后疼痛。

在既往研究中,由于对免疫抑制效应的担忧,阿片类药物在脓毒症模型中的使用受到限制[19]。这些担忧主要基于吗啡的使用,而其也在脓毒症研究中不再被推荐。如Eisenstein等人报道,吗啡可增强脓毒症状态,在肝脏、脾脏和腹膜中发现肠道细菌,并提高机体对脂多糖的敏感性[20,21]。吗啡在小鼠模型中的免疫抑制作用已被充分证明,但也有免疫抑制作用较低的阿片类药物,在外科脓毒症模型中已经得到完全验证的药物包括盐酸丁丙诺啡、丁丙诺啡缓释剂[22,23]和曲马多。曲马多对大鼠和小鼠实验诱导脓毒症的炎症标志物几乎没有影响[24,25],然而,在足够高的剂量下,曲马多增加了雄性和雌性C57BL/6小鼠剖腹术后的毒性副作用,如癫痫发作和震颤[26],并增加了大鼠CLP模型的死亡率[24]。丁丙诺啡预处理是啮齿动物脓毒症模型中最常用的镇痛手段[1]。在几项研究[25,27,28]中,丁丙诺啡对炎症和存活率的影响最小,尽管很少有试点研究表明其对模型有混杂影响[17]。下面为小鼠(表19.1)和大鼠(表19.2)提供了常规使用的阿片类药物、剂量和给药途径表。在脓毒症模型中应谨慎使用丁布托啡诺,因其仅在甩尾和热板试验中得到评估,而在脓毒症模型还未得到评估[29]。虽然还有其他几种阿片类药物可供使用,但

表 19.1　小鼠镇痛药选择

药物	剂量范围	给药途径	频率
丁丙诺啡缓释剂	1.2~2.0mg/kg	IP,SC	48~72h
盐酸丁丙诺啡	0.1~2.0mg/kg[a]	IP,SC	4~6h
布托啡诺	5.0mg/kg	IP,SC	1~2h

IP,腹膜内注射;SC,皮下、肩胛下、骶尾注射。

[a] 雄性 C57BL/6 小鼠在 0.1mg/kg 剂量下死亡率增加；一项试点研究最初给予雄性小鼠的剂量为 0.05mg/kg，这可能是有必要的。

表 19.2　大鼠镇痛药选择

药物	剂量范围	给药途径	频率
丁丙诺啡缓释剂	1.2mg/kg	IP,SC	48~72h
盐酸丁丙诺啡	0.2~0.5mg/kg	IP,SC	6~8h
布托啡诺	2.0mg/kg	IP,SC	1~2h

IP,腹膜内注射;SC,皮下、肩胛下、骶尾注射。

由于缺乏药代动力学清除或镇痛功效测试、清除速度极快或商业原因不可用，未将其列入清单。选择和剂量建议可能因性别、菌株和机构指南而异[20]。同样地，在选择镇痛药物时，最好咨询所在机构的兽医。小鼠和大鼠的镇痛方案分别见表 19.1 和表 19.2。

2.4　评估疼痛缓解程度

在脓毒症模型中，由于疼痛症状和与感染相关的疾病表现的相似性,镇痛效果的评估可能很困难。因此，一般的笼边外在表现和自发行为模式评估可能无法确定镇痛药的有效性。伤害性试验和生理或生化标记物的测量可能不适用于脓毒症研究期间个体小鼠的快速评估。因此，脓毒症研究的动物福利目标应包括使用恰当剂量的镇痛药，并结合辅助治疗以减轻动物紧张和引入适当的人道终点。

2.5　二线治疗措施

脓毒症研究中减轻动物紧张度的其他方法如下所述：

- 限制重复注射所需的操作量。
- 提供充分的食物或食物凝胶。
- 温度调节后提供更充分的筑巢环境。
- 社会群体生活中的"住房"供给，因为啮齿动物被认为是社会动物。

研究这些精细动物模型的研究人员应该咨询其机构的兽医，共同讨论在其机构中可采取的提高脓毒症研究动物福利的方式。

3　脓毒症实验中动物的人道终点

脓毒症研究的人道终点可能存在很大差异。然而，必须明确规定何时执行动物安乐死的标准。根据模型类型、研究收集的实验数据和机构的 IACUC 指南，每个研究选择的标准会有所不同。尽管生存研究是脓毒症研究的主要内容，但"将死亡作为终点"已经不再被认可，因为这在伦理上是不可接受的，应该加以制止。理想情况下，人道的终点将先于动物的疼痛和痛苦，同时仍可以提供科学的数据。

人道终点的设置应考虑到生理、生化、动物行为或综合这些因素。理想情况下，终点是研究特有的，可能需要进行试点研究以确定最合适的终点。已经有研究阐述了通过试点研究设置合适终点的方法[5]，并鼓励研究人员与其机构兽医合作，来确定合适的终点。在科研论文中，终点标准和镇痛方案应与其他方法一起报告，正如《动物研究：体外实验报告（ARRIVE）》指南所述[30]。

许多机构正转而参考下述的评分表，为曾经的主观性判断过程指定客观标准。虽然下述模型有助于研究中安乐死标准化，但这些评分表可以根据需求进一步改造，以满足各机构的研究需求。

3.1 非手术模型

脓毒症的非手术模型没有手术恢复过程的复杂因素作为变量，但是脓毒症本身仍然需要作为客观标准密切监测，以确保在适当的时间点对动物实施安乐死。在脓毒症肺炎模型中，研究人员研发并测试了 M-CASS 评分系统。其为每个评估的参数（皮毛情况、活动、姿势、行为、胸部运动、胸部听诊杂音、眼睑、体重减轻评分和监测频率）分配了 1~4 分[31]。当小鼠的 8 个参数都达到 4 分时，执行安乐死。然而，如果小鼠在受到刺激时没有活动（以头朝下的姿势倒下）或者在受到刺激时喘息并闭上眼睛，那么也应执行安乐死。在每天最后一个监测时间点，对其中两项得分达到 4 分的小鼠执行安乐死。在本研究中，每 12h 评估一次小鼠。

在非手术 CLP 模型中，另一种常用的人道终点评分系统是由 Shrum 等人开发的"小鼠脓毒症评分（MSS）"。该评分表在脓毒症诱导后每 2h 测量 7 个参数（外观、意识水平、活动、对刺激的反应、眼睛、呼吸频率和呼吸状态）[32]，如果 MSS 达到 21 分或更高，或者通气评分达到 3 分，则对小鼠实施安乐死。

3.2 手术模型

类似的终点可用于外科脓毒症模型。Nemzek 等人的研究发现，体温下降、体重增加和血浆 IL-6 水平升高是 CLP 后即将死亡的早期指标[5]。然而，在某些研究中，这些指标可能无法准确确定死亡时间。无法行走和翻正反射丧失出现较晚，但可能为死亡预测提供更高的准确性，两者往往在濒死状态出现，因此，能提供的痛苦缓解方式较少。总之，应选择终点以提供尽可能早的痛苦缓解，这可能需要试点研究，以得到全面合理的科学终点。

3.3 新生小鼠问题

新生小鼠模型可能需要不同的监测参数。正如 Brook 等人所报告，建议在出生后 2h 监测小鼠，然后在前 2 天每 4~6h 监测一次[33]。隔夜监测的监测间隔可延长至 8h。许多实验室和 IACUC 可能将 8h 监测延长至 12h，以满足实际的实验室日程。为了监测小鼠，建议进行一系列试验。首要的测试包括测量新生小鼠左右两侧的翻正反射以及活动度，并对结果进行评分。当新生小鼠达到人道终点时，对其实施安乐死。应将存活的新生小鼠与母鼠放在一起，并改造巢穴以防止新生小鼠分散。

4 总结

总之,适当使用镇痛药和人道终点有利于脓毒症研究中啮齿动物的健康和动物福利。虽然镇痛药的选择是因研究而异的,但提前使用丁丙诺啡在许多啮齿动物败血症模型中的作用似乎很小。在明确定义人道终点的脓毒症研究中，可以应用系统性评分,尤其是在生存研究中,这是不可或缺的。在任何情况下,都鼓励研究人员与其机构兽医讨论减轻疼痛和痛苦的措施,并记录改进方式以确保研究的可重复性。这些措施最终的目的是减少由未缓解疼痛和痛苦引起的生理学"误差",从而改进动物模型和进行更高质量的科学研究。

(张丽娜 译 崔妍 李静 校)

参考文献

1. Zingarelli B, Coopersmith CM, Drechsler S et al (2019) Part I: minimum quality threshold in preclinical sepsis studies (MQTiPSS) for study design and humane modeling endpoints. Shock 51:10–22
2. Peterson NC, Nunamaker EA, Turner PV (2017) To treat or not to treat: the effects of pain on experimental parameters. Comp Med 67:469–482
3. Carpenter KC, Hakenjos JM, Fry CD et al (2019) The influence of pain and analgesia in rodent models of sepsis. Comp Med 69:546–554
4. Nemzek JA, Hugunin KM, Opp MR (2008) Modeling sepsis in the laboratory: merging sound science with animal well-being. Comp Med 58:120–128
5. Nemzek JA, Xiao HY, Minard AE et al (2004) Humane endpoints in shock research. Shock 21:17–25
6. Jeger V, Hauffe T, Nicholls-Vuille F et al (2016) Analgesia in clinically relevant rodent models of sepsis. Lab Anim 50:418–426
7. Page GG (2005) Surgery-induced immuno-suppression and postoperative pain management. AACN Clin Issues 16:302–309; quiz 416-8
8. Page GG, Blakely WP, Ben-Eliyahu S (2001) Evidence that postoperative pain is a mediator of the tumor-promoting effects of surgery in rats. Pain 90:191–199
9. Anderson SL, Duke-Novakovski T, Singh B (2014) The immune response to anesthesia: part 1. Vet Anaesth Analg 41:113–126
10. Anderson SL, Duke-Novakovski T, Singh B (2014) The immune response to anesthesia: part 1. Vet Anaesth Analg 41:553–566
11. Albus U (2012) Guide for the care and use of laboratory animals (8th edn), (ed). SAGE Publications Sage UK, London, England
12. IRAC (1985) US government principles for utilization and Care of Vertebrate Animals Used in testing, research, and training. Prepared by the Interagency Research Animal Committee, National Institutes of Health
13. Stortz JA, Raymond SL, Mira JC et al (2017) Murine models of sepsis and trauma: can we bridge the gap? ILAR J 58:90–105
14. Narver HL (2015) Nalbuphine, a non-controlled opioid analgesic, and its potential use in research mice. Lab Anim 44:106–110
15. Clark TP (2006) The clinical pharmacology of cyclooxygenase-2–selective and dual inhibitors. Veterinary clinics: small animal. Practice 36:1061–1085
16. Fish R, Danneman PJ, Brown M et al (2011) Anesthesia and analgesia in laboratory animals. Academic Press, Cambridge
17. Chen W, Brenner M, Aziz M et al (2019) Buprenorphine markedly elevates a panel of surrogate markers in a murine model of sepsis. Shock 52:550–553
18. Gallos G, Jones DR, Nasr SH et al (2004) Local anesthetics reduce mortality and protect against renal and hepatic dysfunction in murine septic peritonitis. Anesthesiology 101:902–911
19. Rittner HL, Roewer N, Brack A (2010) The clinical (ir)relevance of opioid-induced immune suppression. Curr Opin Anaesthesiol 23:588–592
20. Eisenstein TK, Meissler J, Rogers TJ et al (1995) Mouse strain differences in immuno-suppression by opioids in vitro. J Pharmacol Exp Ther 275:1484–1489
21. Hilburger ME, Adler MW, Truant AL et al (1997) Morphine induces sepsis in mice. J Infect Dis 176:183–188

22. Foley PL, Liang H, Crichlow AR (2011) Evaluation of a sustained-release formulation of buprenorphine for analgesia in rats. J Am Assoc Lab Anim Sci 50:198–204

23. Kendall LV, Hansen RJ, Dorsey K et al (2014) Pharmacokinetics of sustained-release analgesics in mice. J Am Assoc Lab Anim Sci 53:478–484

24. Nardi GM, Bet AC, Sordi R et al (2013) Opioid analgesics in experimental sepsis: effects on physiological, biochemical, and haemodynamic parameters. Fundam Clin Pharmacol 27:347–353

25. Hugunin KM, Fry C, Shuster K et al (2010) Effects of tramadol and buprenorphine on select immunologic factors in a cecal ligation and puncture model. Shock 34:250–260

26. Wolfe AM, Kennedy LH, Na JJ et al (2015) Efficacy of tramadol as a sole analgesic for postoperative pain in male and female mice. J Am Assoc Lab Anim Sci 54:411–419

27. Cotroneo TM, Hugunin KM, Shuster KA et al (2012) Effects of buprenorphine on a cecal ligation and puncture model in C57BL/6 mice. J Am Assoc Lab Anim Sci 51:357–365

28. Herndon NL, Bandyopadhyay S, Hod EA et al (2016) Sustained-release buprenorphine improves postsurgical clinical condition but does not alter survival or cytokine levels in a murine model of polymicrobial sepsis. Comp Med 66:455–462

29. Gades NM, Danneman PJ, Wixson SK et al (2000) The magnitude and duration of the analgesic effect of morphine, butorphanol, and buprenorphine in rats and mice. Contemp Top Lab Anim Sci 39:8–13

30. Percie du Sert N, Hurst V, Ahluwalia A et al (2020) The ARRIVE guidelines 2.0: updated guidelines for reporting animal research. J Cereb Blood Flow Metab 40:1769–1777

31. Huet O, Ramsey D, Miljavec S et al (2013) Ensuring animal welfare while meeting scientific aims using a murine pneumonia model of septic shock. Shock 39:488–494

32. Shrum B, Anantha RV, Xu SX et al (2014) A robust scoring system to evaluate sepsis severity in an animal model. BMC Res Notes 7:233

33. Wilcox ME, Rubenfeld GD, Walczak KD et al (2019) Actigraphic measures of sleep on the wards after ICU discharge. J Crit Care 54:163–169

第 20 章

全身炎症的主体建模：控制脓毒症的途径

Gary An，R. Chase Cockrell

1 概述

1.1 脓毒症未克服的挑战

脓毒症是指严重感染引起的一系列急性炎症过程及其病理生理后果。在美国，每年有超过 21.5 万人死于脓毒症，每年的医疗费用超过 160 亿美元[1]。虽然脓毒症治疗流程不断改进，如集束化治疗策略和实践指南的进步，在过去几十年里改善了脓毒症患者的临床预后，但开发新药治疗脓毒症潜在病理生理学异常的尝试则彻底失败，目前没有药物被美国食品药品监督管理局批准用于治疗脓毒症的潜在病理生理学异常[2,3]。虽然急性炎症的基本机制和核心介质/细胞因子在十几年前就被熟知，但危重症急性炎症反应具有的管理困难性、反常识性与矛盾性都挑战了目前生物医学研究界通常采用的还原论方法。脓毒症研究人员在过去的几十年里提出了许多可能的干预措施，这些措施在临床前水平很有希望，包括控制各种

细胞因子/介质、损伤相关分子模式因子、氧和氮自由基、凝血途径中间产物以及血管活性肽和脂质，几乎所有研究都基于最初假设，即治疗脓毒症需要一定程度上抑制促炎反应。不幸的是，所有干预措施在Ⅲ期临床试验中均失败。因此有人质疑抗炎生物制剂到底是否适用于脓毒症[4,5]，然而，这些质疑并没有解决眼前的根本问题，即如何将临床基础知识有效转化为临床治疗措施（目前未成功）。

本章将基础机制进展和临床治疗有效发展之间的这种差距称为转化困境[6]，并提出了一个整体性研究策略：转化系统生物学[7,8]。旨在克服当前生物医学研究过程的局限性。转化系统生物学是一种受工程学启发的方法[8]，以动态的机械计算模型为中心，具有直接的临床解释功能和应用方式。转化系统生物学对脓毒症的研究利用计算模型作为动态信息展示的手段，以提供关于系统性急性炎症的额外信息，这些信息远多于从临床前动物模型收集到的信息。包括对现有和假定的脓毒症炎症介质干预措施进行临床电子试验，

这些计算模型可以在临床研究显示前景时反向预测失败[9,10],此外,新兴的机器学习、计算手段发展和基于模型的人工智能,都将明确治疗脓毒症所需的条件[11,12]。本章将介绍转化系统生物学的核心方法之一:主体建模(ABM)的应用,以及如何利用其改良脓毒症研究的传统模式。

1.2　通过主体建模实现动态信息展示(见注意事项1)

转化困境是生物医学研究成功的一个自相矛盾的结果:随着越来越多的信息被用来描述精细的生物机制,研究人员越来越难以将这些信息有效整合到临床相关的系统级治疗中[6]。研究人员可能会创作大量复杂、详细的图示,但在分析如此复杂的机制如何实际起作用的时候,却必须靠直觉和一种难以言语的"感觉"来理解所有这些箭头和方框的组合逻辑。当这些主观和不正式的概念模型在固有的科学性要求下进行假设证伪,继而崩溃时,其不足之处立即体现出来:如果没有对实际正在研究的内容进行正式描述,证伪的成功就无法严谨地确定下一步的研究。转化系统生物学旨在通过开发动态展示信息的方法来克服这一局限性,使研究人员能够更有效地描述和评估概念模型。计算机建模可作为一种动态信息展示的手段,其提供了一种正式的方法来测试、评估和比较相关研究中已知的信息。为了能够在更广泛的结构/概念模型中"看到"特定假设的后续发展,对信息的正式展示从静态流程图或状态图转换为动态模型,以描述事物之间的联系。在动态模型中可以观察和评估每个假设的机械性后果。

ABM是一种目的导向、针对离散事件以及空间性明确的计算建模技术,其核心是展现系统单个部分的行为和相互作用[13]。其特点使其非常适合建立聚合模块化多尺度模型[14,15],也就是说,ABM侧重于系统各个部分之间的相互作用机制,创造这些部分组成的总体,并在"虚拟世界"中模拟它们的相互作用,以创建一个电子实验模型[13,16-19]。ABM的作用机制通常表示为条件状态变量("if-then"语言),这使得ABM适用于表达基础科学研究提出的假设(用简单的语言表达)。ABM有4个特点值得特别强调。

1. ABM具有空间性:ABM起源于二维细胞自动机,因此许多ABM都是"基于网格的"。而ABM固有的空间特性使其非常适合表述研究中的结构关系。与偏微分方程相比,非数学专业人员可以更轻松、更灵活地对复杂的结构和拓扑体系进行建模,从而更直观地将知识转化为模型。此外,ABM的空间性有助于实现局部知识的概念,其中个体主体只能感知和响应其局部环境中的线索(就像生物系统中的通常情况一样,即使是神经传递也涉及神经元末梢的局部相互作用)。这种局部性允许系统行为的内部异质性也导致了整体水平的异质性。

2. ABM具有并行性:ABM的这一特性使其与其他目标导向建模方法不同(如Petrinets或有限状态机模型)。在ABM中,每个主体类别在模型中都有多个实例,形成了一组在模拟(通常)并行处理环境中交互的主体。在ABM的运行过程中,主体群体中的异构个体行为会产生系统性动力,从而产生反映更高层次行为的可观察信息。一个典型的例子是:鸟类之间相对简单的交互作用规则形成复杂的群集模式。这一概念很容易对应到生物学，在生物学中，存在明确的细胞类别/类型，它们具有一些共同的功能，但单个细胞可能根据其局部刺激表现出各种不同行为。

3. ABM 具有随机性：许多系统，尤其是生物学上，包含着似乎具有随机性的行为。"似乎"是一个重要的区别，因为看似随机的事物实际上从数学角度来看是确定的。然而，从实践的角度来看，尽管特定系统可能遵循确定的混乱规则，但在更高阶的观察中，不可能真正定义其行为变化的初始条件。ABM 通过构建主体群集来解决这一问题。一旦涉及群体，那么就有可能为整个群体建立特定行为的概率，因此也有可能为单个主体的行为建立概率函数。这个概率函数被纳入主体规则中。当其具体化并与其他主体并行运行时，每个主体都遵循特定的行为轨迹，因为其行为规则的随机性随着模型运行的每一步而"瓦解"。这种随机性能让单个 ABM 产生行为输出的"整体"，反映生物学整体中存在的异质性，并让人跳脱出微分方程模型中的"行为曲线"，转向与生物观察更一致的"行为空间"。

4. ABM 产生突出性行为：由于并行性、内在随机性和空间结构中实现的局部性，ABM 的一个中心标志是，其产生的系统性动力通常无法从对主体规则的检查中合理推断，从而导致所谓的突出性行为。回到鸟群的例子，浅显的观察似乎表明需要一个群体的"领导者"来产生群体行为，需要进行群体范围内的命令和控制沟通规则。然而，事实并非如此，鸟类在一系列局部约束的相互作用规则中做出行为，而群集行为则是这些

相互作用的集合。使用 ABM 模拟复杂系统的一个重要优势是能够产生突出性行为（通常是矛盾和非直觉的）。

研究者已经将 ABM 用于研究生物医学过程，如脓毒症[13,18]、癌症[15,20]、炎性细胞转运[21,22]、伤口愈合[23]以及细胞内结构和信号[24-26]。

一般来说，大多数生物医学 ABM 将细胞作为主要主体水平（也有例外[24-26]）。细胞本身就是一个独立主体，这由生物学的组织结构决定，从知识转换的角度来看，细胞形成了初级的"高度复杂性"，可以通过相对简单的输入–输出规则来解决。此外，尽管机体中存在的细胞很多，但其仍然比参与细胞内信号传导的分子数量少很多。由于空间和结构关系，平均场近似和质量作用动力学不太适用于细胞群，这为常微分方程模型提供了基础。本章将以脓毒症为例，描述开发 ABM 的基本步骤，最后讨论动态计算建模在解决脓毒症挑战中的作用。主体建模的优点和局限性的摘要见注意事项 1。

1.3　基于固有免疫反应的脓毒症模型

基于固有免疫反应的主体模型（I-IRABM）是生物医学领域使用的初始 ABM 之一[9]。其发展始于 20 世纪 90 年代末[18]，作为一种手段，将当时参与急性炎症反应的细胞和细胞因子的最新知识与在电子临床实验整体中创建替代物的具体目标结合起来。其最初是为了证明电子临床试验是评估计划潜在干预合理性的一种方法[9]，但后来发现其对观察脓毒症患者的数学和动力学特性所产生的异质性很有价值[27]，证明了基于标准生物标志物预后预测的无效性[27]，并作为脓毒症对照发现的替代模型[28]。这项最新

的对照发现工作采用了先进的计算方法，如遗传算法/进化计算[11]和深度强化学习/人工智能[12]，以定义"治疗脓毒症所需"的边界条件。尽管 IIRABM 已经使用了近 20 年，但其核心组件结构仍然有效，或许比最初开发时更为有效，因其预测了一系列与脓毒症相关的行为，这些行为在随后的几年中得到了认可，特别是促炎和抗炎细胞因子的竞争反应（与序贯促炎和代偿反应相反）[29,30]，以及脓毒症免疫抑制恢复期的重要性，尤其是恢复期对脓毒症持续时间的延长影响[31-34]。该模型的稳定性展现了其对复杂生物现象（如脓毒症）的抽象和动态建模能力，以及转化系统生物学在脓毒症研究中的优势。以下章节将对 IIRABM 进行更详细的描述，并介绍构造时使用的建模步骤。

2 方法

2.1 开发和使用主体模型的步骤

开发生物医学计算模型的许多基本原则适用于 ABM 的构建和使用。这些步骤通常包括：①拟建模系统的描述；②确定模型的预期用途；③所述建模方法对①和②的适用性。如上所述，ABM 有助于将机械的信息建模用自然的语言表达，因此非数学专业人员通常可以更直观地掌握。以下各节将以 IIRABM 为例介绍如何开发 ABM。对一般建模原则和潜在缺陷的总结见注意事项 2。

2.2 定义模型目的

这是模型构造中一个非常基本但经常被忽略的步骤。研究者不应该为了建模而建模，建模必须服务于某些特定目的，即使该

目的仅仅是证明构造特殊模型能力。定义目的可以明确地为"对输出内容的解释"以及"从行为中得出的任何结论"的预期情况奠定基础。

IIRABM 模型的开发有两个目的。首先，其最初的目的是作为一个"概念证明"模型，以证明基于主体的建模是一种动态表示机械性生物学知识的可行方法，特别是聚合细胞相互作用可用于模拟真实患者。第二，IIRABM 的目的是通过模拟一系列现有和计划的抗细胞因子临床试验，证明电子临床试验测试干预计划合理性的潜力。最后一个目标对应多个建模决策：

1. 由于 IIRABM 的目的是以与真实情况（细胞相互作用产生机体变化）相似的方式整合细胞信息，这意味着需要考虑真实情况（有机体）的基本属性，而不同于单个细胞主体的独立机制。在技术术语中，要确定系统级表型或宏观状态的度量，以区分模型及其各个部分（微观状态）。下一节将对此进行更详细的讨论。

2. 由于 IIRABM 的目的是模拟细胞和分子干预，因此 IIRABM 需要反映这些干预的作用能力。例如，抗肿瘤坏死因子干预是首批模拟的抗细胞因子试验之一。因此，需要将肿瘤坏死因子的动态变化和作用纳入 IIRABM。

3. 所有模型都表示对现实情况的某种抽象。因此，应为 IIRABM 选择适当的抽象级别。虽然很难（并非不可能）为确定适当的抽象级别定义具体的参考方案，但此处将提出两个应该牢记的一般原则：首先，经典的建模语言"KISS=Keep It Simple Study"，是 Occam razor 的一个变体，即应该追求能够

满足建模目的的最简单的模型。记住这一点很重要,因其有助于避免建模者"把一切都放进去"的倾向,即希望在"假定每一个细节都很重要"的前提下添加每个想到的细节。第二,避免加入"效果假设"的抽象。这是在处理复杂系统时一个重要的平衡点:正是无法通过直觉判断才要运用这类系统。例如,假设现象学效应是一种机械效应。正如处理基因敲除实验信息时的情况一样,通常情况下,被删除的基因会产生直接的因果关系,而事实上,基因敲除生物体展现了对该特定基因缺失的系统级补偿。当为任何模型选择抽象级别时,这两个原则代表了一种"制约"关系,尽管作为主体级别的细胞 ABM 提供了一种适应这一决定的自然手段,正如细胞在生物系统本身就具有高度复杂性。选择细胞作为主体级别基本上允许建模者将细胞作为"黑匣子"、输入–输出对象进行处理,从而真实地反映出基础生物医学研究的数量(见注意事项 2)。

2.3　定义参考和概念模型(见注意事项3)

参考模型是定义 ABM 信息基础的现实系统。概念模型是参考模型的必要抽象,允许对其进行展示和评估,其拓扑结构、主体以及起始点确定代理规则的文献基础要点。请注意,参考模型可能是研究者头脑中的一个特定实验准备或一个聚合概念模型。如果是后者,那么应尽可能明确地定义概念模型的知识基础,并就提供概念模型基础的传统实验室的能力和局限性进行精确的描述。

例如,IIRABM 的参考模型是系统性炎症。概念模型认为:紊乱的系统性炎症是通过内皮细胞和循环炎症细胞之间的相互作用传播的。这是 20 世纪 90 年代后期关于脓

毒症病理生理学机制的普遍观点之一,内皮功能障碍仍然是脓毒症现代观点的一个组成部分。值得注意的是,IIRABM 不能真正应对组织/器官损伤,因此不能模拟器官功能障碍、衰竭或支持措施(尽管其可以与上皮屏障模型相结合,在文献[35]中介绍了相关研究)。因此,IIRABM 无法产生/重现生理输出,如生命体征,对 IIRABM 输出的解释必然需要对"受损"系统的构成进行更抽象的表示。因此,由于其本质上是一种基于内皮的表现,IIRABM 宏观系统水平的 "健康"被表现为内皮功能障碍/损伤,如灌注变量"oxy"所反映。当总损伤(定义为总内皮细胞损伤)超过 80%时,模拟系统死亡,这一阈值代表了当前医疗技术在从前致死情况下使患者存活的能力(即通过器官支持设备)。

更关键的是,认识到整个系统的目的:对具有高基线动态稳定性的有机体的抽象,例如,"健康"。利用生物医学 ABM 的一个基本目标是:必须包括基线健康的展现,疾病状态是由于干扰健康而发生的。否则,就是建立了一种疾病模型,这种模型没有潜在治疗想要恢复的健康状况。这要求 ABM 必须动态稳定在基线无扰动状态,并且能够承受一定程度的扰动而不会导致系统崩溃,该要求对 ABM 的构建产生了相当大的限制,包括模型中需要包含哪些规则/途径/功能(见2.6)。

2.4　模型的拓扑结构

如上所述,许多 ABM 基于二维网格,其中边"包裹"形成圆环面。其他潜在拓扑包括基于立方体的三维结构和各种网结构(如无标度、大型组件或小世界立体基阵)。通常,二维网格足以表示主要存在一个主体交互

平面（沿网格表面）的系统，尽管可以在特定的方格[类似于地理信息系统（GIS）的数据结构]上对多个"层"数据进行建模（图 20.1 为与肠道源性脓毒症相关的主要病原体相互作用的 ABM 示例[36]）。

例如，IIRABM 是人体内皮-血液界面的二维抽象表示。该抽象设计用于模拟作为急性炎症的起始部位的内皮-血液界面，并将该界面表示为人体毛细血管网络汇集的二维过程中未包裹的内部血管表面。封闭的循环表面可以表示为原子，这个二维区域构成了 IIRABM 模拟的空间。真实系统的空间尺度不是使用此方案直接映射的。这种抽象有两个主要目的：通过固有免疫系统周向进入损伤/感染部位，以及将白细胞和组织之间

的多层次相互作用相结合。

2.5 定义主体（见注意事项 2）

这通常是构建 ABM 时的关键问题和决定。主体应是一组边界良好的组件，这些组件可以按照类似的状态（如果不相同）转换规则作为输入-输出对象处理。主体的状态由主体内部的一系列状态变量（如受体结合状态、基因激活水平等）确定，然后根据主体在某些空间的相互作用环境中的外部状态变量（即介质/细胞因子）对其进行修改。因此，主体级别选择必然会导致主体内部工作的"复杂性压缩"，这意味着输入-输出规则的信息性基础是有效的，无论主体内部的特定机制如何（"黑匣子"现象）。这是确定主体

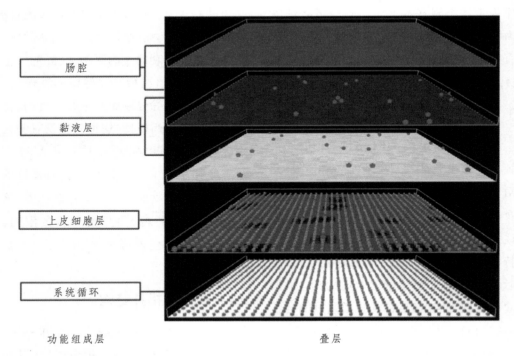

功能组成层   叠层

图 20.1 二维 ABM 的多数据层结构：该图来自模拟肠源性脓毒症相关多个相互作用层的 ABM（参考文献 36，而非 IIRABM），描述了如何将多个数据层投影到共享二维平面上，类似于现代地图应用程序如何分层多个数据结构（如道路网络、卫星图像、地理高程等）。（Figure reproduced from Ref. 36 under Open Access Creative Commons License）

级别的关键点。总的来说,有目的地使用该模型(针对研究的计划干预或特定靶向机制)将决定 ABM 的分辨率。在所选择的粒度上,需要有一个确定的机制因果关系的线性近似:有多确定状态变量 a 在机制 b 影响下转到状态变量 a'。明确描述模型的粒度和相应的假设对于避免预期理由或 "编程证明" 至关重要。这可以表现为将主体视为一个 "黑匣子" 并将其反应作为一个输入−输出对象,更常见的是,对其内部状态变量的进展进行某种程度的抽象,例如通过抽象信号和合成路径。

例如,IIRABM 是一种细胞主体水平 ABM,包括内皮细胞和循环炎症细胞亚群:单核细胞/巨噬细胞、中性粒细胞、TH0、TH1 和 TH2 细胞及其相关前体细胞。从拓扑学上讲,内皮细胞形成 IIRABM 的 "表面",而炎症细胞以其失活形式在该表面上移动,直到发出信号,表明其开始黏附到激活的内皮细胞表面。如上所述,这些细胞的内部调节机制几乎没有被展现,相反,其主要被建模为反应性对象,根据环境变量/信号来改变状态、移动或生成介质(更多详细信息请参见下一节)。

使用代表损伤/感染的范围和性质以及宿主恢复力的 5 个参数——初始损伤范围、微生物毒性、微生物致病性、环境毒性和宿主恢复力,启动对 IIRABM 的感染性攻击。在既往研究[37]中,对这些参数的分析确定了可能与临床相关的情况的合理边界。当随机重复完全愈合、感染死亡或免疫失调/脓毒症死亡等情况时,这些参数设置会导致所有可能的最终结果(见 2.9)。

2.6　定义代理规则(见注意事项 2)

一旦选择了主体级别,就要注意检索有关潜在机制的文献,并确定这些机制之间的交互方案。用状态图或影响图的形式表示后期目标通常是有效的,可以用来指导 ABM 的实际编码。主体规则的确定形成了 ABM 开发中的主要转换步骤。为了在参考/概念模型的基础和 ABM 计算机代码之间保持清晰的映射关系,建议在开始时采用定性方法。在初始转换阶段过于关注有关动力学速率常数的具体细节可能会导致模型的复杂化。因此,可以将过程划分为相对平均的量组。例如,在确定特定流程所需的 "时间" 时,将流程分为 "非常快(秒级)" "快速(分钟级)" "缓慢(小时级)" 和 "非常慢(天至周级)" 的分组是高度主观的。然而,划分的总体主观性不如以下几点重要:①特定 ABM 内的一致性;②对粒度级别选择隐含的假设的认识;③在交流模型时使其明确和透明。

例如,IIRABM 并不期望全面代表所包括的细胞类型中存在的每一条通路 (见 2.1)。相反,应有意选择将那些特别感兴趣的途径和介质合并为治疗的潜在目标,以及已知对系统行为提供负反馈的代偿途径。整个系统对一定程度的干扰应该是动态稳定的(见 2.1)。这意味着模型应包含负反馈控制或对信号/过程的特定降级率。图 20.2 为 IRABM 的状态图,描绘了不同细胞类型相互作用的各种受体、功能和细胞因子[11]。各种规则的详细说明见附录中的先前报道[13]。

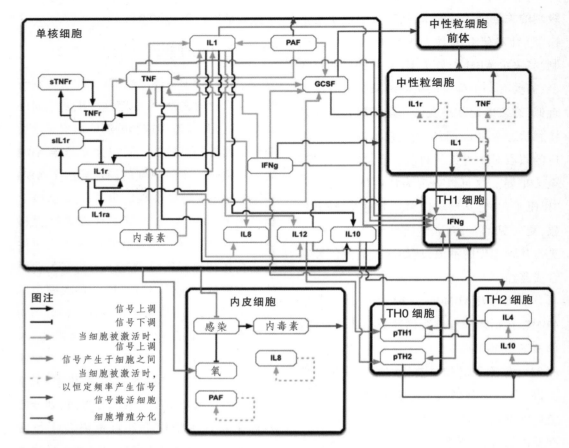

图 20.2　IIRABM 中细胞类型和分子相互作用状态图：该图是线框图，描述了 IIRABM 中的主要活性细胞类型（例如，非骨髓来源的前体谱系细胞）及其主要相互作用。TNF，肿瘤坏死因子；TNFr，肿瘤坏死因子受体；sTNFr，可溶性肿瘤坏死因子受体；IL–1，白细胞介素–1；IL1–r，白细胞介素–1 受体；sIL–1r¼，可溶性白细胞介素–1 受体；IL–1ra，白细胞介素–1 受体拮抗剂；PAF，血小板激活因子；GCSF，粒细胞集落激活因子；IFNg，干扰素 γ；IL4，白细胞介素–4；IL8，白细胞介素–8；IL–10，白细胞介素–10；IL–12，白细胞介素–12；pTH1，编译变量有利于从 TH0 细胞转换到 TH1 细胞；pTH2，编译变量有利于从 TH0 细胞转换到 TH2 细胞。（Figure reproduced from Ref. 11 under Open Access Creative Commons License）

2.7　整合：对模型进行编程（见注意事项 4）

当 ABM 写入代码时，有两个主要选项：①独立的程序可以用 ABC 语言编写，例如 C 或 C++；②可以使用已建立的 ABM 建模工具包编写程序。选项②的优点是，ABM 的许多编程基础，如对象类定义、模拟并行化、图形用户界面的创建和数据收集工具，都不是简单的编程任务，预先在一个已建立的 ABM 工具包中解决这些问题，使研究人员能够专注于项目的建模方面，而不是编程方面。在注意事项 4 中可以查看可行的 ABM 工具包/建模环境信息。由于 ABM 是一个离散事件建模系统，程序逐步进行，因此必须为每个步骤选择基本时间间隔。根据这些机制的持续时间,将要转换为主体规则的机制分解为多个步骤,并进一步转换为程序代码。重点注意,特定的代码块将按顺序运行(即使在模拟的并行环境中),因此流程事件的顺序或计划需要避免不必要的内部反馈循环。例如,如果某个特定的主体具有一个规则,其将生成一个外部状态变量,该变量反过来会影响代理随后生成的相同外部状态变量,那么将生成代码放在代码块的开头将导致该特定规则的任何前向反馈效果人为增强。

例如,IIRABM 是使用免费软件工具包 Netlogo 构建的[38]。整个模型以及大量文件可从 Netlogo CommunityModels 网站获得(http://ccl.northwestern.edu/netlogo/models/community/Innate%20Immune%20Response)。IIRABM 的平均步骤时长为 7 分钟。虚拟世界被设置为 101×101 方形二维网格。整个背景网格充满代表内皮细胞的试剂。炎症细胞随机分布在表面,并以半随机方式移动,直到它们接触到环境中存在的任何趋化因子,在这时,它们循着化学因子的最陡梯度移动。炎症细胞群有明确的生命周期,前体细胞存在于独立的骨髓室中。因此,在未受干扰的状态下,IIRABM 中的细胞群随时间基本保持稳定。每个细胞类型都有其行为规则,这些规则在为特定细胞定义的代码块中指定。如前所述,受体激活序列按相反顺序编码,以避免立即激活信号通路。扰动可以通过组织创伤或感染因子的应用诱发,通常以体液循环方式应用,以模拟局部的初始损伤。初始损伤的程度是可以控制的,模拟实验覆盖初始损伤的数值是评估 IIRABM 行为的主要手段。有兴趣的科研团队可以从上面提到的网站下载 IIRABM,并直接查看代码。

2.8　参数、调整和合理性测试(见注意事项 3)

一旦从参考文件中提取出规则系统的一般结构并转换为计算机代码,就必须添加一系列数字常量来转换这些值。这些常数被称为参数,用数学方程来简单理解就是:修改变量的常数。例如,在简单的方程"$ax=y$"中,"a"是影响变量"x"的常数(参数)。在 ABM 中,变量是模型中包含的实体(即介质、受体、细胞总数),参数是计算这些值所需的常数。参数的重要性显而易见,因为其在很大程度上定义了系统的行为方式。在下一节中将对生物 ABM 的参数进行更深入的解释,本节介绍在计算模型中处理参数的经典方法。如上所述,一旦将规则转换为计算机代码,则需要用这些参数代入一些值以运行模拟。如果已知文献中的特定参数(如生化反应的动力学速率常数或细胞的寿命),则可以将这些参数输入 ABM,但如果使用特定值,则必须注意协调整个模型中的单位。然而,更常见的情况是,精确值未知(或者可能在功能上不可知),则需要预先的指导性"猜测"。需要注意,在几乎所有情况下,参数的绝对值都不如整个模型中参数之间的相对关系重要。例如,在实现反馈循环结构时,正反馈和负反馈规则中的参数之间的关系决定了该循环的行为。因此,处理参数的第一步是找到一组关系参数,使 ABM 产生性质上的合理行为(见注意事项 3)。首先,这可能是一件"简单"的事情,例如让 ABM 在不受干扰的状态下保持动态稳定性(即不会停滞或在增长中破坏)。这是通过逐步"调整"变量代数关系中的参数来实现的。

如上所述，由于这些规则可被视为微分方程的计算等价物，因此改变参数类似于改变特定动力学曲线的斜率，而代数关系从求和到乘法的改变将使动力学曲线从线性变为指数。调整通常是由启发和经验来指导的。"手动拟合"（反复尝试某件事，观察发生什么并进行调整）是最常见的，也是推荐给建模新手的方法。尽管这是一个非常复杂的过程，但该过程允许建模者深入了解其 ABM 的行为。如果无法有效地调整模型，表明基础概念模型存在固有缺陷。校准的一个常见问题是缺乏足够的实验数据来"拟合"模型（没有足够的参考点来将 ABM 细化到特定的置信水平）。不幸的是，这在生物医学 ABM 中非常常见，尤其是希望其反映临床情况时。此时，必须依靠对 ABM 行为的定性解释。在得出和交流结论时，明确描述这些局限性是至关重要的。

例如，IIRABM 中的规则是以任意 Boolean 语言（真/假逻辑语言）或算术方程（求和或除法）实现的。参数是 Boolean 阈值的值，或细胞因子、介体或受体增加的程度。

如上所述，这些参数的绝对值不如它们之间的相互关系重要，这些关系的结果只能通过执行 ABM 来观察。因此，应通过模拟运行在总体水平上评估参数集的总体合理性。这些指标主要分为微观状态和宏观状态的评估。微观状态表征本质上是单个运行（相当于单个动物或患者）的变量和轨迹，然后在运行总体上进行评估。如前所述，合理或可识别的行为是初始的目标。例如，在未受干扰的状态下运行，IIRABM 能够提供动态稳定的炎症细胞群，并且白细胞对模拟感染的反应程度应与临床情况相匹配。更详细的例子见图 20.3[13]，描述了严重脓毒症患者肿瘤坏死因子和白细胞介素–10 总量的轨迹。在解释该图时，应该认识到脓毒症中促炎和抗炎细胞因子的系统性测量是很困难的。临床上，因为脓毒症的起始点（称为时间 0）通常无法确定，严重影响细胞因子的测量。即使是在体内实验中，由于这些测量值通常取自血浆标本，组织中这些介质的产生（及其相应的生物活性组织水平）与"溢出"到血液中的物质之间也存在差异。然而，尽管临床和实

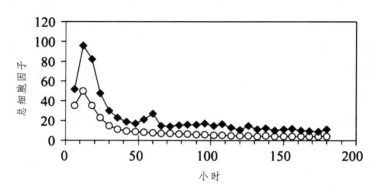

图 20.3　IIRABM 中平均细胞因子水平(TNF 和 IL–10)的模式。N=100 的模拟在初始条件下运行，包括初始感染性损伤，导致 38%的死亡率。请注意，该模型仅为定性模型，因此细胞因子水平的实际数值是无法测量的。注意促炎细胞因子和抗炎细胞因子水平轨迹的一致性（在 20 世纪 90 年代末未得到普遍认可，但现在已被普遍接受[29,30]）。（Figure reproduced with permission from Ref. 13）

验生物学存在这些局限性，研究人员还是很容易构建这些介质产生和行为的定性模式。也由于 IIRABM 没有区分组织和循环水平，因此，能够反映脓毒症研究人员的概念解释。

可以从一系列初始感染水平的总体水平中发现合理行为的宏观标准。具体而言，这些模拟将评估 IIRABM 是否是急性系统炎症反应关键特征的有力展现，从而能够捕获临床背景下的行为范围。有 4 种对感染的反应很明显：（第 1 类）感染被控制，系统愈合（"愈合"；图 20.4A）；（第 2 类）感染产生严重炎症反应，导致感染和系统损害的进行性加重，最终导致死亡（"严重感染"；图20.4D）；（第 3 类）感染引发能够抑制感染的高强度炎症反应，但是高强度的炎症反应同样会产

生持续损伤，导致系统死亡（"高炎症性死亡"；图 20.4C）；（第 4 类）感染是可控的，促炎症反应是可控的，但在这种情况下，抗炎反应非常强烈，使系统容易受到继发的轻微感染（"免疫麻痹性死亡"；图 20.4B）。IIRABM 能够在初始感染性损伤范围内生成这 4 条轨迹中的任意一条（见图 20.4A~D，经参考文献[13]许可转载）。能够产生这些可识别的轨迹的重要性不言而喻，特别是对于第 4 类（免疫麻痹性死亡），因其可能是现代 ICU 中最常见的疾病[31-34]，但由于明显的逻辑原因，最难通过实验复制。

上述行为最初是通过使用启发式方法手动调整 IIRABM 的参数实现的：数值受到定性、数量级知识、调整、重新模拟和重新调

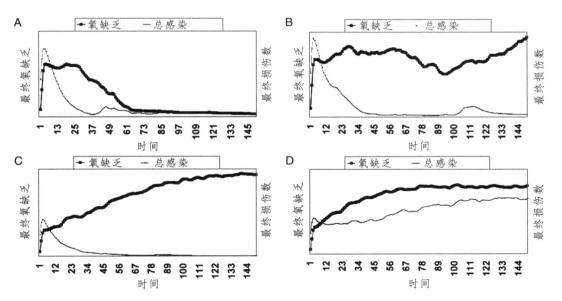

图 20.4　IIRABM 的代表性单次运行，展示 4 条主要轨迹对感染的反应。注意，y 轴是无单位的，模型只是定性。(A) 显示初始感染数(IIN)=800 的"愈合"。该系统基本上能够清除感染个体，并在大约 64 单位时间内减少系统损害（"缺氧"）。(B) 显示 IIN=1100 时的"免疫麻痹性死亡"。该系统能够在 40 单位时间左右基本清除感染个体。然而，系统无法充分改善缺氧，直到 100 单位时间左右的二次损伤而"轻易"被破坏；(C) 该图显示 IIN=1500 时的"高炎症性死亡"。大约在 40 单位时间，系统基本上清除了感染个体，但促炎通路的正反馈传播逐渐加重缺氧，直到系统"死亡"；(D) 显示 IIN=1800 处的"严重感染"。系统无法控制感染，从而导致系统死亡。

整的约束。这是计算模型参数化的标准过程，通常会产生一组满足测试标准的参数组合。然而，根据在这一领域的工作经验，这并不是一种充分的代表生物学的手段，特别是在生物学行为中看到的异质性方面。这一见解的结果将作为下一节的主题。

2.9 使用参数空间：捕捉生物异质性的关键

"人们通常对最强有力的论证充耳不闻，而总是倾向于高估测量的精度，这真是颇为奇怪的事情。"——Albert Einstein[39]

异质性是生物学的幸运与不幸。生物对象的内在可变性困扰着试图用小误差获得"整洁"数据的实验主义者。这通常会将结果的解释转化为一场统计游戏，从而寻找能够证实"重大意义"的恰当方法，然而，生物学的存在离不开异质性。正是这种从共同的组织结构中产生不同反应和轨迹（"表型"）的能力，使得生物有机体能够在不断变化的条件下生存，更重要的是，进化能在其中发挥作用。然而，绝大多数现代生物学研究都试图消除异质性，仅仅是为了创造一个可复制的实验平台，这就与基本生物学特性的表现直接相悖。通常情况下，实验结果在单个实验室内可复制，但对于细微的变化来说（例如，在供应商、动物饲养、实验室技术、新研究人员等方面的变化），这种可复制性是非常脆弱的。本书中介绍的其他方法是尝试标准化和编纂此类实验实践指南的范例，但正如所有有经验的研究人员所知道的，这些程序的实际操作是一项艰巨的任务，需要进行调整、调适和改进（与上文 2.8 所述的过程没有太大区别）。因此，在研究生物行为时，

转化系统生物学和基于主体的建模的主要目标之一是重新捕获生物学固有的异质性，并认识到其重要作用（这是特征，而不是缺陷）。

生物行为的异质性有两个组成部分：随机成分（系统固有的随机性）和遗传背景导致的异质性及其外显的功能表型。这两个属性都可以通过基于多尺度机制的计算模型（如 ABM）来解决。偶然随机性被纳入 ABM 的随机过程，遗传/表型异质性被视为 ABM 参数空间的函数[41]。后者产生于以下事实：ABM 中的各种参数决定了相关方程式/规则的影响，因此这些参数模拟该部分"反应性"的度量。一般认为，生物有机体中的绝大多数基因型变异都会导致相关生物分子途径或功能的反应性增加或减少，这一概念直接映射到仿真模型中的作用参数。因此，临床人群反映了给定 ABM 不同参数组合的分布，并影响该 ABM 的"临床合理"表现的构成[27]。

但是，如 2.8 所述。在生物医学研究中使用动态计算模型的大多数传统方法强调实现对实验数据的高度保真。这些数据通常是在经过严格限制的生物模型中生成的，这些模型的目的是生成"干净"的、干扰信息很少的数据。但这种方法极大地限制了计算模型的概括解释能力[41]。本章所述方法不是致力于参数拟合以找到产生狭义的输出标准结果的集合，而是旨在拓宽"拟合"模型的概念，以表现其生物可信性参数空间。这一观点认为群体内异质性是一种功能结果，由遗传或表观遗传多样性引起的关键细胞/通路过程的不同反应水平或"增益"导致。这种增益/反应性差异反映在计算模型的参数中，而这些参数影响其关联规则/方程。因此，不

同的参数组合反映了群体中生物反应性(以及导致异质行为)的差异。然而，由于模型中的参数与生物体/患者中的遗传/表观遗传因素之间通常没有直接映射，因此无法预先假定可行参数集在人群中的分布。因此，当模拟疾病过程[27]或试图寻找控制策略[11,12]时，以某种方式进行了这些研究，该方式考虑了整个生物合理参数空间，以评估所产生的关于系统动态或潜在治疗/控制策略的知识普遍性。然而，这种方法导致计算任务的规模呈指数级增长。为了使这一规模的模拟实验易于处理，采用了复杂的模型探索方法，包括先进的计算方法，如机器学习、主动学习和遗传算法来"智能"地探索和描述模型参数空间[42]。对这些方法的广泛讨论超出了本章的范围，感兴趣的读者可通过参考文献[43,44]了解更多技术细节。

例如，脓毒症人群的异质性是内在的，因为对脓毒症的各种共识性"定义"与急性炎症反应可能存在多种状态和轨迹之间的差别。通常认为这种异质性是干预治疗脓毒症的临床试验失败的一种解释，但没有任何可行的途径[2,4,5]。基于对"将机制多尺度计算模型作为解决生物异质性问题的手段"的作用见解[40]，使用 IIRABM 来重新考虑作为参数空间函数的人群异质性"问题"[27]。该方法引发了对脓毒症的性质根本性的思考，如当从介质或组学特征的角度进行检查时，脓毒症患者分布的复杂性(即非 Guassian 分布)，确定寻找生物标记物组预测脓毒症结局的无效性，以及假定的脓毒症控制策略的边界条件[27]。这项研究的发现表明，临床数据集永远对脓毒症可能的生物标志物配置采样不足，而轨迹分析对于合理预测疾病、最终

治疗和控制疾病至关重要[40,45]。基于先前关于开发 ABM 作为控制/治疗策略手段的作用的工作[28]，可以利用遗传算法/进化计算来定义控制脓毒症的工作范围[11]。这项工作旨在回答这样一个问题：要真正控制脓毒症需要什么？研究结果表明，治疗脓毒症需要在不同的时间点调整多种介质的配置，这证实了研究人员多年来的怀疑：控制脓毒症是一项复杂的任务，涉及细胞和分子水平的一系列复杂而可变的调控。然而，由于缺乏动态计算模型的指导，这种方法无法实施，导致了一种用一组干预方式来治疗脓毒症的尝试失败。对 IIRABM 的使用证明了这种方法的无效性，更重要的是，通过克服设想的局限提供了一条实际的前进道路。

利用 ABM 探索脓毒症控制策略的下一步是利用人工智能(AI)的最新进展，特别是基于模型的深度强化学习(DRL)。DRL 是一种与训练人工智能系统相关的机器学习[46]，在谷歌的 Deep Mind project、AlphaGo 和 AlphaZero[47,48]的游戏式人工智能应用中获得广泛成功。DRL 通过"玩"大量(高达数百万)的模拟游戏来训练控制 AI 代理，AI 会记录板的配置(观察空间)，并可以进行一系列特定的移动(动作空间)。其会记住每个游戏中每个特定动作的结果，并通过玩所有游戏的经验，得出一个决策树，确定在特定的配置下，最理想的动作是什么。由此产生的决策树是控制器 AI 用来与任何后续游戏交互的策略。同样的方法也适用于 IIRABM，将其视为一场获胜的"游戏"，控制剂随时观察 IIRABM 的状态，并且可以通过在指定范围内调高或降低 12 种细胞因子中的任何一种来进行相互作用/应用控制[12]。

在研究工作中，基于模型的 DRL 是目前唯一的：在生物医学领域的模拟中，之前没有应用过 DRL。值得注意的是，这与最近发表的"关于利用强化学习训练人工智能以优化当前脓毒症干预措施"的出版物形成了鲜明对比[49]。本文受限于现有的脓毒症患者数据集（以及现有的治疗方式），无法指导未来干预措施的开发，即新药和（或）药物组合。相反，与 IIRABM 协作的 DRL 模拟了 Deep Mind 项目，因其是基于模拟的，而经过训练的人工智能允许基于更广泛的控制/行动空间发现新的控制策略（例如，新药、药物组合和时机）。对于初始概念验证研究，将训练的观察和行动空间的边界设置到特定区域，以确定有力控制策略是否可行。DRL AI 完全了解 IIRABM 在每个时间点的状态，并有能力在一个范围内操纵任何包含的介质。这项工作的结果是产生了一种经过训练的人工智能，将模拟人群的死亡率从 46% 降低到 0.8%，在一组 500 个不同的参数集/初始条件组合上进行测试，每组的基线死亡率为 1%~99%，这些参数跨越了 IIRABM 临床合理参数的整个空间[37]。此外，与基线相比，没有参数集/初始条件组合显示死亡率增加，也就是说，没有群体受到 AI 学习策略的不利影响。这些结果表明，尽管对单个患者进行了参数化管理，但该策略总体效果良好，因其对参数集/初始条件组合的变化具有有效性。值得注意的是，一致性学习策略并不意味着存在一致的治疗方案：学习策略在 I-IRABM 的特定状态下提供了一种可选的控制措施，无论该状态是否发生。因此，优化操作的顺序根据特定运行的特定动态而变化。通过评估不同模拟运行之间应用控制策略的动态模式来评估控制的自适应性质，这证明了一系列不同的模式都可能得到成功的结果。

3　总结

尽管目前在脓毒症研究领域，网络分析和机器学习等与数据分析相关的计算方法已经被广泛应用，但 ABM 等动态计算建模却很少见。这很大程度上是因为与数据分析计算方法相比，开发和使用动态计算建模更需要脓毒症研究人员参与，不能实现计算与结果的"无缝转换"。基于主体的建模和其他类准机械式动态建模是基于领域知识的，而不是基于数据，这就涉及将脓毒症研究人员关于脓毒症方面的医学知识和假设转换成计算形式。另外，对于基于主体的建模不"真实"的误解也很常见。

ABM 不是"真实的"。当然，这是先假定高度工程化的生物模型的输出或临床人群随机抽样在概括导致脓毒症的过程方面的能力更"真实"。恰恰相反[40]，动态计算模型的使用更符合其他科学学科（例如物理和化学等定量科学）和工程任务的处理方式：通过合并抽象但可概括的数学和计算模型来推动调查、发现和生成解决方案。在试图开发脓毒症疗法的过程中，多次转化失败表明了一个更深层次的问题，且此问题并不能通过寻找已经失败的数千种候选药物的"下一个分子/介质/细胞型/受体来解决。可以说任何可行的分子靶向策略都会涉及个别患者的联合用药，而联合用药的可能性会破坏任何从临床数据中寻求"精确度"的尝试。本章作者认为，使用多尺度机械模型是合理设计多模式、精确和个性化疗法的唯一途径，如生物医学模型[45]。当然，如果没有现有的生物医学调查，这种建模就无法发挥作用。基础科学是获得机理知识的关键，这些知识为模型提供信息，并指导治疗化合物的开发。此外，临床研究是最后的把关阶段，任何计算建议的干预策略是否有效都必须得到测试和证明。如果要完成治愈脓毒症的挑战，未来需要将所有此类型的研究整合到一个有凝聚力的多学科计划中。

4　注意事项

1. ABM 作为一种建模方法的优势已在前文中逐步体现：直观的结构有助于知识的转化和表达，对空间问题的内在管理，捕捉复杂行为和行为相似性的能力以及对传统实验室实验的输出。这些优势似乎表明 ABM 在生物医学领域的应用相当广泛。然而，与所有建模方法一样，ABM 也有很大的局限性。包括对大型模型的计算要求高，无法"正式"分析模型的内部工作，由于主体规则和行为之间的非线性关系而难以校准，以及很难将模型演变条件的特有运行规律与现实的情况匹配（例如，试图预测特定患者预后的案例）。在讨论何时应使用 ABM 时，可能更有用的方法是：确定 ABM 不适合当前建模问题的情况，以及上述确定因素中列出的限制条件。这些情况大多可以用基于方程的建模来表示，这仍然是数学建模动态系统行为的默认方法。

1）如果系统以混合良好的部分/总体为特征，则最好采用常微分方程（ODE）建模。在这种情况下，平均场将近似保持不变，并且可以利用质量作用运动学。

2）如果基于方程的建模能够对系统的行为得出"合理"的见解，则更为可取。数学分析可以用于分析"行为能被相对简单的阶常微分方程描述的系统"，从而对其动力学有更全面和综合的理解。

3）如果开发和校准参考数据已经以方程形式存在，则基于方程的建模更可取。在使用优化算法进行校准时尤其如此。同样，在这种情况下，规则修改和模型行为之间的非线性关系使建模非常具有挑战性。

4）当需要建模的主体数量非常高时，基于方程的建模更可取。当主体数量达到百万级和亿级时，则无法满足对 ABM 的计算需求。一般来说，基于方程的建模仍然是建模动态系统（包括生物系统）的初始方法，非常适合分子动力学、生化反应和整体生理等建模过程。然而，如果上述标准不成立，ABM 可以提供一种有效的建模方法。

2. 大多数建模困难已在上文中提到。如 2.1（确定 ABM 的目的），2.2（将 ABM 与其参考实验/概念模型联系起来），2.5（主体级别/类别选择）和 2.6（主体规则确定）。在着手解决这些挑战时，建议牢记两个目标：

1）使假设最小化。记住一句计算机编程老话："无用输入，无用输出。"主体规则应该尽可能紧密地与实验定义的因果机制联系在一起。生成状态图或影响图时，应确定每个独立步骤，如果没有足够的数据或中间步骤未知，则应明确说明（见下文）。需要认识到每一种假设都会增加"预期理由"的风险。

2）在定义规则、其基本理由和所涉及的假设时都要精确。这不仅避免了上文提到的设计问题，而且可以有力地对特定概念模型进行客观评估。当被视为"给定"的概念以这种方式被分解时，许多研究人员感到不快。

这一过程本身有助于确定下一组传统实验室实验的目标。且对于评估模型为何被"破坏"也至关重要。模型基础的明确表述为下一代模型的改进提供了方向。最后，对模型的明确描述使其能够有效地传达给其他研究人员。公开性便于相关研究机构对特定模型的评估、理解和接受。

3.解释一个 ABM 模型（或其他任何模型）行为的最大危险是假定模型代表着某种客观真理。换句话说，一个看起来与现实行为相匹配的模型可能只是符合数据的众多可信模型中的一个。这就是使用 ABM 测试概念模型真实性的关键所在：只有否定的结果才能提供确定信息，即证明概念模型是不正确的，而肯定的结果只能表明概念模型可能是正确的。因此，解释模型的目标是开发模型，当模型被破坏时，可以提供一些关于其破坏原因的信息，模型利用的过程是顺序生成模型，通过伪造破坏模型，并使用该信息生成下一个模型。

4.建议至少在构建生物医学模型的最初尝试中使用现有的通用 ABM 工具包。即使研究人员/建模人员是经验丰富的计算机程序员，并且希望编写一个特殊用途的ABM，熟悉现有的 ABM 编程方法也将有助于解决一些具体的编程问题（如目标分类定义、模拟并行行为、空间位置发展）。其中一个工具包 Netlogo[38]用于创建 IIRABM。Netlogo 最初设计用于教小学和初中生复杂系统的动态行为，如鸟类群集、鱼群行为、交通和蚁群行为，因此非常适合计算机程序初学者。其随后发展成为一个非常强大的建模包，特别是用于开发本章中描述的定性/半定量信息转化模型。Netlogo 可在 http://ccl.northwestern.edu/netlogo/免费下载，并可用于 Windows、Macintosh 和 Linux 系统。IIRABM 可在以下位置下载：http://ccl.northwestern.edu/netlogo/models/community/Innate% 20Immune% 20Response。Netlogo 还与另一个名为 Starlogo 的介绍性 ABM 工具包密切相关，可在 http://education.mit.edu/starlogo/下载。有计算机编程背景的人可能对以下开源 ABM 工具包感兴趣。

RePast：https://repast.github.io/

Mason：https://cs.gmu.edu/~ECLAB/Projects/Mason/

Agents.jl：https://juliadynamics.github.io/Agents.jl/stable/

最后，ComSES：https://www.comses.net/可以为对计算建模，特别是主体建模感兴趣的人提供社区资源。

（张丽娜 译　崔妍 李静 校）

参考文献

1. Angus DC, Linde-Zwirble WT, Lidicker J et al (2001) Epidemiology of severe sepsis in the United States: analysis of incidence, outcome, and associated costs of care. Crit Care Med 29:1303–1310

2. Angus DC (2011) The search for effective therapy for sepsis: back to the drawing board? JAMA 306:2614–2615

3. Buchman TG, Billiar TR, Elster E et al (2016) Precision medicine for critical illness and injury. Crit Care Med 44:1635–1638

4. Cross AS, Opal SM, Bhattacharjee AK et al (1999) Immunotherapy of sepsis: flawed concept or faulty implementation? Vaccine 17:S13–S21

5. Cross AS, Opal SM (2003) A new paradigm for the treatment of sepsis: is it time to consider combination therapy? Ann Intern Med 138:502–505

6. Vodovotz Y, An G (2014) Translational systems biology: concepts and practice for the future of biomedical research. Elsevier, Amsterdam

7. Vodovotz Y, Csete M, Bartels J et al (2008) Translational systems biology of inflammation. PLoSComputBiol 4:1–6

8. An G, Faeder J, Vodovotz Y (2008) Translational systems biology: Introduction of an engineering approach to the pathophysiology of the burn patient. J Burn Care Res 29:277–285

9. An G (2004) In silico experiments of existing and hypothetical cytokine-directed clinical trials using agent-based modeling. Crit Care Med 32:2050–2060

10. Clermont G, Bartels J, Kumar R et al (2004) In silico design of clinical trials: a method coming of age. Crit Care Med 32:2061–2070

11. Cockrell RC, An G (2018) Examining the controllability of sepsis using genetic algorithms on an agent-based model of systemic inflammation. PLoS Comput Biol 14:e1005876

12. Petersen BK, Yang J, Grathwohl WS et al (2019) Deep reinforcement learning and simulation as a path toward precision medicine. J Comput Biol 26(6):597–604

13. An G (2004) In silico experiments of existing and hypothetical cytokine-directed clinical trials using agent-based modeling. Crit Care Med 32:2050–2060

14. An G (2006) Concepts for developing a collaborative in silico model of the acute inflammatory response using agent-based modeling. J Crit Care 21:105–110; discussion 110-1

15. Zhang L, Athale CA, Deisboeck TS (2007) Development of a three-dimensional multiscale agent-based tumor model: simulating gene-protein interaction profiles, cell phenotypes and multicellular patterns in brain cancer. J Theor Biol 244:96–107

16. Bonabeau E (2002) Agent-based modeling: methods and techniques for simulating human systems. Proc Natl Acad Sci U S A 99 (Suppl 3):7280–7287

17. Bankes SC (2002) Agent-based modeling: a revolution? Proc Natl Acad Sci U S A 99 (Suppl 3):7199–7200

18. Schnell MA, Zhang Y, Tazelaar J et al (2001) Activation of innate immunity in nonhuman primates following intraportal administration of adenoviral vectors. Mol Ther 3:708–722

19. Thorne BC, Bailey AM, Peirce SM (2007) Combining experiments with multi-cell agent-based modeling to study biological tissue patterning. Brief Bioinform 8:245–257

20. Mansury Y, Diggory M, Deisboeck TS (2006) Evolutionary game theory in an agent-based brain tumor model: exploring the 'Genotype-Phenotype' link. J Theor Biol 238:146–156

21. Bailey AM, Thorne BC, Peirce SM (2007) Multi-cell agent-based simulation of the microvasculature to study the dynamics of circulating inflammatory cell trafficking. Ann Biomed Eng 35:916–936

22. Tang J, Ley KF, Hunt CA (2007) Dynamics of in silico leukocyte rolling, activation, and adhesion. BMC Syst Biol 1:14

23. Walker DC, Hill G, Wood SM et al (2004) Agent-based computational modeling of wounded epithelial cell monolayers. IEEE Trans Nanobioscience 3:153–163

24. Pogson M, Smallwood R, Qwarnstrom E et al (2006) Formal agent-based modelling of intracellular chemical interactions. Biosystems 85:37–45

25. Broderick G, Ru'aini M, Chan E et al (2005) A life-like virtual cell membrane using discrete automata. In Silico Biol 5:163–178

26. Ridgway D, Broderick G, Ellison MJ (2006) Accommodating space, time and randomness in network simulation. Curr Opin Biotechnol 17:493–498

27. Cockrell C, An G (2017) Sepsis reconsidered: identifying novel metrics for behavioral landscape characterization with a high-performance computing implementation of an agent-based model. J Theor Biol 430:157–168

28. An G, Fitzpatrick BG, Christley S et al (2017) Optimization and control of agent-based models in biology: a perspective. Bull Math Biol 79:63–87

29. Tamayo E, Fernandez A, Almansa R et al (2011) Pro- and anti-inflammatory responses are regulated simultaneously from the first moments of septic shock. Eur Cytokine Netw 22:82–87

30. Osuchowski MF, Welch K, Siddiqui J et al (2006) Circulating cytokine/inhibitor profiles reshape the understanding of the SIRS/CARS continuum in sepsis and predict mortality. J Immunol 177:1967–1974

31. Hotchkiss RS, Monneret G, Payen D (2013) Immunosuppression in sepsis: a novel understanding of the disorder and a new therapeutic approach. Lancet Infect Dis 13:260–268

32. Hotchkiss RS, Monneret G, Payen D (2013) Sepsis-induced immunosuppression: from cellular dysfunctions to immunotherapy. Nat Rev Immunol 13:862–874

33. Boomer JS, To K, Chang KC et al (2011) Immunosuppression in patients who die of sepsis and multiple organ failure. JAMA 306:2594–2605

34. Ferguson N, Galley H, Webster N (1999) T helper cell subset ratios in patients with severe

sepsis. Intensive Care Med 25:106–109

35. An G (2008) Introduction of an agent-based multi-scale modular architecture for dynamic knowledge representation of acute inflammation. Theor Biol Med Model 5:11

36. Seal JB, Alverdy JC, Zaborina O et al (2011) Agent-based dynamic knowledge representation of *Pseudomonas aeruginosa* virulence activation in the stressed gut: towards characterizing host-pathogen interactions in gut-derived sepsis. Theor Biol Med Model 8:33

37. Cockrell C,An G (2017) Sepsis Reconsidered: Identifying Novel Metrics For Behavioral Landscape Characterization With A High-Performance Computing Implementation Of An Agent-Based Model. bioRxiv:141804

38. Wilensky U (1999) NetLogo. http://ccl.north western.edu/netlogo

39. Einstein A, Born M (2005) Letter to max born. In: The born-Einstein letters: 1916-1955. Palgrave Macmillian, London, p 238

40. An G (2018) The crisis of reproducibility, the denominator problem and the scientific role of multi-scale modeling. Bull Math Biol 80:3071–3080

41. An G (2018) The crisis of reproducibility, the denominator problem and the scientific role of multi-scale modeling. Bull Math Biol 80:3071–3080

42. Ozik J, Collier NT, Wozniak JM et al (2016) From desktop to large-scale model exploration with Swift/T. In: 2016 Winter Simulation Conference (WSC) 2016. IEEE, Piscataway, New Jersey

43. Cockrell C, Ozik J, Collier N et al (2019) Nested Active Learning for Efficient Model Contextualization and Parameterization. bioRxiv:644401

44. Cockrell RC,An G (2019) Genetic Algorithms for model refinement and rule discovery in a high-dimensional agent-based model of inflammation. bioRxiv:790394

45. An G, Day J (2019) Precision systems medicine: a control discovery problem. In: Reference Module in Biomedical Sciences. Elsevier, Amsterdam

46. Lillicrap TP, Hunt JJ, Pritzel A et al (2015) Continuous control with deep reinforcement learning arXiv preprint arXiv:1509.02971

47. Silver D, Huang A, Maddison CJ et al (2016) Mastering the game of go with deep neural networks and tree. Search 529:484

48. Silver D, Hubert T, Schrittwieser J et al (2018) A general reinforcement learning algorithm that masters chess, shogi, and Go through self-play. Science 362:1140–1144

49. Komorowski M, Celi LA, Badawi O et al (2018) The artificial intelligence clinician learns optimal treatment strategies for sepsis in intensive care. Nat Med 24:1716–1720

索 引

共同交流探讨
提升专业能力

■■ 智能阅读向导为您严选以下专属服务 ■■

 加入【读者社群】　与书友分享阅读心得，交流探讨专业知识与经验。

 领取【推荐书单】　推荐专业好书，助您精进专业知识。

操作步骤指南

微信扫码直接使用资源，无需额外下载任何软件。如需重复使用可再扫码，或将需要多次使用的资源、工具、服务等添加到微信"收藏"功能。

扫码添加
智能阅读向导